김수관 교수의
효과적인 레이저 선택과 임상 적용

LASER

저자 **김수관** 교수

CHARMYUN

머리말

레이저의 역사는 Einstein으로부터 비롯된다. 그는 1917년 레이저의 기본 원리인 유도방출 이론을 발표하였고, 이를 바탕으로 1960년 Maiman에 의해 인공 루비 결정체를 이용한 최초의 레이저가 개발되었다. 루비 레이저가 개발된 이후, 다른 종류의 고체(Nd:YAG, Er:YAG 등의 결정체)는 물론 액체(염료 등) 및 기체(이산화탄소, 아르곤 등), 반도체 등 다양한 물질이 레이저 발생 매체로 활용되며 오늘에 이르고 있다. 현재 레이저는 일상 생활은 물론 의학 분야에 있어서도 필수불가결한 도구로 자리 잡았으며, 치의학 분야에서 역시 메스와 드릴을 대치할 수 있으리라는 기대를 모으며 집중적으로 연구되는 상황이다.

레이저(LASER)란 Light(빛) Amplification(증폭) by Stimulated(유도) Emission(방출) of Radiation(복사)라는 단어들의 두음 문자로서, "에너지의 유도방출에 의한 빛의 증폭"을 의미한다.

이 책에서는 레이저의 기본 원리, 레이저를 이용한 간단한 처치부터 임프란트 영역에서의 활용까지 레이저의 다양한 임상 적용 등에 대해 자세하게 다뤄졌다.

이 책을 알차게 만들기 위해 심혈을 기울여 노력했으나 부족한 점이 있을 것으로 생각됩니다. 앞으로 개정판을 통해 미숙한 점들이 점점 채워져 나갈 것이라 믿습니다.

끝으로 이 책을 발간할 수 있도록 힘써주신 참윤퍼블리싱 윤미용 사장님께 심심한 감사의 인사를 올립니다.

2008년 3월

저자 김수관

CONTENTS

Chapter 7
구강악안면외과에서의 레이저의 활용 67

Chapter 8
레이저의 임상 응용 : CO_2 레이저를 이용한 치료 85

Chapter 9
레이저의 임상 응용 : Nd:YAG 레이저를 이용한 치료 105

Chapter 10
레이저의 임상 응용: Er:YAG 레이저를 이용한 치료 117

Chapter 11
임프란트 술식에서 레이저의 역할 133

Chapter 12
치의학에서의 레이저의 발전 방향 151

CONTENTS

CHAPTER 1

레이저의 기본원리 및 빛의 성질

1
CHAPTER

레이저의 기본원리 및 빛의 성질

1. 레이저의 정의

레이저(laser)란 유도방출에 의한 빛의 증폭(Light Amplification by Stimulated Emission of Radiation)에 의해 인위적으로 만들어진 단일 주파수의 고도의 규칙성을 가진 빛이다(표 1). 이 빛은 산란되지 않아 에너지 효율이 높기 때문에 일반적인 빛에 비해 이용도가 높아 의료, 항공, 우주산업, 통신, 정보처리, 가공, 계측 등 여러 분야에서 사용되고 있다.

표 1 레이저의 정의

레이저는 **L**ight **A**mplification by **S**timulated **E**mission of **R**adiation의 앞 글자를 딴 것으로 "전자파의 유도방출에 의한 빛의 증폭"이라는 의미를 가진다. 간단히 말하면 인공적으로 만든 빛을 모아 방사하는 열광선이라는 뜻으로 위상과 파장이 일치하는 순수한 빛이다.

2. 레이저 치의학의 정의

레이저 치의학이란 기존의 치과 치료에 레이저를 적용하여 보다 효율적인 치료과정과 좋은 예후를 얻거나, 레이저를 이용한 새로운 치료술식을 개발하고 임상에 활용하는 학문이다. 따라서 레이저 기기의 발전과 레이저 술식에 적합한 치과재료의 도입이 밑거름이 되어 레이저 술식을 개발하고 연구하는 치과의사들에 의해 레이저 치의학은 더욱 더 발전하게 될 것이다.

3. 레이저의 역사 (표 2)

빛은 치료 수단으로 몇 세기에 걸쳐 사용되어 왔다. 고대 그리스에서는 태양 빛을 건강 회복(Daniell & Hill, 1991)을 위해 사용하였고 중국인은 태양 빛을 구루병, 피부암, 그리고 정신병까지도 포함된 치료에 이용하였다. 구루병 치료에서의 태양의 유익한 효과는 1700년대 후반에 밝혀지게 되었다. 이러한 다양한 병리학에서의 치료를 위한 빛의 이용은 "phototherapy(광선 요법)"라 부르고 있다. 1903년에 Niels Finsen이라는 이름의 덴마크 물리학자가 자외선 사용을 채용한 심상성(尋常性) 낭창(狼瘡) 치료를 위해 카본 아크 광선 요법으로 알려진 기술을 개발했다. 광선화학요법 또는 빛을 흡수해서 치료적 효과를 얻는 외인성(外因性) 빛 감수(感受)장치의 가장 초기 사용은 기원전 1400년으로 거슬러 올라간다. 인디언은 백반의 치료에 식물에서 채취한 "psoralens(프소랄렌)"이라 부르는 약을 사용했다. 바르는 약으로 피부에 바른 후 태양빛을 쪼였던 것이다. 이집트인도 역시 피부 질환 백반을 치료하기 위해 프소랄렌을 사용했다. 1974년에는 자외선 A 방사선(PUVA)의 조사와 조합된 프소랄렌은 실제로 건선과 백반의 치료에 효과가 있다는 것이 발견되었다.

표 2 레이저의 역사

연도	레이저의 종류	발명자
1958	레이저의 제안과 이론	Schawlow, Townes
1960	고체 루비 레이저 (0.694m, 펄스) [레이저 제 1호]	Maiman
1961	기체 He-Ne 레이저 (1.153m)	Javan 등
	고체 Nd:유리 레이저 (1.06m)	Snitzer
1962	기체 He-Ne 레이저 (0.633m)	white, Rigden
	반도체 GaAs 레이저 (0.81m)	Nathan 등, Hall 등, Quist 등
1963	반도체 InP 레이저 (0.91m)	Melngailis 등
	기체 N_2 레이저 (0.337m, 펄스)	Heard
1964	기체 Ar 이온 레이저 (0.488m, 0.514m)	Bridges
	기체 CO_2 레이저 (9.6m, 10.6m)	Patel
	고체 Nd:YAG 레이저 (1.064m)	Geusic 등
1966	액체 색소 레이저	Sorokin, Lankard
1970	기체 H_2 레이저 (0.12m, 펄스)	Hodgson 등, Waynant
	Xe_2 엑시머 레이저 (펄스)	Basov 등
1976	자유전자 레이저	Elias 등, Deacon 등
1984	X선 레이저의 증폭, 발진	Matthews, Rosen 등

4. 레이저의 발견

Goldman(Goldman, 1991)에 의하면 레이저의 원리는 1958년에 매사추세츠 공과대학의 Schawlow와 Townes에 의해 최초로 보고되었는데, 레이저 개발에 관한 노벨상은

1964년에 Townes, Basov, 그리고 Prokhorov에게 주어졌다. 그러나 자연과 유도 방사선 폭사 이론의 발전에 대한 영예는 일반적으로 Einstein과 1916년에 출판된 그의 “상대성 이론”(Einstein, 1916)에 관한 논문에 대해 수여되었다.

최초의 레이저 또는 초기에 그렇게 불렀던 “메이저”는 Hughes Aircraft Corporation의 Theodore H. Mainman (Mainman, 1960)에 의해 개발되었다. “메이저”는 보다 친숙한 이름인 “레이저”처럼 “Microwave Amplification by Stimulated Emission of Radiation”의 두 문자이며, 모든 레이저가 작동하는 기본적인 원리를 나타내고 있다.

레이저는 처음에는 군사 목적으로 사용이 되었다가 이제는 모든 분야에서 사용되고 있고, 의료 분야에도 응용되면서 사용되고 있다. 즉 의과에서는 1960년에 안과, 외과, 이비인후과, 산부인과의 순으로 응용되어 왔다. 또한 여러 분야에서 응용,실용화되어, 치과영역에서도 일찍부터 응용이 시도되어 왔다. 치과 영역에서의 레이저 응용은 1960년에 시작되었는데, 개념과 임상이 잘 맞지 않아서 제자리 걸음인 상태였다. 그후 1960년 중반에는 레이저 조사에 의한 치아 경조직의 내산성에 관한 연구 및 해명이 이루어지고, 기초 및 임상 연구에 의해 초기 우식증의 치료, 치주질환의 치료 등 유효성에 주목하게 되었다.

5. 초기 치과용 레이저에 관한 연구 (표 3)

Mainman에 의해 제작된 최초의 레이저는 루비 펄스 레이저이며, 0.694m파장의 빛을 폭사했다(Mainman, 1961). 놀랍게도 두 번째로 개발된 레이저는 네오디뮴(Neodymium) 레이저이고, 겨우 1년 후에 제작된 것이다(Snitzer, 1961). 초기 레이저 연구의 대부분은 루비 레이저를 사용해서 시행되었는데, 그것이 레이저 치과학의 발전을 늦추는 결과를 초래했는지도 모른다. 만일 치의학자들이 네오디뮴 레이저에 좀더 빨리 주목했더라면 레이저 치과학은 현재의 영역까지 도달하는 데 걸린 시간이 약 10년은 단축됐을지도 모른다.

다음에 기술하는 표 3은 과거 30년간을 넘는 치과 영역에서 기초와 임상에 응용한 레이저 연구에 관한 발전 개략을 보여주고 있다. 레이저는 높은 응집성, 지향성 그리고 에너지 효율로 인하여 산업의 여러 분야에서 활용되고 있으며, 의료분야에서도 레이저의 광열반응, 광화학반응을 이용하여 조직의 절개, 염증 및 창상의 치유, 동통의 조절, 질환의 진단 등 여러 분야에서 그 활용이 점점 증가되고 있는 추세에 있다.

의학 분야에서는 안과 분야에서 망막 치료에 최초로 도입된 이래 이비인후과, 신경외과, 비뇨기과 등의 외과 영역에서 레이저의 사용이 일반화되었으며, 그 적응증에 대해 일정한 기준이 설정되었다. 치의학 분야에서는 Goldman 등이 레이저를 사용하여 최초로 치아우식 병소를 제거하려는 시도가 있었으며, 치의학에서의 레이저의 사용은 주로 광열작용을 이용하는 것이었다.

치과에서의 환자에게 가장 공포감을 느끼게 하는 요인 중의 하나가 치과용 드릴인 초고속 핸드피스의 고속 회전음이다. 이와 같은 초고속 핸드피스의 소음은 기계의 발전과 더불어 많이 줄어들고 있지만 환자에게 자극을 주지 않을 정도로 조용한 상태까지는 개발되지 않았다.

치과 영역에서도 최근 레이저의 활용이 레이저 제작회사에 의해 경량화 및 저가화가 실현되어 임상가 사이에 널리 보급되고 활발하게 증가하고 있다. 치의학에서 사용되는 레이저의 장점들에는 우수한 지혈 효과로 수술시야가 좋고 수술시간이 단축되며, 인접조직 손상의 최소화와 수술 후 동통이 없거나 감소, 림프관을 봉쇄하여 수술 후 종창을 감소시킬 수 있고, 세균을 감소시키거나 멸균시킴으로 인해 수술 후 감염의 감소, 반흔조직 및 창상수축의 감소 등이 있다. 상악 정중부 소대절제술에서는 임상적 효과가 좋고 수술 후 통증이 없어서 레이저 시술이 표준 술식으로 자리잡아가고 있으며, 과도한 치은 조직으로 비심미적인 미소선(smile line)을 가진 환자에게 조직피판이나 봉합의 필요없이 쉽게 조직을 제거하며, 치아우식증에서 치아 표면을 막아(sealing effect) 치아를 보호하여 치아우식증의 발생을 크게 지연시킨다.

최근에는 경조직에 적용할 수 있는 Erbium 레이저에 많은 관심이 집중되었고, 특히 레이저의 소형화에 관심이 집중되었다. 현재와 같이 큰 크기의 레이저 장치가 우리가

표 3 치과용 레이저의 역사

연도	연구자	레이저의 종류	연구 대상	결 과
1963	Stern과 Sonnaes	루비 레이저	에나멜질과 상아질에 대한 영향	바람직하지 않음
1965	Goldman 등	루비 레이저	사람의 치아(임상 보고)	장래성이 있음
1965	Tayler 등	루비 레이저	구강조직에의 영향(In-vivo시험)	바람직하지 않음
1968	Lobene 등	CO_2 레이저	에나멜질과 상아질에 대한 영향	장래성이 있음
1971	Adrian 등	루비 레이저	치수에 대한 영향	바람직하지 않음
1972	Stern 등	CO_2 레이저	에나멜질에 대한 영향	유망
1972	Kantola	CO_2 레이저	에나멜질과 상아질에 대한 영향	유망
1974	Yamamoto와 Ooya	YAG 레이저	충치 예방	유망
1977	Lenz 등	아르곤 레이저	외과적 응용(임상 보고)	장래성이 있음
1977	Adrian	Nd:YAG 레이저	치수에 대한 영향(In-vivo시험)	불명
1977	Adrian과 Huget	Nd:YAG 레이저	결합	유망
1980	Yamamoto와 Sato	Q-switched YAG 레이저	충치 예방	유망

일반적으로 치과에서 사용하는 핸드피스내로 들어가서 레이저 시술을 할 수 있다는 것은 매우 획기적인 일이다. 그 외 저출력 레이저치료(Low Level Laser Therapy)에 대한 연구가 계속 활발하게 진행되고 있다.

치과에서는 레이저의 유효성이 확인되고, 임상 응용범위가 넓어지고 있다. 앞으로 레이저가 유효한 치과용 기기로 부상될 것이 틀림없다. 그러나 현재 레이저를 이해함에 있어서 임상이 선행되고, 기초적인 분야에서는 아직 불분명한 부분도 남아 있어서 앞으로의 보다 심층적인 연구가 뒤따라야 한다.

레이저는 그 종류에 따라 각각 특징이 있고, 성질도 다르다. 레이저 한 대로 모든 치료가 가능하다는 것이 아니라, 레이저 개개의 특징 및 성질을 잘못 사용하면 돌이킬 수 없는 사태를 초래하게 된다. 또 레이저를 도입함에 있어서 스스로 임상 방침을 염두에 두고 목적의식을 가지고 기종을 설정하는 것이 중요할 것이다. 그러나 최첨단 의료기술이라 해도 과언이 아닌 레이저 치료에 대해 충분한 이해가 부족한 상황으로, 이번에 "레이저 치료"에 대한 저술 의뢰를 받고, 임상 증례를 포함하여 집필하게 되었다.

적절한 치료방법은 조합된 양식으로 사용하는 것이 바람직하다고 생각한다. 즉 어떤 병소에는 scalpel을 이용한 치료가 최선이나 이차적으로 지혈 효과를 얻기 위해 레이저를 사용하는 것이다.

본 내용에서는 모든 레이저의 임상 응용을 치과의 특이성을 고려하여 집필하였으며, 본서에 소개된 임상 응용이 앞으로 레이저 치료를 시작하려는 임상가 여러분에게 조금이나마 참고가 되기를 기대한다.

레이저에 관해서는 아직 불분명한 점도 많아 앞으로 임상 또는 기초 연구가 진행됨으로써 불분명한 점이 조금씩 밝혀지리라 생각한다. 본서에서는 현재까지 일반적인 레이저의 개념과 임상 증례를 중심으로 살펴보고자 한다.

향후 치과 진료실에는 소형화 및 경량화된 레이저 기기가 치과용 의자에 내장되어 연조직 및 경조직 치료에 보다 적극적으로 활용될 것이다. 이에 따라 레이저를 이용한 임플란트 수술, 통증 치료, 치주 치료, 보존 치료, 근관 치료, 심미 치료 등이 이루어 질 것이며, 이를 보다 잘 활용하기 위해서는 다양한 레이저 파장의 기기에 대한 특성을 파악하고 실습하고 있는 대한레이저치의학회(http://www.kald.or.kr) 등에서 시행하고 있는 임상 연수회 등에서 참고할 수 있다.

6. 레이저의 기본 원리

레이저의 기본 원리는 아인슈타인이 발표한 복사유도방출론을 근거로 발전하였으며, 레이저(laser)란 유도방출에 의한 빛의 증폭(Light Amplification by Stimulated

Emission of Radiation)에 의해 인위적으로 만들어진 단일 주파수의 고도의 규칙성을 가진 빛이다. 이 빛은 산란되지 않아 에너지 효율이 높기 때문에 일반적인 빛에 비해 이용도가 높아 의료, 항공, 우주산업, 통신, 정보처리, 가공, 계측 등 여러 분야에서 사용하고 있다.

물체를 구성하고 있는 원자나 분자는 간헐적인 값으로 에너지를 가지고 있다. 이것들은 에너지가 높은 상태인 E_2에서 낮은 상태인 E_1으로 환원될 때 빛을 방출한다. 이때의 주파수 v의 빛을 흡수하면 E_1의 상태에서 E_2의 상태로 야기되어 에너지가 높은 상태가 된다. 이와 같이 야기된 상태로부터의 이동이 우발적으로 발생한 경우, 빛은 불규칙하게 방출된다. 이에 비해 여기 상태에 있는 원자 또는 분자에 $E_2 - E_1 = hv$로 결정되는 주파수 v의 빛이 작용하면 입사와 같은 주파수, 같은 위상의 입사광선에 비례하여 빛이 방출된다. 이 빛이 레이저 광선이다.

7. 레이저 빛의 성질

레이저는 높은 응집성, 지향성, 그리고 에너지 효율로 인하여 산업의 여러 분야에서 이용되고 있으며, 의료분야에서도 레이저의 광열반응, 광화학반응을 이용하여 조직의 절개, 염증 및 창상의 치유, 동통의 조절, 질환의 진단 등 여러 분야에서 그 이용이 점점 증가되고 있는 추세에 있다. 이는 광화학적, 광열적, 광역학적, 광전기적인 상호작용에 의한다.

레이저라 해도 이들이 모두 같은 것인가 하면 그렇지는 않다. 레이저에는 많은 종류가 있으며, 종류에 따라 각각 효과가 정해져 있다. 그 종류를 극단적으로 나타내는 것이 레이저 광의 색깔이다. 예를 들면, 빛의 연출에 사용되는 청색광의 레이저라면 통상의 색 전구처럼 푸른 유리를 통해 만들어내는 것이 아니라 빛 그 자체가 푸르다. 마찬가지로 적색이나 녹색 레이저도 있는데, 이들은 모두 다른 레이저이다. 육안으로 색을 감지할 수 없는 "무색 투명"한 레이저도 많이 있다. 이러한 색깔의 차이에 주목하는 것은 레이저를 이해하는 첫 힌트가 된다. 먼저 그 부근의 수수께끼부터 풀기 시작했으면 한다.

원래 빛에는 파동 성질이 있어 이 파동의 리듬을 나타내는 것이 파장이다. 파장에 의해 우리 눈은 색의 차이를 인식하고 있다. 단, 그 범위가 한정되어 있고, 인간의 눈으로는 인식할 수 없는 파장 영역도 있다. 태양광이나 전등의 빛은 다양한 파장의 빛이 섞여 있고 보통은 백색광이나, 소나기 후의 무지개나 프리즘을 통한 빛 등, 굴절률의 차이로 파장이 다른 빛이 분해될 때 아름답게 서서히 변하는 것(gradation)을 볼 수 있다.

한편 레이저는 단일 파장을 가지도록 만들어진 인공적인 빛이다. 따라서 단색광이며, 처음부터 빛의 색깔을 눈으로 파악할 수 있는(가시광) 것도 있고, 눈으로 파악할 수 없는 것도 있다. 또한 파장이 단일하다는 것은 위상이 고른 순수한 빛이며, 다른 파장끼리 서로 팽팽하게 당기지 않고, 일사불란하게 어디까지나 직진하는 지향성이 강한 빛이라고 할 수 있다. 지향성이 높다는 것은 통상의 빛처럼 광원에서 떨어짐에 따라 여러 곳으로 퍼지는 것이 아니라, 원거리라도 빛이 거의 확산되지 않고 항상 똑바로 나아가는 빛이라는 것을 의미한다. 이러한 성질이 레이저 포인터, 통신기기나 광 디스크, 레이더 등에서 응용되고 있다. 또 레이저 광은 위상, 즉 조도가 고르고 질서 정연한 파동으로 빛의 에너지 밀도가 높다. 따라서 레이저 광을 렌즈로 집광(集光)하면 자연광을 수속(收束)한 것에 비해 자리수가 다르게 에너지가 커진다. 이러한 성질을 이용한 것이 금속 등의 용접, 절단 등과 같은 레이저 가공이다.

또 레이저 광에서는 빛 파동의 산과 산이 겹친 곳에서는 빛이 강해지고, 산과 골짜기가 만나는 곳에서는 서로 약해지는 식의 빛의 간섭 작용을 관찰할 수 있다. 이와 같은 성질은 coherent 특성이라 부르며, 정밀한 계측에 응용되고 있다. 또 홀로그래피 등도 이 성질을 이용한 것이다.

요약하면 레이저 빛의 성질은 다음과 같은 3가지를 들 수 있다.

1) 위상이 일치한다.

반사 거울(전반사 거울, 반투명 거울)의 사이에 생겨, 유도방출에 의하여 위상이 같은 빛이 증폭되기 때문에 출력도 위상이 같은 빛이 된다(이것을 coherence라고 한다).

2) 지향성이 좋다.

왕복의 광축방향 빛만이 증폭되므로 이 방향에 일직선으로 전진하는 각도가 작은 빛을 얻을 수 있다.

3) 단색성이 뛰어나다.

2가지의 에너지 레벨간의 차에 의해 결정되는 파장의 빛만이 증폭될 뿐만 아니라, 2장의 거울 사이에서 생기는 파만 발진하므로 단일 파장의 빛을 만들어낼 수 있다.

2

CHAPTER

레이저의 분류 및 종류

1. 서 론

2. 각 레이저의 특징

3. 파장과 치과용 레이저

2 CHAPTER

레이저의 분류 및 종류

1. 서론

레이저를 분류할 때 레이저의 방출물질인 매질에 따라 분류하면 크게 고체 레이저(Ruby, Nd:YAG, Ho:YAG, Er:YAG), 기체 레이저(CO_2, Argon), 액체 레이저(dye), 그리고 반도체 레이저 등으로 분류되며, 치과영역에서 응용되는 레이저는 크게 열성작용 레이저(thermal mode laser)와 비열성 레이저(athermal mode laser)로 분류된다.

열성작용 레이저에는 이산화탄소 레이저(CO_2 laser, Carbon Dioxide), 아르곤 레이저(Argon laser), 엔디야그 레이저(Nd-YAG laser, Neodymium-Yttrium Aluminum Garnet), 어비윰야그 레이저(Er-YAG laser, Erbium:Yttrium Aluminum Garnet), 홀미윰야그 레이저(Ho-YAG laser, Holmium-Yttrium Aluminum Garnet) 등이 있으며 비열성작용 레이저에는 엑시머 레이저(excimer laser), Nd-YLF 레이저(Neodymium-Yttrium Lithium Fluoride)가 있다 (표 1).

이와 같은 레이저의 파장에 의한 생체 반응의 차이에서 현재 사용되는 치과용 레이저는 다음 두 그룹으로 분류할 수 있다. 조직(연조직 및 경조직)의 표층에서 에너지의 대부분이 흡수되어 내부에 투과되지 않는 조직 표면 흡수형 레이저와 조직을 투과하고 도중에 흡수되면서도 심부까지 에너지가 도달하는 조직투과형 레이저가 있다 (표 2).

표 1 열성작용 레이저와 비열성 레이저의 분류

- 열성작용 레이저
  - CO_2 Laser
  - Argon laser
  - Nd-YAG laser
  - Er-YAG laser
  - Ho-YAG laser
- 비열성 레이저
  - Excimer laser
  - Nd-YLF laser

표 2 조직 투과 여부에 따른 레이저의 분류

- 조직 표면 흡수형 레이저
  - 탄산가스 레이저
  - Er:YAG 레이저
- 조직 투과형 레이저
  - Nd:YAG 레이저
  - 반도체 레이저
  - He-Ne 레이저
  - 아르곤 가스 레이저

2. 각 레이저의 특징

현재 치과치료에 있어서 파장에 따른 레이저 기기가 임상에 응용되고 있다(표 3, 4). 저출력의 레이저부터 중출력 및 고출력의 레이저까지 다양하며, 생체에 미치는 작용은 해당 레이저 파장의 장단에 의해 완전히 달라진다.

표 3 레이저의 의료용 및 공업용 응용

응용 목적	공업용	의료용
재료 가공	절단, 드릴링, 에칭, 금속 용접, ceramics 융합, 광중합	치과용 Composite 레진의 광중합
화상 처리	간섭계 계측, Streolithography, 홀로그래피(holography), 비파괴시험	홀로그래피 및 비디오 내시경 검사법, 생체 의학 간섭계 계측, 패턴 인식
지시 및 진단	레이저에 의한 감지, 탐지, 수색, 분광학(spectroscopy), 스캐닝	레이저 도플러 유속계 계측, 섬유 광학(fiber optics) 및 형광 감지, 생체의학, 분광기 계측
통신 및 정보	광 데이터 수납(레이저 디스크), 광 파이버 원격 통신	광 데이터 수납(레이저 디스크), 광화이버 원격 통신
광선 치료		역학적 치료, 생체 자극, 창상 치유, Pain control, 광민감증

1) 루비 레이저

치과용 레이저의 연구는 1963년 UCLA의 Stern과 Sognnaes의 조사에 의해 시작되었다. 초기 치과용 레이저 연구의 대부분이 그랬듯이, 루비 레이저에 의한 치아 경조직(에나멜질과 상아질)에 대한 열효과에 관심이 모였다. 그들은 와동(窩洞)의 형성이나 에나멜의 유리 모양 결합, 그리고 열량 500~2,000J/cm^2 (Stern, 1964) 시의 루비 레이저 1m/sec 펄스에 의한 상아질의 탄화 등을 보고했다. 실험한 결과 그들은 어떤 특정한 파라미터 하에서 루비 레이저가 조사됨으로써 에나멜질에 대한 산(酸) 침습에 대한 저항력 증가가 발생한다는 것, 즉 충치 예방에서 레이저의 잠재적인 역할을 보고하였다(Stern, 1974).

실제 인체의 치아에 대한 레이저 조사의 첫 보고는 1965년에 Leon Goldman가 형제인 Bernard의 치아에 루비 레이저를 2회의 펄스로 조사한 것이었다. Goldman 등(1965)의 보고에 의하면 최초의 치과용 레이저의 환자는치관의 표면적인 손상뿐으로 동통은 없었다. 아이러니하게도 치과영역에서 최초로 레이저를 사용한 사람은 일반 의사이며 최초의 치과 레이저 환자는 치과의사였다.

불행하게도 루비 레이저를 사용한 다른 초기 치과 연구의 결과에서는 별다른 장래성을 확인할 수 없었다. 이 레이저의 치아에 대한 응용을 포함한 실험의 대부분은 양호한 결과를 내지 못했는데, 이는 치아의 경조직과 6,943nm 파장의 파괴적인 상호작용 때문이라고 생각된다. 치수에 대한 루비 레이저의 조직학적인 영향은 Taylar 등(1965)에 의해 최초로 보고되었다. 치과용으로 사용되고 있는 대표적인 레이저를 들면 Nd:YAG 레이저, Er:YAG 레이저, CO_2 레이저가 있다.

2) Nd:YAG 레이저 (그림 1, 2)

실험동물의 구강내 조직에 대한 네오디뮴레이저 최초의 치과적 응용의 보고는 당시 일본 도호쿠(東北) 대학 치학부에 재직했던 Yamamoto 등(1974)에 의한 것이었다. 일련의 연구에서 Yamamoto는 In-vivo, In-vitro 양쪽의 경우에서 Nd:YAG 레이저가 초기 충치의 발현을 저지하는데 유효한 수단이라고 결론지었다 (Yamamoto 등, 1974; Yamamoto & Sato, 1980). 같은 시기에 Walter Reed Medical Center의 US Army Institute of Dental Research에서 일하던 Adrian이 치아에 대한 네오디뮴 레이저의 사용과 치과용 합금의 레이저 용접 사용의 검토를 시작했다(Adrian, 1977; Adrian & Huget, 1977). 그러나 최초의 Nd:YAG 레이저가 치과에서 사용 가능하게 된 것은 훨씬 이후의 일이다.

Nd:YAG 레이저 (파장 1,064nm)는 접촉성 광섬유로 치과에서 연조직의 다양한 절제에 응용되고, 주로 심부 조직의 응고나 외과적인 처치 및 광범위한 부분의 산란, 근관

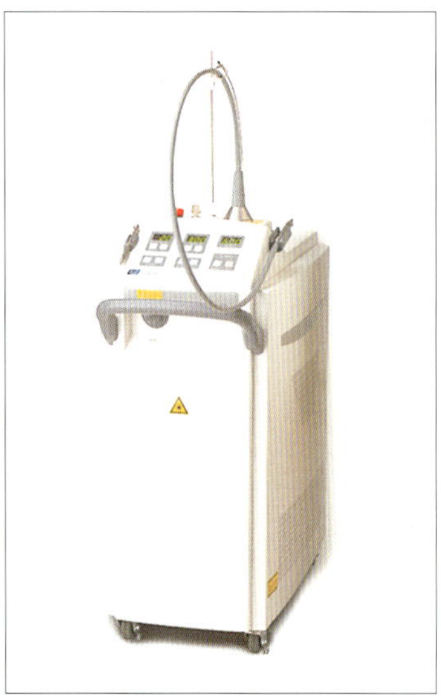

그림 1

SDL-3300EN

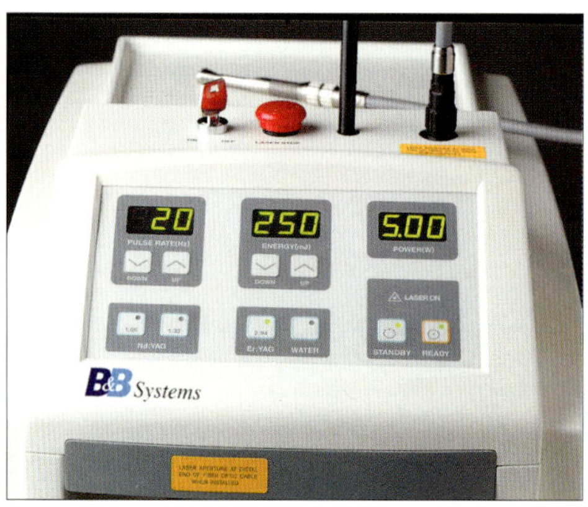

그림 2

B&B Systems사의 한 대에 내장한 세계 최초의 3파장형 치과용 레이저: 두 파장의 Nd:YAG 레이저 (1.06㎛ 및 1.32㎛) 및 Er:YAG 레이저(2.94㎛)

치료 및 치아우식증 치료에 많이 이용된다. Nd:YAG 레이저의 주요 특징은 파장이 짧아 일정한 색소(황색)에 흡수되기 쉬워 세포내의 단백질에 흡수되는 것으로 알려져 있으며, 멜라닌과 같은 색소가 존재하는 부위에 더욱 더 효과적으로 작용한다. 즉 광열효과로 연조직의 응고, 기화, 지혈, 절제 등을 초래한다. 광섬유로 빛을 전달하는 접촉형 방식으로 주로 치과에서 사용되며, 비접촉형으로도 사용된다. 또한 출혈없이 조직을 절단하고 소작을 동시에 시행할 수 있어 사용범위가 넓다. 출력이 3~35 W 범위로 구강내 연조직에는 5~6 W, pluse는 100 Hz 이하이다. 치관연장술, 치은절제술, 치은성형술, 치은소파술, 소대절제술, 혈관종 및 화농 성육아종의 제거, 티타늄의 치과용 합금 등에 다양하게 사용된다.

3) Er:YAG 레이저

1988년 Keller와 Hibist가 처음으로 파장 2.94㎛의 Erbium:YAG 레이저를 사용해서 치아 경조직을 열에 영향받지 않고 삭제할 수 있다는 것을 보고했다.

Er:YAG 레이저(파장 2,900 nm)는 물과 수산화인회석 (hydroxyapatite)에 강하게 흡수되어 구강내 연조직과 법랑질, 상아질의 경조직에 유용하게 활용할 수 있어 치과영역에서 사용이 증가될 것으로 기대된다. 또한 수분을 방출하면서 조사할 수 있다는 특징을 가지며, 중~장파장 영역이기 때문에 열을 발생시키기 어려운 레이저로 수산화인회석 (hydroxyapatite)의 구조를 깬다. 펄스(pulse)당 치아 경조직의 절제율이 30㎛이상이며 기계적인 드릴(drill)과 비교시 법랑질의 레이저에 의한 절제는 2배 정도 시간이 더 걸린다. 주위에 열성 손상없이 경조직에 정교한 구멍을 형성하여 치수 손상을 피할 수 있다. 또한 수복재 (filling material)의 제거에도 유용하다. 이 레이저는 엄밀히 열성작용 레이저이나 임상에서는 거의 주위조직의 열성 손상을 초래하지 않아 구분하면 비열성 레이저로 간주하기도 한다. 조사 직후부터는 온도의 하강이 급속하게 시작되어 심층부에서는 거의 온도 변화를 볼 수 없기 때문에 경조직에 응용되어 치아와 골을 삭제할 수 있는 레이저이다.

펄스 모드의 Er:YAG 레이저 조사는 조직 제거를 위한 미소한 폭발을 일으키게된다. 물의 온도가 급격히 상승하면 범랑질이나 상아질을 제거하기 위한 증기압이 조직분자의 방출과 미소한 폭발을 발생시킨다. 이 때 레이저는 경조직에 대해 요철이 있는 벽을 수반한 분화구(crater) 모양의 결손을 발생시킨다. 온도변화가 가해지면 엷은 물로 덮인 케이스는 약간의 온도 상승(약 5℃)으로 끝나고, 치수의 불가역적인 변화를 일으키지 않는다.

또 경조직뿐만 아니라 연조직의 절개도 가능하며, 속도 또한 비교적 빠른 편으로. Er:YAG 레이저의 출현으로 레이저 임상의 새로운 길이 열리게 되었다.

4) CO_2 레이저 (그림 3)

1960년대부터 1980년대 초까지 치의학자들은 경조직에 대한 응용에서 보다 유효한 다른 타입의 레이저를 찾기 시작했다. 미국에서는 UCLA의 Stern과 Forsyth Dental Center의 Lobene이 CO_2 가스 레이저에 관심을 가졌다. 10.6㎛의 CO_2 가스 레이저 파장이 에나멜질에 잘 흡수되기 때문에 CO_2 가스 레이저가 작은 와(窩)나 열구(裂溝)의 전색, 에나멜질에 대한 ceramics 재의 용착 또는 충치 예방 등과 같은 치아 표면에 대한 응용에 적절하지 않을까하고 생각했다(Lobene & Fine, 1966; Lobene 등, 1968; Stern 등, 1972). 즉 상아질과 에나멜질에 대한 투과성을 비교하면 CO_2 레이저와 Er:YAG 레이저의 경우 상아질의 표층에 100% 흡수되기 때문에 심부로는 투과되지 않는다. 반면 Nd:YAG 레이저는 약45% 투과하는 것으로 알려져 있다.

많은 연구에 의하면 CO_2 가스 레이저의 우수한 지혈, 치료중의 보다 양호한 가시성, 주위 조직에 대한 최소 손상, 부종 및 동통의 감소 그리고 수술 후의 감염, 반흔 형성과 창상 수축이 거의 없다는 점에서(Hall, 1971; Fisher 등, 1983; Pecaro & Garehime, 1983; Frame 등, 1984; Frame, 1985) 구강 내의 외과적 치료에서 매우 광범위하게 적용될 수 있다고 하였다. 기술된 유효성은 CO_2 가스 레이저가 모세혈관 림프선을 폐색하고, 그에 의해 창상 치유에서 생기는 염증의 초기 발현을 막는 능력이 뛰어나다고 생각되고 있다.

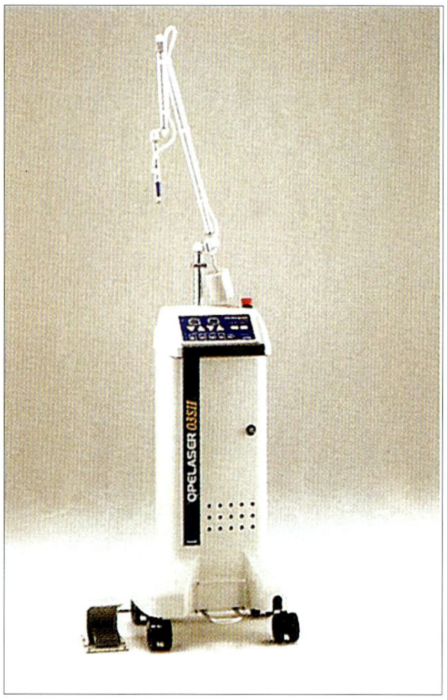

그림 3

CO_2 레이저

CO_2 레이저 (파장 10,600 nm)는 조직과 접촉하지 않으므로 구강 내에 쉽게 적용할 수 있으며, 파장이 길기 때문에 수분에 흡수되어 구강 연조직에 유효한 레이저이다. 또한 조직의 제거와 함께 응고가 가능하다. 이 레이저는 생검을 위한 절개와 절제, 치주 영역, 치은 성형술에 효과적이며, 혀의 병변(양성종양, 악성종양)에서 기화나 탄화에 의해 광파열(phtoabrasion)시킨다. 구강점막의 아프타성 궤양(aphtous ulcer), 헤르페스 병변, 백반증, 각화증, 편평태선 등 절제후 봉합이 어려운 경우에 기화시켜서 병소를 제거한다. 또한 치주 육아조직의 제거, 임플란트의 노출, 소대절제술(frenectomy), 염증성 육아종의 제거, 치은절제술, 치은성형술, 치은퇴축술, 치관연장술, 과민증 치료에 효과적이며, 이산화탄소 레이저를 사용한 법랑질 에칭시 우수한 부착력을 보여 주고 있다.

5) 여러 다양한 레이저

최근 수퍼 펄스 레이저가 사용되어 화제를 모으고 있다. 연속파는 일정한 출력으로 열 에너지가 조사되나 냉각하지 않으면 통증을 동반한다는 단점이 있었다. 그러나 수퍼 펄스파를 사용하면 높은 피크(peak)의 부드러운 레이저를 조사할 수 있게 된다. 이에 따라 통증이 적을 뿐만 아니라 연속파 에너지의 10배 이상의 파워로 조사할 수 있게 되었다.

아르곤 레이저는 주파장이 488nm(청색), 514nm(녹색)의 가시광선 영역의 레이저광으로 광섬유로 빛을 전달하여 열에 의한 치료 효과를 가져오며, 치은이나 구강점막의 절단, 응고, 기화, 지혈작용을 수행할 수 있다. 또한 연속파나 충격파로 사용되며, 연속파는 1-2 W의 출력으로 절제, 절개에 사용된다. 치석제거술(scaling)과 치근면활택술(root planing)에도 이용할 수 있으며, 치은절제술, 치은성형술, 치관확장술, 소대절제술등에 이용된다. 접촉식으로 300㎛ 광섬유로 1-2 W의 연속파로 사용된다. 혈관의 접합, 비외과적 영역인 수복치과영역, 인접면치아우식증 검사에서 치아투시로도 사용된다.

홀미윰야그 레이저 (파장 2,120 nm)는 이산화탄소 레이저와 엔디야그 레이저보다 지혈 효과가 더 좋으며, 연조직과 경조직을 제거할 수 있다. 또하 광섬유로 빛을 전달하며, 치과의 다양한 영역에 적용할 수 있고 광붕괴 작용으로 치아를 폐쇄시키며, 식품의 약품국(FDA)이 치과의 연조직에 사용 목적으로 판매하는 것을 허용하였다. 구강내종양, 다발성치은열성비대, 설소대절제술, 생검, 치개(operculum)의 제거, 치근단절제술(apicoectomy), 치조골성형수술, 근관치료 등의 치료에 사용될 수 있다.

엑시머 레이저 (파장 308 nm)는 광섬유를 통해서 빛을 전달하여 열성손상이 어비윰야그 레이저처럼 적다. 치아 경조직과 연조직을 적절하게 조절하면서 제거할 수 있으며, 주위조직의 열성 손상은 거의 없다. 엑시머 레이저의 치과 영역의 일차적 적응증에는 근관치료, 치주치료, 치아 경조직의 표면처리 등이 있다. 그러나 어비윰야그 레이저를 광섬유로 전달하지 못하므로 근관형성의 치료 등에는 제한이 된다.

연조직과 경조직에 대한 저출력 레이저(연레이저) 치료법(low level laser therapy, LLLT)은 생체 자극과 광동력학의 두 가지 광화학적 효과에 기인한다.

다이오드 레이저(그림 4)는 812nm-980nm 파장의 근적외선 영역의 고체 레이저로 색소, 물, 헤모글로빈에 흡수되어 광섬유로 전달되며 연속파 또는 펄스방식이다.

다이오드 레이저의 적용 영역은 연조직 수술, 생체자극(biostimulation) 등이다. 다이오드 레이저는 치은의 색소에 어떤 레이저보다 큰 흡수력을 가지고 있으므로 특히

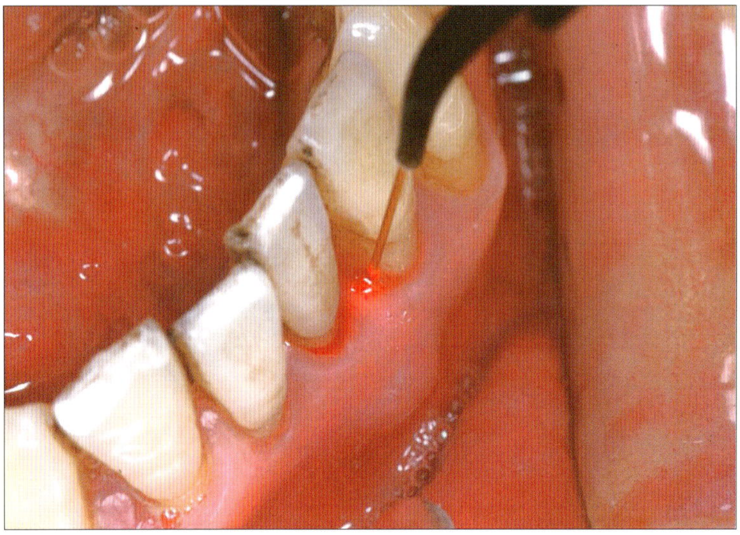

그림 4

Diode laser를 이용한 치은 절개(mjrad 제공)

표 4 Absorption Characteristics of Dental Lasers

Laser	Wavelength	Medium	Absorptive Materials
Alexandrite(2x)	377nm	Solid	Calculus
Argon	488~515nm	Gas	Hemoglobin, Melanin, Resin catalyst
HeNe	632nm	Gas	Melanin
Diode	812~980nm	Solid	Melanin, Water
Nd:YAG	1064nm	Solid	Melanin, Water, Dentin
Ho:YAG	2120nm	Solid	Water, Dentin
Erbium	2790~2940nm	Solid	Water, Hydroxyapatite
CO_2	10600nm	Gas	Water, Hydroxyapatite

치은의 절개 부분에서 가장 효과적이다. 또한 열을 발생하지 않으므로 조직의 손상이 없고 동시에 마취를 최소화 할 수 있다. 생체자극은 LLLT, 즉 모든 저출력 레이저에서 나타나는 현상이고, 특히 다이오드 레이저의 연구결과가 1960년대부터 시작해 지금까지 내려오고 있다.

3. 파장과 치과용 레이저

레이저는 고유의(단일한) 파장을 가진다. 그러면 그 파장은 대체 어디서 결정되는가? 그 결정적인 열쇠가 되는 것이 발진체가 되는 레이저 매질이다. "OO 레이저라 하는 경우" OO 부분은 이 매질의 이름을 지칭하는 경우가 많다.

파장은 주로 짧은 쪽부터 눈에 보이지 않는 자외선, 눈에 보이는 가시광선, 다시 눈에 보이지 않는 근적외선, 중적외선, 원적외선으로 크게 분류된다.

앞에서 설명한 바와 같이 3가지 대표적인 레이저로 CO_2, Nd:YAG, Er:YAG가 있으나 Nd:YAG는 1.064nm의 파장을 가지는 근적외선이며 조직 심원성이 있다. 그리고 Er:YAG, CO_2 레이저는 중적외선부터 원적외선 영역이며, 파장도 2.94nm와 10.64nm로 파장이 길어 조직의 표층에 머무는 성질이 있다. 각각의 레이저에는 생체조직에 흡수되기 쉬운 특유의 파장이 있어, 그 흡수 파장 영역을 가지는 피사체에서만 선택적으로 흡수된다(그림 5). CO_2 레이저는 생체에 영향이 적고, 조직파괴가 얕으며, 연조직 처리와 절개 능력이 뛰어나고 치주 질환의 치료에 효과가 있다.

현재 치과용으로는 청색 아르곤 가스 레이저(파장 0.47㎛), 적색의 He-Ne 레이저(파장 0.63㎛), 근적외선의 반도체 레이저(파장 0.81㎛), Nd:YAG 레이저(파장 1.06㎛), 중적외선부터 원적외선 영역의 Er:YAG 레이저(파장 2.94㎛), 탄산가스 레이저(파장 10.6㎛)가 사용되고 있다.

이렇게 파장이 다른 레이저는 어떻게 구분하여 사용하는 것인가? 그러자면 각각의 레이저가 생체 조직에 미치는 영향을 충분히 이해할 필요가 있다. 예를 들면 그림 5는 물과 혈액 속에 있는 헤모글로빈, 멜라닌 색소에 대한 광 흡수 특성을 나타낸 것이다. 중적외선부터 원적외선 영역의 파장을 가진 Er:YAG 레이저나 탄산가스 레이저처럼 물에 잘 흡수되는 레이저도 있으며, 가시광선영역에서 근적외선 영역의 레이저처럼 물에는 거의 흡수되지 않는 레이저도 있다. 한편 혈액속의 헤모글로빈은 자외선 영역에서 가시광선 영역의 레이저광은 흡수하지만, 중적외선부터 원적외선 영역의 광은 흡수하지 않는다. 또, 멜라닌 색소는 자외선 영역에서 가시광선 영역의 빛을 잘 흡수한다. 이처럼 파장의 차이에 의해 조직에 대한 레이저의 영향은 크게 달라진다.

피부조직에 조사된 레이저 광의 투과 심도를 살펴보면, 특징적인 것으로 Er:YAG 레이저나 탄산가스 레이저에 상당하는 파장에서는 피부 표면에서 대부분의 에너지가 흡수됨에 비해 아르곤 가스레이저, He:Ne 레이저 등의 가시광선 영역의 파장이나 반도체 레이저, Nd:YAG 레이저 등의 근적외선 영역의 파장에서는 약화되면서도 그 에너지가 피부심부의 피하조직까지도 달한다는 점이다.

즉, 약 70%가 물로 구성된 생체조직(연조직)에 레이저를 조사하는 경우, 물에 대한 흡수율이 높은 중적외선부터 원적외선 영역의 Er:YAG 레이저나 탄산가스 레이저는 조직 표면에서 대부분 그 에너지가 흡수됨에 비해, 가시광선 또는 근적외선 파장 영역에 있는 아르곤 가스 레이저, He:Ne 레이저, 반도체 레이저, Nd:YAG 레이저의 경우에는 흡수 및 산란을 반복하면서 조직 심부까지 도달한다. 치아와 골 등의 경조직에서도 약간의 수분 등에 의해 연조직과 같은 경향을 나타낸다.

레이저 사용시 임상적인 장점들에는 정밀성(precision), 지혈성(hemostasis), 살균력(bacteriocidal) 등이 있다. 즉, 레이저를 사용한 시술은 지혈이 잘 되므로 lateral thermal coagulation효과에 의한 bloodless field를 제공한다. 특히 연구개나 연조직 이식공여부 등의 접근이 어려운 곳에 부분적으로 사용될 수 있다. 비록 약간의 인접 주위 조직의 손상을 피할 수는 없어도 상대적으로 그 손상범위는 작다.

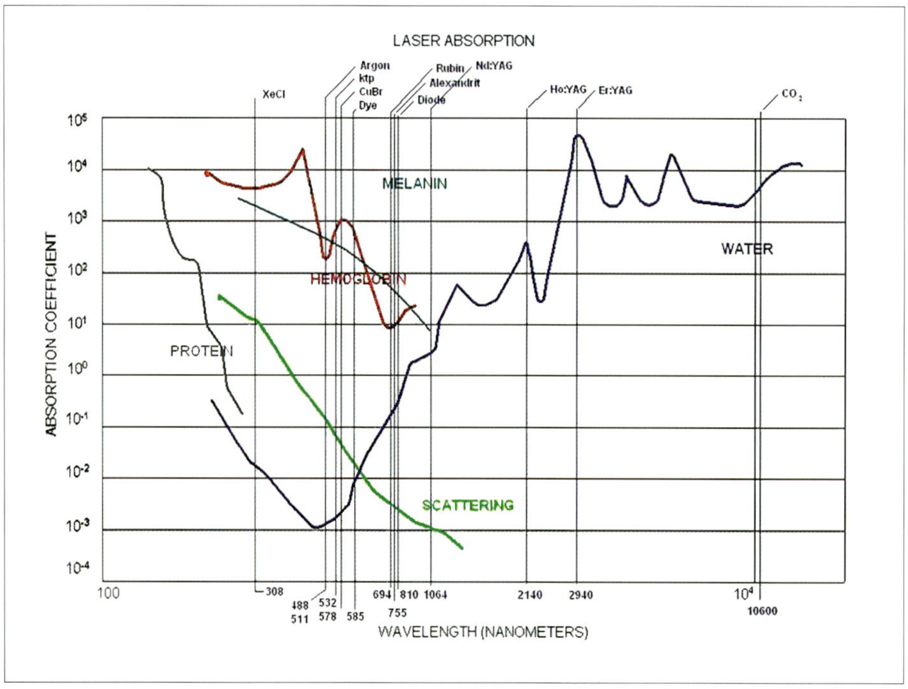

그림 5

치과용 레이저의 조직에 대한 흡수계수

환자에 대한 장점들로는 레이저 술식의 정밀성으로 조직손상을 최소화할 수 있으며, 반흔 형성이 적은 점과 봉합술이 필요없다는 장점이 있다.

레이저 치료법과 기존의 치료법을 비교할 때 장점들은 새로운 치료 방법을 제시해준다는 점을 꼽을 수 있다. 즉 아프타성 궤양이나 치은 열구내 소파술과 같은 치료법을 임상에 적용가능하게 해 주며, 지혈(hemostasis), 살균 및 멸균, 마취의 필요성 감소, 시술시 적은 주위 조직 손상, 술후 불편감의 감소, 술자나 환자의 피로나 스트레스의 감소 등이 있다. 이는 출혈이 적고 시야 확보가 좋으므로 시술 자체가 용이하게 진행되기 때문이다.

레이저 치료법과 기존의 치료법을 비교할 때 레이저 치료의 단점들에는 고가의 장비, 레이저 시술을 위한 특별한 훈련과 안전 교육의 필요성, 일반적으로 기존의 치료법보다 느리게 진행되는 시술, 초기 3일간의 늦은 연조직 창상 치유, 골(bone)이나 아말감 제거 사용시 골괴사나 수은증기에 의한 위해서 등이 있다. 레이저 시술로 인한 합병증에는 인접 조직의 손상, 부적절한 측부 변연(열손상에 의한 손상), laser handpiece 등에 의한 병소의 손상, 부적절한 심부변연, 과도한 열 발생, 과도한 레이저의 defocusing, accidental defocusing 등이 있다.

CHAPTER 3

레이저와 생체조직

3
CHAPTER

레이저와 생체조직

1. 서론

레이저를 임상에서 사용하는 경우 레이저 조사에 의해 발생하는 열이 이용된다. 레이저를 사용하여 치료 효과를 증대시키려면 필요한 작용만을 유기(誘起)시키고, 필요없는 열이나 기계적인 손상 등의 부작용을 최소한으로 억제할 필요가 있다.

레이저 광을 생체조직에 조사하면 일부는 표면에서 반사되고 나머지는 생체 내에서 흡수 및 산란에 의해 쇠퇴한다. 반사광과 산란광은 상호작용 광으로 생체에 영향을 미치지 않는 빛이고, 입사광의 손실로 생각해도 된다. 따라서 생체 내에 흡수되는 빛만이 생체에 대해 상호작용을 일으킨다.

레이저와 조직의 상호작용을 결정하는 기본 원리의 대부분은 비교적 간단하다. '생물 구조에 대한 레이저 조사의 효과는 물체와 조사광 에너지가 반응할 때 무엇이 일어나는가?' 라는 점에 의해 어느 정도까지 평가할 수 있다. 레이저 광에 대한 조직의 다른 반응은 생물학적 및 생리학적 과정과 관련해서 볼 때, 본질에서 보다 복잡하며 보다 복잡한 상관관계를 반영하는 것이다. 따라서 조직의 생물학적 과정과 레이저 광의 물리적인 특성에 대한 실제적인 지식의 습득은 광범위한 임상 분야에서 레이저 치료의 성과를 이해하고 제어할 수 있게 한다.

레이저와 조직의 상호작용에 영향을 주는 생물학적 요소는 보다 광범위하다. 이들에 포함된 것은 광에너지와 조직 속의 특정분자와 화학적 성분의 반응 형식을 지배하는 다양한 조직 성분의 광학적 특성이다. 조직 성분의 광학적 특성이 레이저 빔의 흡수, 투과, 반사와 산란 과정을 통한 조직 반응의 본질과 범위를 결정한다(Dederich, 1991). 다른 요소는 조직의 에너지 변환의 결과로 생기는 생리학적, 물리적 과정의 다양한 유형을 포함하고 있다. 이들은 조직 덩어리 속의 열전달과 확산, 유해한 자극에 대한 조직의 염증 반응, 조직 맥관(脈管)의 질, 그리고 수복 기전을 포함하고 있다.

조직에 대한 레이저 광의 상호작용의 범위는 일반적으로 두가지 변동 요소에 의해 결정된다. 즉, 레이저 방사의 특정 파장과 특정 목표 조직의 광학적 특성(Dederich, 1991)이다. 임상치과의사가 고려해야할 요소는 적용되는 파워(파워 밀도), 주어진 표면적에 조사되는 총 에너지(에너지 밀도 또는 유속), 조사율과 지속기간(펄스 반복율, 펄스 지속기간과 목표 조직에 대한 에너지의 출력 모드, 즉 연속파와 펄스나 접촉과 비접촉)이다. 이들 4가지 변동 요소(파워 출력, spot size, 유속 또는 총 광선양, 그리고 작업

모드)의 조작은 특정 조직에 대해 적절한 파장을 선택할 수 있으며, 희망하는 조직 작용을 달성하기 위한 임상 설정 중 시술자가 레이저를 정확하게 제어할 수 있도록 한다.

2. 조직의 광학적 특성과 파장의 한정성

레이저가 조직에 조사되었을 때 4가지의 상호작용을 고려할 수 있다(표 1, 그림 1). 첫째, 입사 빔의 일부가 투과 또는 조직과의 광 에너지의 상호작용 없이 표면에서 반사하는 경우가 있다. 둘째, 빛의 일부가 레이저 빔에 대해 투명한 듯이 감쇠되지 않고 조직을 투과하는 경우가 있다. 셋째, 빛 중의 일부가 조직 조성 속에 흡수되는 경우가

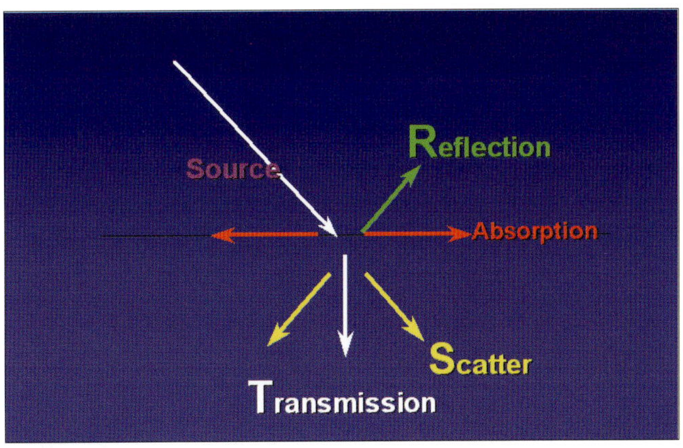

그림 1
레이저와 조직의 상호작용

표 1 레이저와 조직의 상호작용

- 반사(reflection) : 빛에너지가 조직의 표면에서 반사되어 조직에 아무런 영향을 주지 않는다.
- 흡수(absorption) : 레이저 광의 일부가 조직의 성분에 흡수되어 열에너지를 조직내로 이동(전환)시킨 것이다. 흡수에 관여하는 조건으로는 레이저 파장, 조직의 조성, 물의 함량, 색소의 존재 등이 있다. 조직의 변화는 발생하는 열에 의해 결정된다. 즉 37℃-60℃에서는 따뜻해지며 육안적으로는 변화가 없다. 60℃-100℃에서는 단백질의 변성과 응고가 관찰되고 조직의 수축 및 지혈 효과를 얻을 수 있다. 100℃ 이상에서는 조직의 기화와 분열이 일어나 절개 및 절제가 일어난다. 400℃ 이상에서는 탄화가 발생하고 조직이 타버리게 된다.
- 산란(scatter) : 레이저가 일정하지 않은 방향으로 조직내 침투하여 뚜렷한 효과없이 흩어져(재방출 되어) 원하는 부분보다 더 넓은 표면에 흡수되어 강도와 정확도가 낮은 분산된 열효과를 나타낸다. 상호작용의 범위는 조직이 얼마나 특정 파장을 흡수하는가에 달려 있다.
- 투과(transmission) : 어떠한 상호작용 없이 자유롭게 조직을 통과하여 반사와 같이 조직에 거의 또는 전혀 영향을 주지 못한다. 즉, 에너지의 감소없이 조직을 통과한다.

있고, 그런 경우에는 조직에 대한 에너지의 전이가 일어나는 경우가 있다. 넷째, 나머지 빛이 조직을 투과해서 조직에 눈에 띄는 작용을 일으키지 않고 산란하는 경우가 있다. 레이저와 조직의 상호작용은 조직 내에서 변동하는 비율로 보아 한정적이라기보다는 오히려 일반적으로 발생한다는 사실을 이해하는 것이 중요하다. 이것은 복합적 생체 조직 내에서 볼 수 있는 화학적, 분자적 변화에 기인하고 있다. 대부분의 경우에 상호작용의 범위는 조직에 의한 특정 파장의 흡수 레벨에 비례한다.

각각 다른 광 흡수 특성을 가지고 매우 다양한 세포 성분과 조직액으로 구성된 복합적인 생체 조직에서 특정 레이저 방사 작용을 예측하는 것은 처음에는 문제가 많을 것으로 생각될지도 모른다. 다행스럽게도 구강내 연조직은 많은 양이 물로 구성되어 있으며, 그것은 Er: YAG나 CO_2와 같은 적외선 분광(spectrum) 내에서의 레이저 방사를 주로 제어하는 것이다.

이것은 2.94㎛나 10.6㎛ 파장에서의 Er:YAG나 CO_2 레이저 에너지가 조직액에 의해 매우 효율적으로 흡수되고, 표면 이하에서는 거의 투과되지 않는다는 것을 의미한다. 한편 물은 Nd:YAG 레이저의 방출에 대해서는 비교적 투명하며, 그것이 Nd:YAG 레이저가 조직에 의해 깊이 투과하는 경향을 가지는 이유이다 (표 2).

표 2 2종류의 레이저

- **조직표면 흡수형 레이저**
  - Er:YAG 레이저
  - CO_2 레이저
- **조직투과형 레이저**
  - Nd:YAG 레이저
  - 반도체 레이저
  - He-Ne 레이저
  - Argon gas 레이저

3. 레이저 조사에 의한 조직에 대한 작용

레이저 조사의 조직 효과는 표 3과 같으며, 낮은 강도와 긴 지속 시간의 레이저 광 방출이 덜 파괴적이고 세포나 분자 수준에 영향을 미치며 광화학적 반응을 일으킨다.

파장은 레이저의 기본적인 성질을 결정하는데, 파장 외에도 중요한 변이(parameter)가 있다. 그것은 파워 밀도(W/㎠)이다. 레이저와 생체조직은 파워 밀도의 크기에 따라 열면의 상호작용(광화학작용과 광열작용)이나 기계적 상호작용(광 Ablation, 플라즈마 유기

표 3 레이저 조사의 조직 효과

- **광화학적 (photochemical)**
  광역동요법(photodynamic theraphy: PDT)
  인광 재방출(phosphorescent reemission)
- **광열적(photothermal)**
  photoablation : 조직액의 기화 및 과열로 조직이 제거되는 경우
  광열분해 (photopyrolysis) : 조직을 태워 없애는 경우
- **광물리적(photomechanical)**
  광파괴 (photodisruption) : 조직 구조가 분리되어 파괴되는 경우
  광해리 (photodisassociation)
  광음속 (photoacoustic) : 충격파로 조직을 제거하는 경우
- **광전기적(photoelectrical)**
  광원형질분리 (photoplasmolysis)

[誘起] Ablation, 광 파괴) 등 다른 상호작용을 낳는다.

자연 발생적 광화학 반응의 일반적인 예는 광합성, 즉 광 에너지를 아데노신 트리포스페이트(ATP; Adenosine Triphosphate)로 치환하기 위해 발광단(團), 엽록소에 의해 광양자가 흡수되는 것이다. 그 과정은 화학 방정식에 의해 단순화 할 수 있다. 우리가 사물을 볼 때에도 망막의 시각세포 내에서 유사한 일이 일어나고 있다. 즉 광화학 작용이란 약한 파워 밀도로 조직에 손상을 주지않고 세포의 활성을 촉진하는 효과이다. 이 효과를 이용해서 임상에서는 창상의 치유 촉진이나 통증 완화가 시행되고 있다.

광화학적 작용은 생체 자극, 즉 치유와 수복 등의 조직 내에서 통상 생기는 생화학적, 분자적 프로세스에 대한 레이저 광의 자극적 효과를 설명하는 것이다. 즉 광역학요법(PDT; Photodynamic Therapy)이며, 그것은 병리학적 상태의 치료를 위해 조직내 반응을 양호하게 유도하는 레이저의 치료 목적의 사용이나 조직내의 빛에 반응하는 물질을 찾아내는 진단 방법으로서의 형광발광을 포함하고 있다.

광열작용은 레이저 치료에서 가장 널리 사용되는 상호작용이다. 즉 열에너지의 이용이다. 약간 높은 유량(1~10,000J/㎠)에 의해 짧은 조사 시간(1~10-6초)에서 조직과의 광열 작용이 발생한다. 이러한 광열작용의 상호작용은 외과용 레이저 응용에서의 대부분의 유형에 공통이 된다. 그 중요성에서 레이저 조사에 의한 발열 효과에 기인하는 조직의 생물학적 반응을 감정하기 위한 광범위한 연구가 시행되었다.

레이저를 생체조직에 조사하면 조사 조건 및 조직의 특성에 따라 조사 부위의 온도가 상승하고 변화된다. 간단히 말하면, 50℃ 이상에서 세포의 수복 기능 저하, 60℃ 이상에서 응고 괴사, 100℃ 이상에서 조직 내의 물 증산, 150℃ 이상에서 탄화로 된다. 수포(水泡)처럼 조직이 툭툭 튀어 날아가거나 검게 탐(탄화)으로써 확인할 수 있다. 광열적 작용은 광 절단 또는 조직액의 증산과 과열에 의한 제거이다. 임상적으로는

응고와 지혈, 그리고 광열 분해 또는 조직의 소실로 나타난다. 광열적 작용에서는 조직 물질과 분자에 의해 흡수되는 조사광 에너지가 열에너지로 변환되고 그것이 조직에 대한 효과가 된다. 조직에 흡수된 레이저 광 에너지의 양은 레이저 방출 에너지의 파장, 즉 spot size, 파워 밀도, 펄스 기간과 빈도, 그리고 목표 조직의 광학적 특성과 구성 성분을 포함한 몇 가지 요소와 관련되어 있다. 레이저 빔의 각 지표가 조직과의 상호작용의 성질과 범위에 중대한 영향을 미친다는 것을 인식하는 것이 중요하다. 온도 작용은 조직 내에서의 발열양이 파장과 목표로 삼는 조직의 특이성에 기인하며, 그 파장에 의한 선택적인 흡수 범위에 의해 결정된다.

기계적 상호작용이란 그런 열작용을 수반하지 않고 순간적으로 조직을 응고, 증산, 증발시키는 작용이다. 단, 이것은 초 단시간(펄스 폭 1μsec 이하)의 펄스파 레이저에 의해서만 생기는 현상이며, 현재 안과에서의 굴절 각막 수술 등에 사용되고 있다. 유감스럽게도 치과용 레이저는 아직 이 기술의 응용에는 이르지 못하고 있다.

광물리적 작용은 레이저 광에 의한 구조를 단열(斷熱)하는 광 파괴 또는 광 분리와 쇼크 웨이브 발생에 의해 조직 제거를 수반하는 광 음향 상호작용을 포함하고 있다. 광전기적 작용은 광형질 용해, 즉 반가스 모양의 고 에너지 기(期)에서 존재하는 대전 이온과 입자 형성을 통한 조직의 제거방법을 설명하는 것을 포함하고 있다. 플라즈마는 물질의 제4기, 즉 고체나 액체 또는 가스에서 얻는 것으로 정의된다.

레이저 광이 조직과 상호 반응하는 경우에 발생할 반응의 특정 유형은 파장에 의존하는 것 뿐만 아니라 파워 밀도(power density, 표 4)와 조사(照射)되는 기간과 같은 어떤 종류의 파장의존 변수와 방법에 의해서도 많은 영향을 받는다. 그 때문에 주어진 광선 양에 대한 조직의 반응은 당연히 에너지가 장기간 또는 짧은 간격으로 공급되었는지의 여부에 의해 변화되는 것이다. 따라서 레이저 조사에 대한 조직 반응의 성상은 파장과 시간의 비율에 의한다.

어느 파장에서나 레이저 에너지에 조사된 결과와 조직 반응의 다양한 유형은 조사 시간과 파워 밀도의 이론적인 범위에 따라 분류할 수 있다(그림 2). 일반적으로 비교적

표 4 파워 밀도(power density)

Power (W)	Spot size (mm)		
	0.05	0.2	2.0
1.0	50,900	3,180	32
5.0	255,000	15,900	159
10.0	509,000	31,800	318
50.0	2,550,000	159,000	1,590

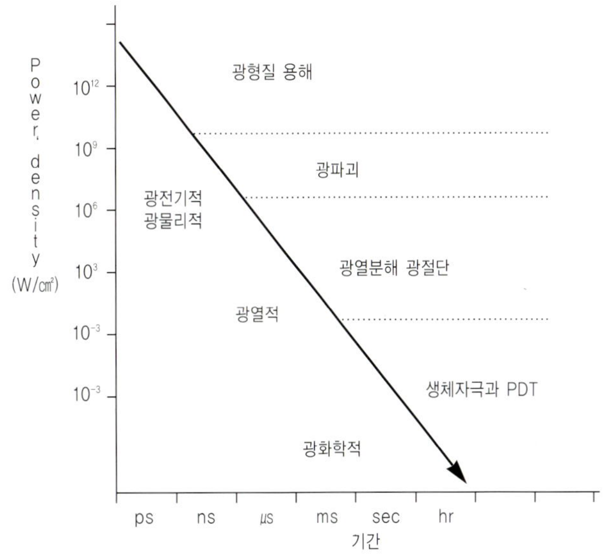

그림 2

파워 밀도와 광작용의 4가지 기전에서 상호작용 시간과의 관계. 광전기적, 광물리적, 광열적, 광화학적 및 그들 조직 내에서 대응하는 임상적 발견(Harris와 Werkhaven, 1989에서 인용).

낮은 강도에서 장기간의 레이저 광 조사는 보다 파괴적이지 않고 또한 광화학효과를 계속 가져오면서 세포 또는 분자 레벨에서의 효과를 발휘한다. 파워 밀도와 조사 기간의 이런 관계에서 특정 유형의 작용을 일으키기 위한 에너지의 최소 레벨 또는 역치의 존재를 추정할 수 있는 가능성이 있다.

4. 레이저와 조직 상호작용의 임상적 명시

레이저 에너지의 응용에 의한 구강 병소의 제거는 표면, 외부증식성과 침습성 병소에 대해서도 용이하게 실행할 수 있다. 비교적 큰 직경(1cm 이상)으로 초점이 맞지 않은 빔을 사용한 표면 병소의 절제는 증산 효과에 의해 쉽게 달성된다. 외부 증식성 또는 침습성 병소의 적출도 외과용 메스의 사용시와 마찬가지 방법으로 절단 또는 절개를 1mm 또는 그 이하의 초점을 맞춘 빔에 의해 시행할 수 있다.

Northwestern대학 치학부에 의해 시행된 조직학적 연구에서 레이저에 의한 창상은 전기 메스를 사용하는 경우에 비해 보다 적은 2차적인 손상을 발생시키지만 메스에 의한 창상보다 치유가 늦었다. 치유가 확실히 늦음으로써 레이저에 비해 외과용 메스의 우위를 논하는 연구자가 있다고 할지라도 레이저를 이용한 외과적 술식은 개선된 지혈법과 간편한 조작법 등의 재래형 외과 방식을 뛰어넘는 수많은 유익함을 가져왔으며,

이것으로 구강내 연조직 외과수술에서의 레이저 응용을 적용하는데 유용하게 하였다. 초점을 맞춘 레이저 빔 또는 접촉 탐침(contact probe)에 의해 시행되는 절개의 투과 심도는 사용되는 파워 밀도와 조직 표면상의 이동 속도와 더불어 변화된다. 이와 같은 기본적인 술식은 대부분의 치과의사의 반복적인 학습을 통해 얻을 수 있다.

5. 결 론

방사 에너지와 구강 조직에서의 임상적 발현 사이의 관련성은 레이저 에너지의 세 가지 기본적 지표, 즉 조직 고유의 광 특성에 의해 결정되는 파장의 특이성, 상호작용의 유형, 즉 과학적 효과, 광절삭(제거), 광열적, 광물리적으로 영향을 주는 파워 밀도, 그리고 상호작용의 범위를 한정하는 시간 등이 있다. 방사에너지의 특정 파장이 생체 조직과 반응할 때 발생하는 복잡한 상호작용의 철저한 이해가 레이저를 사용하는 임상 작용시 안전하고 효과적인 응용을 위해서는 필수적이다. 이런 복잡함은 다양한 레이저 장치 고유의 특성, 그것들의 출력 모드와 구강내 연조직 및 경조직의 광학적 특성이 인식되면 보다 용이하게 도출될 것이다. 그러므로 임상에서 치과 레이저의 효과는 최종적으로는 특정 임상 환경 하에서 희망하는 조직 반응을 만들어내기 위해 필요한 올바른 파장의 선택과 적절한 지표의 사용에 의해 좌우될 것이다. 이렇게 함으로써 치과 진료시 레이저만의 장점을 사용하여 만족할 만한 결과를 달성하게 될 수 있을 것이다.

6. 전기 메스와 레이저의 차이

레이저와 전기 메스의 차이는 기본적으로 열량 및 생체 위해성, 조직의 심층부까지 도달하는 정도, 안전성 면에서 다르다(표 5). 레이저의 안전성이 우월하다는 것은 이론의 여지가 없다.

표 5 레이저와 전기 메스의 차이

레이저	전기 메스
* 열의 파워가 작다	* 열의 파워가 크다
* 지혈, 증산, 절개에 우수하다	* 지혈이 어렵다
* 조직의 치료가 느리다	* 골 결합 파괴의 위험성이 있다

전기 메스(전기 수술기)와 레이저 메스의 원리를 간단히 설명하자면, 전기 메스에서는 치료를 하는 주변 생체조직과 메스끝 전극을 쌍으로 해서 고주파 전류를 통하게 한다. 이에 의해 접촉 저항이 작고 전류 밀도가 낮은 대극판 측에서는 열은 발생하지 않고, 접촉 저항이 크고 전류 밀도가 높은 메스 끝 전극 측에서는 열이나 아크 방전에 의해 열이 발생한다. 이 열이 순식간에 조직을 가열 및 증산시켜 절개 및 응고 작용을 일으킨다.

한편 레이저 메스는 생체 내에서 광 흡수에 의한 발열 치료에 이용한다. 입사광은 생체조직의 표면이나 내부에서 반사, 흡수, 산란되어 지수함수적으로 감쇠한다. 반사, 흡수, 산란은 조직 고유의 반사율(R), 흡수계수(μa), 산란계수(μs)에 의해 일어나는데, 이 중 빛의 흡수는 그 대부분이 흡수계수의 역수로 표시되는 광 침입 깊이 $\delta p(=1/\mu a)$ 내에서 일어나서 열로 변환되어 치료 효과를 얻고 있다.

양 방법의 차이는 고 정밀도 치료의 가능성에 있다고 생각된다. 레이저 메스에서는 조직 고유의 흡수 계수가 레이저 광의 파장에 매우 강하게 의존하기 때문에, 대상이 되는 생체조직에 대해 흡수 계수가 큰 파장을 골라 치료를 표층 부분으로 한정할 것인가, 아니면 흡수가 작은 파장에 의해 심부까지 상호작용 영역을 확대할 것인가를 임의적으로 바꿀 수 있다. 한편, 전기 메스에서는 접촉 저항의 대소가 치료 영역을 결정하는데, 접촉 저항치는 대부분의 생체조직에 대해 유사한 수치를 취한다. 따라서 레이저 메스처럼 대상에 따라 작용 영역을 임의로 바꿀 수는 없다. 즉 레이저는 치료 행위별로 조사 조건을 최적화함으로써 건전 조직에 대한 부작용을 줄이고 치료의 저 침습화를 실현할 수 있는 가능성이 잠재되어 있다.

전기 메스는 효율적인 절개가 가능한데, 희게 보이는 두꺼운 열 응고 및 변성층이 특징적이다. 이 응고 및 변성층에 의해 강한 지혈작용이 생기는 반면 치유에는 시간이 걸린다.

7. 레이저의 작동 기전과 집광성의 비교

레이저의 작동 기전은 manipulator 방식(그림 3)과 fiber 방식(그림 4)의 2가지가 있으며, 이에 따라 집광성이 달라진다.

Manipulator 방식은 굴절하는 곳에 거울을 사용하여 빛을 이끄는 방식으로, 특히 CO_2 레이저에 많이 사용되고 있다. Fiber 방식은 석영섬유를 사용하여 레이저 빛을 방출하는 방식으로 CO_2 레이저, YAG 레이저, 반도체 레이저가 이에 해당한다. 가장 큰 차이는 집점 심도(focus)와 집점 직경(diameter)이다.

양쪽 모두 그 빛의 파장이나 원적외선 효과, 근적외선 효과, 집점심도, 집점직경에

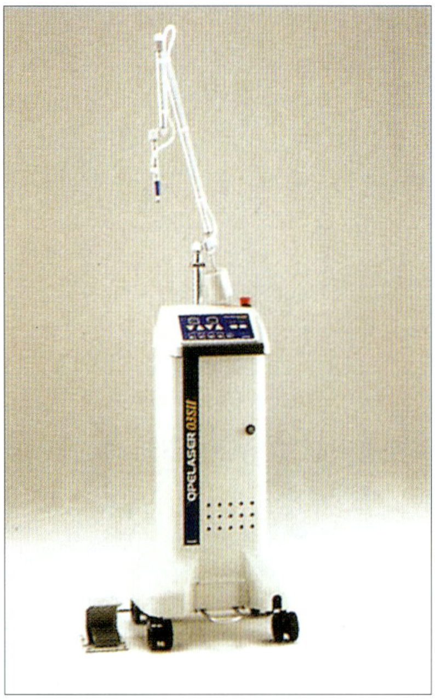

그림 3

Manipulator 방식. CO_2 레이저

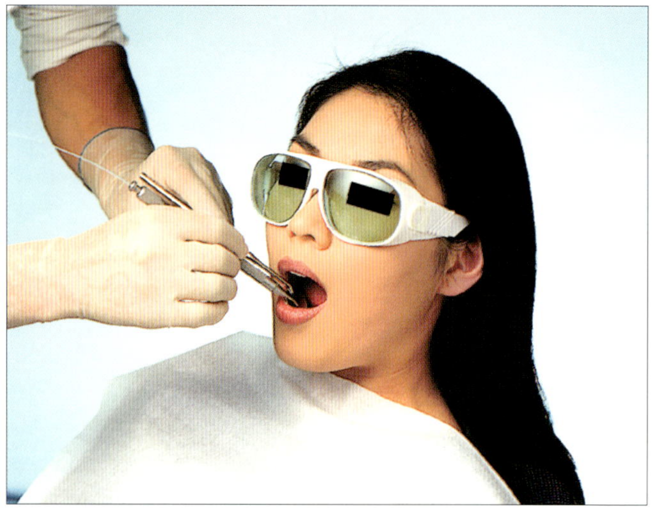

그림 4

Fiber 방식의 B&B Systems사의 치과용 레이저로, 두 파장의 Nd:YAG 레이저(1.06㎛ 및 1.32㎛)

따라 그 적용 증례와 수술 방식에 다소 차이가 있으므로 치과 임상에서 무엇을 주로 하여 레이저를 사용할지 선택할 필요가 있다.

Manipulator 방식의 CO_2 레이저는 다관절형 manipulator 방식으로 CO_2의 fiber 방식과 비교하여 시간이 지나도 변화가 적고, 기계적인 강도도 있으며, 경량으로 점상의 레이저 빔에 의해 약 1cm의 거리를 두고 사용할 수 있다. 이는 거울 반사에 의해 전달되므로 빛의 모드가 흩어지지 않고 절단면이 좋다는 장점이 있다. 종래의 붉은 광선이 아닌 녹색의 광선을 채용함으로써 연조직의 붉은색과 레이저의 붉은색이 일치하여 어디에 붉은 빔이 있는지 알 수 없는 일이 생기지 않기 때문에 시술자나 보조자에게는 보다 치료하기 쉽게 되었다. 또한 연속파, 펄스파 이외에도 super pulse(SP)파가 있어, CO_2 레이저의 단점이었던 통증에 의한 자극이 적어졌기 때문에 환자의 입장에서도 보다 쉽게 높은 에너지를 조사할 수 있게 되었다.

디포커스(defocus)

거리를 약 5~10cm 정도 떨어뜨려 조사하는 방법으로, 떨어뜨려 조사함으로써 온열 효과 및 마취 효과를 높이는 효과가 있다(현재는 지지부를 슬라이드시켜 디포커스로 개량되어 있는 것도 있다).

저스트 포커스 (just focus)

거리를 약 1cm 떨어뜨려 조사하여 정확한 포인트의 효과를 얻는다.

Defocusing : coagulation
In Focusing : incision
Pre-focusing : deep thermal damage

직경과 밀도(세기)의 차이

Fluence : energy per unit area
근심 직경 〉 원심 직경 . 밀도 증가
근심 직경 〈 원심 직경 . 밀도 감소

파워 밀도(PD; Power Density)

표적에 대한 빔 조사는 spot이라 부른다. 빔의 단면도는 빔 프로파일이라 부르며 spot 기하학을 표현하는 일반적인 방법이다.

spot의 직경은 spot size라 부른다. 표층 아래 탄 구멍의 크기를 측정하기 위해 종이 다발의 페이지가 넘어갈 때마다, 구멍의 직경은 깊이가 더해갈 때마다 점차 작아지는 것은 명백하다. 파워 밀도는 간단히 말하면 단위 면적에서의 광양자의 집중도이다. 광양자 집중은 Watt로, 면적은 cm^2로 계측된다. 따라서

$$PD = W/cm^2$$

PD를 계산하려면 빔 단면의 면적이 필요하게 된다. 이것은 반경(r = 직경/2)이 주어진 서클(A)의 면적을 위한 공식에서 구할 수 있다.

$$A = \pi r^2$$

$$\pi = 3.14$$

만일 빔 속에 10W가 CO_2 레이저에서 나와 빔 직경이 1.0cm 라면,

$$PD = 10/3.14[(0.5)]^2$$

$$= 10/0.79 = 12.7W/cm^2$$

이것은 평균 PD이다. 빔 프로파일에서 spot 센터의 PD가 보다 높고, spot 변두리에서는 0에 가깝다는 사실에 주목해야 한다.

파워 밀도는 빔 패스에 렌즈를 놓음으로써 상당 양 증가시킬수 있다. 태양 빛의 평행하는 빔을 한군데로 모음으로써 PD를 따뜻함에서 뜨거움으로 증가시킨 것이다.

레이저 광은 평행이고 단색이므로 ㎛ 직경의 spot까지 파워를 압축하는 것이 가능하다. 렌즈는 통상 빔 프로파일을 바꾸지 않고 파워 밀도를 바꿀 뿐이다. 만일, 10W를

직경 0.05mm(50㎛)의 spot까지 압축한다면 509,000W/cm²의 PD가 만들어진다. 즉 spot 면적은 spot 직경보다 조직에 대한 효과가 나은 지표인데, 관용적으로는 spot size는 직경에 의해 표현되고 있다.

다른 파워 밀도가 파워와 spot size의 다른 조합에 의해 달성된다(표 4). 2.0mm spot 중의 10W가 318W/cm²의 파워 밀도를 만들어낸다는 것에 주목했으면 한다. 만일 spot size가 10의 인수(因數)만큼 줄어 0.2mm가 되면 파워 밀도는 100의 인수(10^2)만큼 늘어 31,800W/cm²가 된다. 그러나 10의 인수만큼 파워를 바꾸는 것은 파워 밀도 또는 강도를 10의 인자만큼 바꿀 뿐이다.

렌즈 size와 형태는 초점 심도와 초점에서의 spot size를 결정한다. 초점을 초과하면 빔은 넓어지고 파워 밀도 또는 강도는 감소된다. 레이저로 시술할 때, 초점이 맞다와 초점이 맞지 않다는 표현은 조직 평면과의 관계에서 초점 위치를 가리키고 있다. 조직에 시술할 때에는 레이저의 초점은 조직 표면에 맞추고 있는 경우(초점이 맞다) 와 조직 표면 위쪽에 맞추고 있는 경우(초점이 맞지 않다 또는 초점이 어긋났다)이다. 레이저는 초점(spot)을 깊이 또는 조직 속에 놓아서는 안 된다. 만일 그렇게 하면 보다 깊은 열에 의한 손상과 조직에 대한 바람직하지 않은 효과를 초래하는 경우가 있기 때문이다(그림 5).

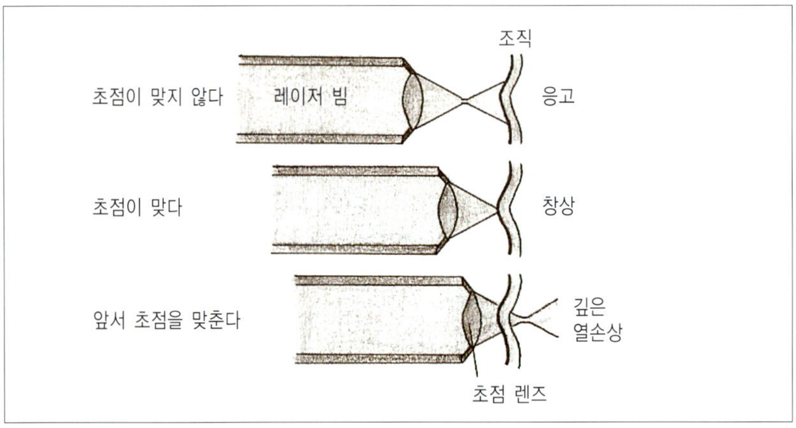

그림 5

빔 패스에 놓인 렌즈가 초점에서 작은 점에 레이저 에너지의 초점을 맞춘다. 초점이 지나면 빔은 분산된다. 최대 파워 밀도는 빔이 목표에 초점을 맞추고 급속한 조직의 증산을 발생할 때 달성된다. 레이저 핸드피스를 조직에서 떼면 빔은 초점이 맞지 않게 되어 보다 낮은 파워 밀도가 조직의 응고를 달성한다. 초점을 앞서 맞추는 모드는 깊은 열 손상을 발생시키므로 임상적으로 피하는 편이 좋다.

게이트와 펄스

외과용 레이저는 카메라처럼 빔 패스 속에 기계적인 셔터를 가지고 있다. 셔터의 개폐는 타이밍 회로에서 통제된다. 타이밍 값은 전면 패널 콘솔 상의 제어장치에 의해 고정된다. 타임 시퀀스는 사용자가 풋 페달을 발로 누를 때, 또는 몇몇 기종에서는 핸드피스에 붙은 버튼을 누르면 작동한다. 싱글 펄스는 0.05, 0.1, 0.2, 0.5, 그리고 1.0초간과 같은 기간이 있거나, 페달을 누르고 있는 동안은 셔터를 연 채로 둘 수도 있다. 타이밍 회로는 정교하게 변화된다. 보통 펄스 기간을 고정하고, 펄스 간의 시간은 반복 회수를 바꾸면서 독립적으로 바꿀 수 있다. 몇몇 기종에서는 펄스를 일시적으로 대량으로 발생시킬 수 있다(그림 6).

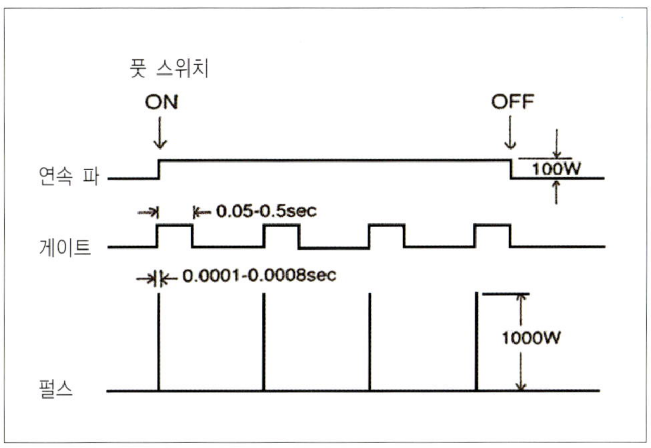

그림 6

타이밍 스킴과 연속파 게이트와 펄스 레이저 출력의 피크 파워 비교

보다 짧은 기간의 펄스조차 펌프 소스를 펄스화하여 발생시킬 수 있다. 펌프 소스는 분자를 여기 상태로 펌프 업 함으로써 유도 방출을 발생시킨다. CO_2 레이저에서는 rf 또는 dc 펌프 에너지를 변화시켜 10~100㎲(1초의 10만 분의 1)의 기간을 가진 일련의 펄스를 발생시킬 수 있다. 이들 수퍼 펄스의 피크 파워는1,000W를 초과하는 경우도 있다. 단, 1초간에 발생하는 평균 파워는 10~30W밖에 되지 않는다. 이 수퍼 펄스에는 이미 설명한 것처럼 기계적 셔터에 의해 게이트를 붙일 수 있다.

에너지와 에너지 밀도

초단기간 펄스에 대해서는 와트 수에 의한 평균 출력 파워보다 Joules(J)에 의한 펄스당 에너지의 양을 논하는 편이 때로는 보다 실용적이다. 에너지는 실제 작용된 작업양 또는 어떤 기간에 공급된 파워인 것이다. 에너지의 단위 1J은 파워 1단위(1W)에

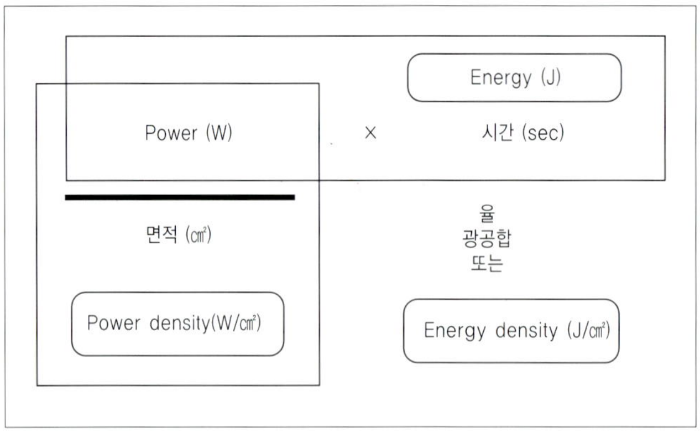

그림 7

파워(W), 면적(cm²) 및 시간(sec) 사이의 관계를 나타내는 도식. 면적 당 파워는 파워 밀도이다. 파워 X 시간은 에너지이다. 면적 당 에너지는 에너지 밀도이다.

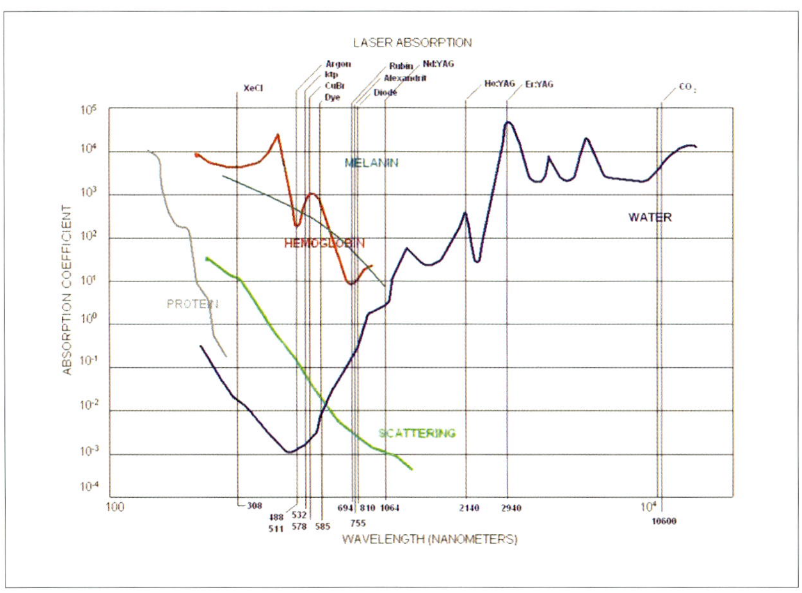

그림 8

치과용 레이저의 조직에 대한 흡수계수

시간 1 단위(1 sec)를 곱한 것과 같다. 그와 같이 해서 10J은 1초간에 사용되는 100W 또는 10초간에 사용되는 10W와 같다는 얘기가 된다.

대부분의 임상용 펄스 레이저는 1펄스 당 1J 이하밖에 발생되지 않는다. 그러므로 밀리 줄(milijoule)이라는 단위가 사용된다. 파워 밀도와 유사한 개념이 에너지 밀도이다. 이것은 간단히 말하면 단위 면적당 에너지양이다. 또는 바꾸어 말하면 에너지밀도는 시간당 사용되는 파워 밀도이다(그림 7).

표 6 레이저의 온도에 따른 조직내 효과

조직온도 (℃)	관찰되는 효과	
Under 40 ℃	조직 활성화	LLLT (저출력 레벨 조사)
37 ~ 60 ℃	Warming	
60 ~ 65 ℃	Welding	
65 ~ 90 ℃	Coagulation	
90 ~ 100 ℃	Protein denature	
100 ℃	Drying	
Over 100 ℃	증산(Vaporization)	HLLT (고출력 레벨 조사)
Over 200 ℃	탄화(Carbonization)	

레이저의 파장대를 기준으로 각 레이저의 파장은 주로 짧은 쪽부터 눈에 보이지 않는 자외선, 눈에 보이는 가시광선, 다시 눈에 보이지 않는 근적외선, 중적외선, 원적외선으로 크게 분류된다.

Nd:YAG는 1.064㎛의 파장을 가지는 근적외선이며 조직 심원성이 있다. 그리고 Er:YAG, CO_2 레이저는 중적외선부터 원적외선 영역이며, 파장도 2.94㎛와 10.64㎛로 길다는 것을 알 수 있다. 따라서 원적외선은 얕게 머무는 성질이 있다는 것이 된다. 각각의 레이저에는 생체 조직에 흡수되기 쉬운 특유의 파장이 있어, 그 흡수 파장 영역을 가지는 피사체에서만 선택적으로 흡수된다(그림 8). CO_2 레이저는 생체에 영향이 적고, 조직 파괴가 얕으며, 연조직 처리와 절개 증산 능력이 뛰어나고 치주병 영역에 더 한층 효과를 나타낸다.

표 6의 HLLT는 하드 레이저 조사(고파장), LLLT는 소프트 레이저 조사(저파장)이며, 생체조사의 경우 조직을 태워 없애거나 불량 육아를 증산, 제거하려는 경우에는 고파장을 사용하고, 치유 목적인 경우에는 저파장을 사용하는 것이 대전제로 되어 있다. 즉 열에 의한 증산, 살균을 목적으로 하는가, 빛의 온도에 의한 촉진, 활성을 목적으로 하는 가에 따른다.

4
CHAPTER

저출력 레이저요법

1. 서 론
2. 소염 및 가온효과
3. LLLT에 의한 제통효과
4. 골조직으로의 작용
5. 창상치유촉진효과

4
CHAPTER

저출력 레이저요법

1. 서론

환자가 치과를 찾아오는 첫 번째 동기는 통증을 없애는 것이다. 또한 치료 시 통증이 환자에게 치과를 멀리하는 최대의 원인이라고 생각된다. 실제로 필자가 근무하는 병원에 찾아오는 환자 중 다른 병원에서 옮겨온 이유를 물으면 "다른 치과의원에서 아주 아프게 해서 여기에 왔습니다." 라는 대답이 돌아오는 경우가 종종 있다.

이와 같이 환자는 레이저로 치료하면 통상의 치료보다 “아프지 않다”는 것을 기대하고 찾아온다. 그러나 그 반면에는“레이저 치료를 받으면 치료비가 비싸겠지”하고 불안해하며 찾아가는 것을 주저한다.

이와 같은 문제를 해결하기 위해서는 레이저 치료는 ① 아프지 않다 ② 치료비가 비싸지 않다 ③ 빨리 잘 낫는다고 환자가 믿게 하는 것이 중요하다. 환자를 아프게 하지 않으려면 ① 아픈 주사 마취를 피하거나 ② 레이저 마취를 하거나 ③ 레이저 마취도 필요 없을 정도로 저출력으로 치료한다.

레이저 마취도 효과가 없어 마취를 해야 하는 경우에는 통상적인 방법으로 치료하는 편이 좋은 경우도 있다. 마취를 하면 당연히 통증을 느끼지 않으므로 지나치는 경우가 있다. 레이저를 지나치게 조사(照射)하면 수술 후에 동통이 지속되며, 또 치유가 늦어지는 경우가 있으므로 이 점은 특히 주의해야 한다.

연조직과 경조직에 대한 저출력 레이저(연레이저) 치료법(low-level laser therapy, LLLT)은 생체 자극과 광동력학의 두 가지 광화학적 효과에 기인한다. 그러나 연구보고의 재현성이 떨어져서 주관을 배제하고 객관적으로 적절히 평가했다고 생각되지 않기 때문에 저출력 레이저의 치료는 널리 사용되지 못하고 있는 실정이다.

저출력 레이저의 의학적 반응은 1970년대 헝가리의 Mester 에 의한 난치성 궤양의 치료촉진, 또 같은 무렵 Plog에 의한 동통 억제효과가 발표된 이래 발전을 이루어 왔다. 그러나 저출력 레이저의 효과의 순서는 해명되지 않은 채 임상 응용이 선행되어 왔다.

레이저를 생체에 조사하면 그 강도에 따라 세포의 생존역치를 넘은 불가역적인 반응(광생물학적 파괴반응 : Photobiodestructive reaction; PDR)과 세포의 생존역치내에서의 가역적인 반응 (Photobioactive reaction; PAR)으로 분류된다. 또 大城팀은 PDR의 치료를 고출력 laser치료(High reactive Level Laser Treatment; HLLT),

PAR의 치료를 저출력 laser 치료(Low reactive Level Laser Therapy; LLLT)라고 했다. 전자의 강도란 laser의 출력이나 에너지가 아니라 출력밀도 (Power Density; PD), 에너지밀도(Energy Density; ED)를 말한다. 저출력 레이저의 렌즈를 바꿈으로써 HLLT나 LLLT의 치료가 가능해진다. 또 고출력 레이저의 조사에서도 조사 부위의 주변에는 LLLT의 작용이 부수되어 있다.

LLLT란 활성화층을 이용하는 방법이다. HLLT는 조직의 증산단백응고 등 절개효과가 주작용이며, LLLT는 진통 효과, 창상치유효과, 가온효과 등 임상분야에서의 응용을 기대할 수 있다.

이 개념은 1988년 7월에 발촉한 국제레이저치료학회 (International Laser Therapy Assosiation : ILTA)에서 승인되었다. 그러나 이때까지는 LLLT의 정의도 명확하지 않고, 단지 [레이저의 광자극과 광억제에 의해 생체의 이상한 상태에서 정상적인 상태로 되돌아가는 치료법]이라고 정의되었다.

최근 레이저의 치료적 응용에서는 LLLT의 생체자극에 의해 조직을 부활시키고, 치료효과를 얻으려는 이용법이 주목되고, 소염, 진통, 창상치유촉진, 골로의 치유촉진 등의 임상적 효과가 확인되고 있다.

2. 소염 및 가온효과

염증은 "상해성 침습에 대한 생체의 방어반응으로 국소의 장기조직에서의 순환장애삼출, 퇴행성 변화(변성, 괴사), 세포증식을 일으킴과 동시에 면역반응에 의해 생체를 방어하는 상태"라고 정의되어 있다.

염증 병소에서는 우선 세동맥과 모세혈관, 그리고 세정맥에 혈관의 확장과 충혈이 일어나서 혈액의 흐름이 불량해진다. 혈관의 확장은 기염자극에 의해 상해된 조직에서 유리된 히스타민이 직접 작용하여 지각신경을 통한 축삭반사에 의해 세동맥이 확장되어 혈류가 나빠진다. 또 혈관투과성 항진은 충혈에 수반하는 혈관내의 유체정력학적인 압력의 증가, 혈관내의 침투압의 감소, 혈관외조직에서의 침투압의 항진 또는 국소조직의 산성화나 각종 세균대사산물이나 화학전달물질에 의해 일어나게 된다.

부종은 조직 속에 수분과 단백질이 모인 상태로, 이것을 개선 시키기 위해서는 조직에서 단백질을 배제하는 것이 중요하다. 혈관이 조직속의 수분 등의 저분자를 회수하는 데에 반해서, 림프관은 단백질 등의 고분자를 회수한다. 이 순환계의 기능 저하는 조직의 운동에도 영향을 미친다. 염증이 진행되고 있는 부분일수록 조직의 온도, 산소포화도(SO_2)도 저하되어 있다. 염증이 있는 조직의 온도를 상승시킴으로써 미소순환계의 기능이 개선되고, 그 결과 염증의 감소로 연결된다. 혈류가 최고가 되는 것은 조직온도가 약 40℃로 림프액의 흐름이 최고가 되는 것은 조직온도가 약 40~45℃이다.

저출력 레이저를 조사함으로써 미소순환계의 개선이 이루어져 세동맥의 혈관을 확장시켜서 적혈구 속도 및 혈류량도 증가된다. 이것은 혈관 확장에 관여하는 인자 중 NO가 증가하기 때문이다. 저출력 레이저 조사 직후에 혈류가 증가하는 직후형과 지연되어 혈류가 증가하는 지연형이 존재한다. 저출력 레이저 조사 직후에 혈액량, 혈류속도가 증가하는 것은 레이저의 가온에 의한 것이며, 또 혈류량이 증가해도 혈류속도가 그다지 상승하지 않는 것은 국소적인 충혈로 기움으로써 레이저가 투과하기 어려워지기 때문이다. 이 때 조직을 반대로 냉각시키면 혈관의 수축에 의해 혈액량, 혈류속도가 모두 저하되어, 국소적인 빈혈로 기울어 레이저의 생체투과 향상효과를 얻게 된다. 냉각조작과 레이저에 의한 가온을 반복함으로써 장시간의 효과를 기대할 수 있다는 견해도 있다.

3. LLLT에 의한 제통효과

저출력 레이저에 의한 제통효과에 관해서는 1985년, Walker가 유발활동전위의 감약효과를 보고한 것에서 시작되었다. 이후 통각구심신경으로의 직접적인 신경활동억제효과, 감각수용기의 감수성 저하, 신경의 부활화 등의 보고가 있었으며, 神川에 의해 혈액개선효과가 교감신경의 긴장 완화를 초래한다는 보고 등을 통해 이것이 제통의 순서라고 생각하게 되었다.

4. 골조직으로의 작용

고출력레이저를 골에 조사하면 골조직의 표면에 탄화층이 형성된다. 또 고출력 CO_2 레이저로 골면을 증산하면, 레이저에는 지혈효과가 있어서, 골표면에 혈종이 생기지 않게 된다. 이 때문에 이후의 치유과정에 지연을 초래하게 된다. 보통 치유과정에서는 약 3일 이내에 일어나는 섬유아세포의 발생도 고출력 레이저를 조사하는 경우 7일 이후가 된다. 탄화층 및 단백변성층은 최종적으로는 정상층부터 분리 및 흡수되는데, 연골조직의 출현이 늦어서 3~4주간 이상 걸리게 된다. 고출력 레이저로 골조직처리를 하는 경우, 빠른 시기에 골재생을 기대한다면 골막을 보호하도록 조사한다. 또 반대로 절단처럼 절단부에서의 골신생을 억제 하고자 하는 경우는 실드작용을 살리면서 골막과 함께 증산시키 는 것이 바람직하다. 저출력 레이저를 골에 조사한 경우에는 저출력에너지 level에서의 조직부활작용에 의해 골수복 촉진효과를 확인할 수 있다.

5. 창상치유 촉진효과

창상치유 촉진효과에 관해서는 1971년 Master팀이 He-Ne 레이저를 이용한 난치성 피부궤양의 치료효과를 발표한 이래 많은 기초적 연구와 임상응용에서의 보고가 이루어졌다. 저출력 레이저조사치료(LLLT)에 의해 창상치유과정 초기(염증기)에서는 상피화를 촉진시키고 세포외 기질의 과잉한 축적을 억제하고 치유를 촉진시킨다. 증식기가 되면 LLLT에 의해 섬유아세포의 증식, 콜라겐 생산의 증가, 과잉 육아의 형성 억제가 일어난다.

마지막으로 저출력 레이저 치료의 장점들은 다음과 같다.

- 비접촉이므로 감염의 위험성이 없다.
- 사용법이 간단하여 특수한 기술을 필요로 하지 않는다.
- 치료부위로의 정확한 조사가 가능하다.
- 무통 치료를 할 수 있다.
- 전신질환이 있는 환자에게 영향을 주지 않고, 제통, 소염 처치를 시행할 수 있다.

CHAPTER 5

레이저의 안전 관리 및 레이저 사용 및 수술시 주의사항

1. 치과치료시 레이저의 안전성
2. 규정, 안전 표준 및 지침
3. 위험의 분류와 그 식별
4. 시각 상해
5. 조직에 대한 위험
6. 레이저의 위험 억제법

5 CHAPTER

레이저의 안전 관리 및 레이저 사용 및 수술시 주의사항

1. 치과치료시 레이저의 안전성

과학 및 군사 분야의 특수 목적으로 이용되는 경우를 제외하고라도 의료나 산업 분야에서의 많은 기술 분야가 레이저에 의해 대체되고 있다. 이런 추세에 힘입어 레이저는 점점 소형화,고출력화, 고기능화를 추구하고 있다. 하지만 레이저 사용의 추세에 따라 발생되는 부수적인 안전 문제는 실제 사고를 경험하기 이전에는 큰 주목을 받지 못하고 있다. 산업 전반에 걸쳐 우리보다 레이저의 도입이 빨랐던 선진국에서는 지난 수년간에 걸쳐 여러 건의 안전문제들이 반복적으로 보고되었으며, 안전에 대한 중요성도 많이 인식되고 있으므로 이에 대한 규정 및 교육기관도 많이 운용되고 있는 실정이다. 하지만 안전의 문제는 항상 경각심을 가지고 사고발생 이전에 예방을 하는 것이 최선의 방책이므로 레이저 관련 분야의 종사자를 비롯한 책임자들의 지속적인 관심과 교육이 우선적으로 이루어져야 겠다.

레이저의 임상적 응용 또는 연구 응용을 실시하기 전에 임상의사와 연구자는 스스로의 안전과 스탭, 환자의 안전을 확보하기 위해 유자격자로서 경험을 쌓은 지도자에 의해 운영되는 공식 종합 레이저 훈련 프로그램에 참여해야 한다. 레이저 안전훈련은 기초적 레이저 교육에서 필수 요소로 고려되어야 하며,치과진료소 또는 연구시설에서의 어떤 응용에 대해서도 우선한다. 이러한 전제의 중요성은 아무리 강조해도 지나치지 않다. 올바른 훈련을 받고 적절한 예방 조치를 취하면 레이저는 환자와 치과 상호간의 이익을 위해 안전하게 사용될 수 있는 분야이다.

표 1 ANSI(American National Standard Institute)와 OHSA(Occupational Safety and Health Administration)에 따른 레이저 위험성에 대한 분류

Class	설명
Class Ⅰ	눈으로 보아도 안전한 저출력 레이저
Class Ⅱa	1,000초보다 길게 직접 보았을 때만 위험한 저출력 가시광 레이저
Class Ⅱb	0.25초보다 길게 보았을 때 위험한 저출력 가시광 레이저
Class Ⅲa	보통 확대 렌즈(optics) 없이 0.25초보다 이하로 보았다면 정상적으로는 해가 없는 중출력 레이저
Class Ⅲb	직접 보았을 때 위험할 수 있는 중출력 레이저 (최대 0.5W)
Class Ⅳ	눈, 피부, 화재 위험성이 있는 고출력 레이저 (0.5W 이상)

치과 레이저의 안전성 문제는 그 대상 범위가 넓고, 레이저 사용법과 관련되어 있는 잠재적 위험과 그에 대한 인식뿐만 아니라 현재 있는 치료 규정과 안전 제어법의 철저한 이해도 포함되고 있다.

2. 규정, 안전 표준 및 지침

미국내에서 사용되는 모든 레이저 장치의 생산과 판매는 FDA의 장치방사선위생센터(CDRH:Center Devices and Radiological Health)가 관리하고 있다.

CDRH는 레이저의 생산을 관리하는 규격을 규정하고 있으며,이 규격에서는 모든 레이저 장치를 총 에너지 출력과 파장에 의거한 4가지 Class의 어느 하나로 분류한다(표 1). 일반적으로 치과에서 현재 사용되고 있는 수술용 레이저는 ClassⅣ로 분류되어 있고, 그 Class는 가장 위험한 레이저 그룹으로 보고있다. 또 이 규정은 생산자가 경고 라벨을 붙일 것, 2차적으로 방출되는 방사선의 한도를 설정할 것 그리고 방호용 벽이나 이중 기구의 안전성과 방출 인디케이터에 대해 특정된 성능상의 필요 조건을 지킬 것 등을 전반적으로 정하고 있다.

3. 위험의 분류와 그 식별

CDRH와 ANSI 방식의 분류에 의하면, Class Ⅳ의 레이저는 생물학적 위험이 직접 또는 산란 반사에 의하는 장치로 정의된다. 일반적으로 0.5W의 연속파 출력 이상의 파워를 방사할 수 있는 많은 레이저가 이 class에 속한다.

치과 시술시 부딪칠 수 있는 위험성은 다음과 같다;

(1) 눈의 손상 (2) 조직 손상 (3) 호흡 위해 (4) 화염과 폭발 (5) 전기적인 쇼크.

4. 시각 상해

안구에 대해 예측되는 손상은 레이저에서의 직접 조사 또는 매끄러운(거울과 같은) 표면에서의 반사에 의해 일어나는 경우가 있다. 치과 기자재는 시술자와 환자 양쪽에 대해 결과적으로 조직 장애를 일으킬 반사의 가능성을 가진다(Neiburger & Miserendino, 1988). 따라서 레이저 치료 동안에는 탄화 처리 또는 무반사 기구의 사용을 권장하고 있다 (Sosis, 1990). 레이저 조사의 결과 안구 어딘가의 구조가 손상을 받을지도 모른다. 손상 정도는 직접적으로는 안구 특유의 구조가 문제가 되겠으나 다양한 파장의 선택적인 흡수와 관계가 있다.

레이저 사고의 결과로 일어나는 주된 안구 장애는 망막 또는 각막의 화상이다. 망막 장애는 가시광선(VIS. 400~780nm)와 근적외선(NIR, 780~1,400nm) 영역에서의 조사에 의해 일어날 가능성이 있다. 직접적 또는 비교적 저강도의 간접조사는 렌즈와 각막의 초점 효과 때문에 망막 손상의 원인이 될 가능성이 있다.

안구는 수정체를 볼록 렌즈로 하는 광학계로, 그 초점은 항상 망막위의 황반부(특히 중심)에 집중되게 되어 있다. 망막과 망막의 전방에 있는 각막, 수정체, 초자체 등의 광흡수 특성은 입사하는 빛의 파장에 의존하므로, 빛을 과도하게 입사했을때 눈으로의 영향은 파장의 차이에 따라서 달라진다(표 2).

레이저 복사선의 파장은 눈의 어느 층에서 복사선의 흡수가 일어날 지를 결정한다. 또한 눈에 의해서 초점이 형성될 수 있는 복사선도 파장에 의해 결정된다. 이러한 이유로 파장은 레이저의 잠재적인 위험을 결정하는데 있어 가장 중요한 요소가 된다.

레이저의 잠재적 위험을 결정하는데 간주되어야 하는 두 번째 요소는 노출 시간이다. 펄스의 지속시간이 더욱 짧아지고 반복율이 증가될수록 단펄스 레이저에 의한 위험도 증가한다.

손상의 정도를 결정하는 세 번째 요소는 눈에서의 노출 위치이다. 오목 부분은(시각영역의 중앙 2도) 세부적인 시각에 가장 예민한 망막의 부분이다. 직경이 1㎜ 이내인 각막반이 파손되면 시력을 상실할 수 있다.

네 번째의 위험요소는 상의 크기이다. 노출시간이 10초 이상인 경우에 대해 상이 100㎛보다 크면 상이 작은 경우보다 빠르게 열을 제거할 수 없다. 따라서 망막이 최소한으로 손상을 입으려면 20㎛ 정도의 작은 상에 비하여 10~100정도 낮은 망막조사가 요구된다. 때문에 점광원으로 동작하는 레이저와 빔이 확장된 레이저에 대한 노출 위험의 판정기준이 달라지게 된다.

표 2 레이저에 의한 눈의 장애

자 외 광	각막, 결막 상에서 흡수 각막염, 결막염
근자외광	수정체에서 흡수, 수정체의 백탁, 백내장
가 시 광	망막 상에서 흡수, 망막 열상, 출혈, 부종, He-Ne 레이저, 아르곤 가스 레이저
근적외광	수정체에서 약간 흡수, 망막에서 흡수, 백내장, 망막 열상, 반도체 레이저, Nd:YAG 레이저
중적외광	각막과 수정체에서 흡수, 각막, 수정체의 열상, Er:YAG 레이저
원적외광	각막에서 완전히 흡수, 각막의 열 장애, 탄산가스 레이저

5. 조직에 대한 위험

피부나 다른 목표 외의 조직에 대한 레이저에 의한 손상은 조직 단백질과의 조사 에너지 열의 상호관계의 결과이다. 정상적인 체온(37℃)을 초과하는 21℃의 온도 상승은 기본적인 신진대사의 프로세스를 방해하는 세포 효소와 구조 단백질의 변성에 의해 세포파괴를 일으킨다. 1초 이상 걸리는 조사시간이 국소 관류(灌流)를 방해하고, 그에 의해 조직 내 열에너지의 열 확산과 관련된 문제를 복잡하게 만든다. 조직학적으로는 조사에너지의 열작용은 400nm 이상의 파장으로 구성된 열응고 괴사로 명확하게 된다. 그러나 단기 조사에서 생기는 30℃ 이하의 열 상승은 생리학적으로 회복되는 한도이다.

레이저빔에 의한 손상은 눈의 경우가 훨씬 쉽게 일어나므로 피부 손상은 상대적으로 덜 중요하게 취급되어 왔다. 그러나 특정 파장의 레이저에 대해서 반복해서 또는 한번 노출되었을 경우라도 피부에 심한 손상을 초래할 수 있다. 게다가 고출력 레이저 시스템의 급증(특히 자외선 역에서)으로 레이저를 사용하는 사람들의 피부가 위험한 정도의 레이저 반사에 노출될 가능성이 증가되었다.

일반적으로 레이저에 의해 생긴 조직 손상은 주로 조직에 의한 입사 조사선의 흡수 정도에 의해 다르다. 레이저와 조직의 상호작용의 범위에 강한 영향을 줄 수 있는 요소들에는 ① 특정 파장의 흡수, 투과 그리고 산란의 상대적인 양 ② 펄스 시간과 펄스 반복율 ③ 조사를 받은 정도(에너지 밀도) ④ 조직의 혈관 질의 정도와 상대적 정도를 포함하고 있다.

6. 레이저의 위험 억제법

레이저의 안전성과 위험 평가를 위한 OSHA 가이드라인(OSHA, 1991)과 의료 보건 시설 내에서의 레이저의 안전 사용,치과와 의과의 임상설비 내에서의 레이저 조사선의 바람직하지 않은 방사에서 환자와 스태프를 방호하는 제어법을 기록한 ANSI의 기준 Z-136.3에 의하면, 제어법의 4가지 범주(category)가 치과 레이저를 둘러싼 환경 속에서 적합성을 인정 받은 규격에 따라 명확하게 되었다(표 3).

이들은 즉 ① 기술적 제어, ② 스태프 방어설비, ③ 관리와 절차상의 제어, 그리고 ④ 환경 제어를 포함하고 있다. 이에 추가해서 양쪽의 서류는 LSO에 대해 이들 4가지 범주에서의 제어법 실시 책임을 명확하게 지시하고 있다.

눈을 보호하기 위해 적절한 보안경 선택시 고려되어야 할 사항들에는

1) 방출되는 레이저 파장

2) 최대 허용노출한계

3) 흡수물질이나 필터의 기능 감소

4) 보안경의 광학 밀도

5) 방사노출 한계

6) 교정용 렌즈의 필요성

7) 다양한 파장에 대한 요구 조건

8) 주변시각의 제한

9) 편안한 착용감이 있다.

레이저 보안경은 짧은 기간동안 우연적인 노출에 대한 보호의 역할만 수행하므로 레이저 빔을 직접적으로 응시하는 데 사용되서는 안된다.

표 4는 레이저 사용시 주의사항들을 제시하고 있다.

표 3 ANSI Z-136.3에서 권장되는 레이저 안전

기술적 제어	: 방호적 건축, 인터록, 빔 포위, 셔터, 서비스 패널, 설비 표시, 경보 시스템, 키 스위치
인적 방호	: 장비, 안구 방호구, 광학 밀도, 전도(傳導), 식별, 가시성, 경쾌하고 꼭 맞음, 착의(着衣), 스크린과 커튼
절차상의 제어	: 레이저 안전관리자(LSO), 표준적 조작 절차, 방출 한도, 훈련과 교육, 보수관리와 정비, 경고 표시, 보호장비, 의학적 감시, 지표 보고
특별한 제어	: 화재와 폭발, 수리와 보수관리, 광 파이버 배송 시스템

표 4 레이저 사용시 주의사항들

1. 레이저 빛을 직접 눈에 조사하는 행동은 금하고 가급적 안경(goggle)을 착용할 것
2. 레이저 본체와 모니터 청소시 물 걸레나 젖은 천으로 닦지 말 것
3. On/Off 버튼을 눌러도 작동이 되지 않을 경우는 본체 옆면에 있는 빨간색 비상 버튼이 눌러져 있는지 확인한 후 눌러져 있으면 좌우로 돌려 원위치시키면 작동
4. CO_2 레이저로 잇몸 치료 시 연기나 냄새 제거를 위해 suction으로 연기나 냄새를 빨아 들여야 함
5. 사용 중 모니터 장비에 error 메시지가 화면에 뜨면 사용을 멈추고 담당자나 A/S센터로 전화하여 이상 현상을 이야기 할 것
6. 사용 중 모니터 작동이 잘 되지 않을 경우는 fiber가 홀더에서 빠져 있는지 확인 후 홀더 안으로 fiber를 잘 밀어 넣은 후 사용
7. 습기나 먼지가 많은 곳 / 직사광선이 비추는 곳은 피해야 함
8. 이동해서 사용할 경우 전기 접지가 되지 않은 전기 콘센트 사용 불가 (장비 부품 고장 원인이 될 수 있음)

6
CHAPTER

레이저의 임상 응용

6 CHAPTER

레이저의 임상 응용

1. 서 론

현재 레이저는 치과 영역에서 연조직의 절개, 절제 및 응고 등의 외과적 용도 이외에 치주낭내 조사, 치석 제거, 멜라닌 색소제거 등 치주병에 대한 응용, 근관 치료 등의 보존치료 영역에 대한 응용, 치아우식증 예방에 대한 응용, 치아 삭제나 치아우식증 제거 등에 이용되고 있다. 또 구내염, 상아질 지각 과민증, 턱 관절증 등의 동통 완화, 창상 치유 촉진 등에도 널리 사용되고 있다. 일반적으로 절제와 삭제 등 조직에 불가역적 변화를 가져올 목적으로 사용하는 레이저를 하드 레이저, 동통 완화 등 비침습적으로 사용하는 레이저를 소프트 레이저라 부르고 있다.

치과에서 현재 사용되고 있는 레이저는 모두 본질적으로 생체조직에 대한 광열적인 작용을 이용한다. 레이저는 생체조직을 절단, 증산, 그리고 응고시키는 경우와 열에 의한 창상을 만들기 위해서 사용하고 있다. 생물학적, 생체조직 작용은 많은 요소에 의해 영향을 받는데, 주로 파워 밀도, 파장, 생체조직의 광학적 특성, 그리고 적용 시간의 결과에 따라 영향을 받는다. 파워 밀도는 사용하는 파워, 화이버의 직경과 생체조직에서의 거리에 의해 결정된다. 사용하는 파장은 특정 파장을 가장 잘 흡수하는 재질인 흡수모델을 결정한다. 또한 적용 시간도 결과적으로 생체조직에 영향을 준다.

파워 설정은 일반적으로 생체조직의 두께와 술자의 기법에 따라 다양하게 사용하며, 그 범위는 2~12W이다. 온도는 화이버 칩에 의해 긴밀하게 접근시 최고로 높아져서 생체조직에 보다 깊이 투과되면서 감소한다. 레이저의 적용이 접촉식인가 비접촉식인가에 따라 각 파장과 생체조직에 관해 독특한 경향이 있다. 접촉 수술은 2가지 다른 원칙이 있다. 하나는 핫칩 작용이며, 사파이어 코트 형성 칩에 의하거나 피복이 없는 화이버 칩에 탄화 조직 잔존물을 퇴적시키는 것이다. 또 다른 하나는 청결한 칩은 생체조직에 접촉해서 놓이고, 또한 레이저 에너지를 흡수하기 위해 생체조직 속의 색소 반과 수분과 관계가 있다. 양쪽 기법은 모두 화이버 칩 상의 탄화된 조직 또는 조직 표면에 생긴 탄(炭)의 존재는 레이저 에너지의 흡수와 결과적으로 발생하는 생체조직의 작용을 증가시킨다. 탄은 워터스프레이로 제거할 수 있으며, 그 후 시간을 효율적으로 사용하기 위해 조금 더 많은 에너지가 필요하게 된다. 화이버가 생체조직과 접촉해 있을 경우, 촉지(觸知) 제어의 feedback이 있다는 장점이 있다.

또한 방사양은 적용이 펄스인가 게이트인가 아니면 연속파인가에 따라 사용되는 접촉용 화이버에 의해 변화된다.

2. 전기 메스와 레이저의 차이

레이저의 장점을 한 마디로 말한다면 생체에 비침습적인 치료가 가능하다는 점이다. 예를 들면, 출혈 없이 병소를 절제, 응고하거나 통증의 억제와 완화, 치료 촉진을 기대할 수 있다는 점이다. 레이저는 현재 종전의 치료법을 일변시키기까지 이르지는 않았지만, 시술자와 환자 모두에게 스트레스가 적고 질이 높은 치료를 가능하게 만든다.

전기 메스(전기 수술기)와 레이저의 방법의 차이는 고정밀도 치료의 가능성에 있다.

레이저의 경우 레이저 광의 파장이 적용되는 조직 고유의 흡수 계수에 강하게 의존하므로 대상이 되는 생체조직에 대해 흡수계수가 큰 파장을 골라 치료를 표층 부분으로 한정할 것인가 아니면 흡수가 작은 파장에 의해 심부까지 상호작용 영역을 확대할 것인가를 임의로 바꿀 수 있다.

전기 메스에서는 접촉 저항의 대소가 치료 영역을 결정하는데, 접촉 저항치는 대부분의 생체조직에 대해 유사한 수치를 취한다. 따라서 레이저처럼 대상에 맞춰 작용 영역을 임의로 바꿀 수는 없다.

레이저는 치료 행위 별로 조사 조건을 최적화함으로써 건전조직에 대한 부작용을 줄이고 비침습적인 치료를 행할 수 있다는 장점이 있다.

전기 메스에서는 메스 끝과 생체와의 사이에서 일어나는 방전에 의한 발열을, 레이저에서는 광 흡수에 의한 발열을 치료에 사용한다. 전기 메스에 의한 절개는 효율적인 절개가 가능한데, 절개 후 깊은 절개 창상을 보이며, 희게 보이는 두터운 열 응고 및 변성층을 보인다. 이 응고 및 변성층에 의해 강한 지혈작용이 생기는 반면 치유 시간은 레이저보다 오래 걸린다.

레이저를 이용한 연조직 수술 후 형성된 창상의 치유를 일반수술용 칼에 의해 형성된 창상과 비교하면 초기 3일간은 치유속도가 느리지만 7일째에는 창상의 표면에 상피화가 일어나고, 2주가 경과하면 두 창상이 거의 치유된다. 즉 레이저에 의한 창상은 초기 3일간은 치유가 다소 느리지만 1주일이 경과하면 거의 비슷한 치유 경과를 보인다.

3. 레이저와 연조직 외과학

치의학자들이 경조직 레이저 치과학의 문을 열기 위한 이상적인 파장 또는 새로운 가능성의 탐구를 하는 동안에, 구강내 연조직의 치과 레이저 외과학 분야에서는 많은 진보가 이루어지고 있었다. 1970년대 중기에 의료에서의 레이저 외과학은 통상 방법은 아니라 하더라도 보다 보편적인 것이 되었다.

연조직 구강악안면외과에서의 레이저 도입은 구강악안면외과의사와 이비인후과, 그리고 다른 두개 및 경부(頸部) 외과의사 사이에서 시행되었다. Willenborg(1991)에 의하면 구강악안면외과의사에 의해 레이저에 대해 보고된 응용은 Lenz에 의한 것으로, 그는 아르곤 레이저를 nasoantral window의 형성에 사용하였다(Lenz 등, 1977).

구강악안면외과 영역에서 CO_2 가스 레이저의 유효성이 시카고의 North Western 대학 치학부의 Pecaro와 Garehime에 의해 발표되었다(Pecaro & Garehime, 1983). 1987년 1월 식품의약품국(FDA ; Food & Drug Administration)은 Pfizer 레이저회사의 10W 휴대용(portable) CO_2 가스 레이저 unit를 구강악안면외과에서의 레이저 응용에 대한 최초의 판매 인가를 했다. 그 후 얼마되지 않아 1980년대에 CO_2 가스 레이저에 의한 양성(良性) 또는 전암성(前癌性)의 구강내 병변의 치료에 관한 몇 가지 중요한 논문이 영국의 Fisher와 Frame 등에 의해 발표되었다(Fisher 등, 1983; Fisher & Frame, 1984; Frame 등, 1984; Frame, 1985).

많은 권위자에 의하면 CO_2 가스 레이저의 이용을 통해 얻을 수 있는 장점은 특히 구강내의 외과적 치료에서 광범위하게 적용할 수 있을 것이다. 그것으로 우수한 지혈, 치료중의 보다 양호한 가시성, 주위 조직에 대한 최소 손상, 경감된 종양, 동통, 그리고 수술 후 감염, 반흔 형성과 창상 수축이 거의 없다는 점이 있다(Hall,1971; Fisher 등, 1983; Pecaro & Garehime, 1983; Frame 등, 1984; Frame, 1985). CO_2 가스 레이저의 유효성은 모세혈관과 림프선을 폐쇄하고, 그에 의해 창상 치유에서 생기는 염증경과의 초기 발현을 막는 능력이 뛰어나다고 생각되고 있다.

CO_2 가스 레이저에 의한 조직 절단에 의해 생긴 양호한 지혈작용의 특성은 최초로 Pick가 치주외과학에 응용하여 보고하였다(Pick 등, 1985). 출혈 장애를 가진 환자에 대한 거의 무혈상태의 치은 절제를 위해 그가 개발한 기법은 일반 치과진료에서 레이저의 사용이 확대되는 첫걸음이 되었다. 레이저가 치주과 전문의의 손으로 처치가 시행되기 시작함으로써 외과적 치료시 다양성하게 적용되게 되었다. 치주치료시 레이저의 사용은 광학 렌즈를 통해 구강내에서 직접적 시야에 의해 용이하게 접촉 가능한 연조직 표피 병변의 처치 등의 치료에 한정되었다. 초기 CO_2 가스 레이저 장치의 한계는 경조직, 즉 골, 상아질, 그리고 백악질 적용을 할 수 없다는 점이었다.

CO_2 가스 레이저를 법랑질이나 상아질에 적용하는 초기 시도는 치과 처치에서 레이저가 드릴 대신으로는 되지 않는다는 것을 밝힌 것이었다. 법랑질이나 상아질을 삭제하는 데 충분한 에너지 레벨에서의 루비 레이저와 CO_2 가스 레이저와 같은 적외선 범위의 조사 에너지의 열 효과는 경조직에 광범위한 손상과 치수에 대해서도 손상을 주었다

(Taylor 등, 1965). 다른 저 에너지 CO_2 가스 레이저 조사의 시도에 의한 작은 와(窩)나 열구의 전색(Stewart 등, 1985), 치아우식증의 방지(Nelson 등, 1986), 법랑질의 에칭(Cooper 등, 1988; Leiberman 등, 1984)과 같은 표면 처치와 상아질 탈 감작(感作) 등의 적용으로는 일반 치과의사의 임상에서 레이저에 대한 관심을 증가시키지 못했다.

연조직 수술시 레이저의 장점들

- 우수한 지혈 효과
- 수술시 우수한 시야 확보
- 인접조직 손상의 최소화
- 술후 종창 및 동통 감소
- 술후 감염 감소
- 반흔조직 및 창상 수축의 감소
- 봉합의 불필요
- 균혈증의 가능성 감소

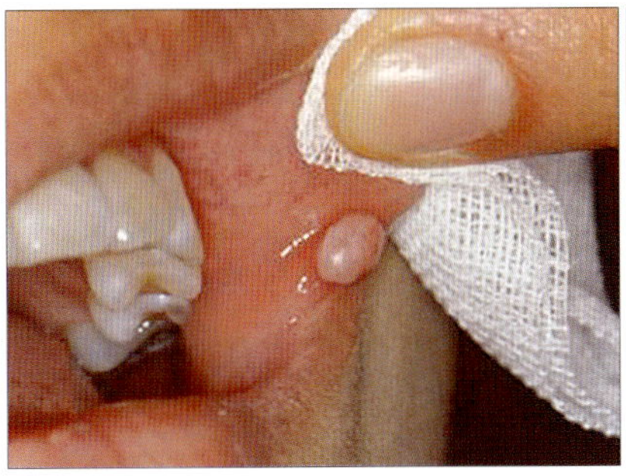

그림 1

섬유종(fibroma)의 술전 소견으로, 섬유종은 비치성 간엽조직성 종양의 일종으로 구강내 가장 빈발하는 양성 연조직 종양이다. 치은, 협점막, 입술및 구개부에 돌출되며, 염증성 증식과는 감별을 해야하며 외과적 제거술 후 재발은 드물다.

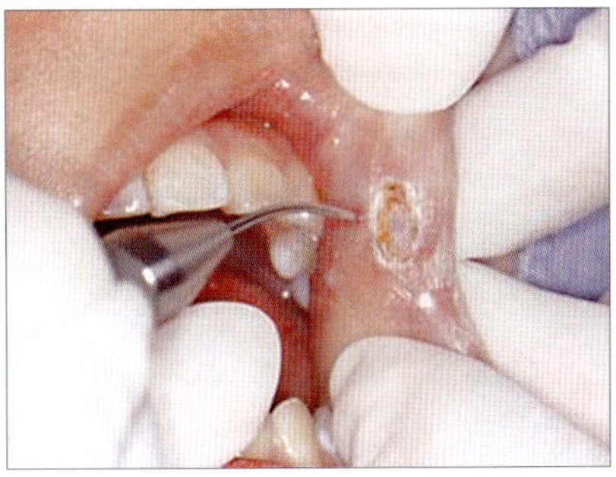

그림 2

Nd:YAG 레이저(20Hz, 200mJ)를 이용한 절제

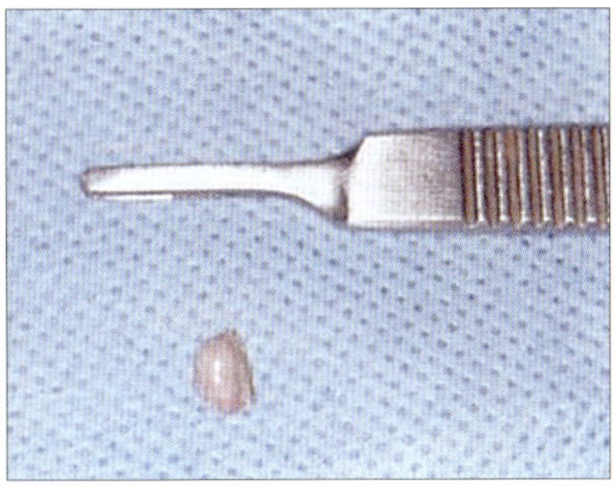

그림 3

제거된 종양

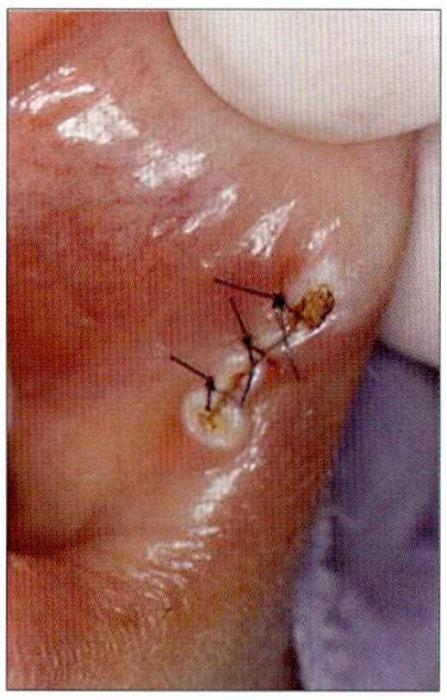

그림 4

봉합후 구강내 소견

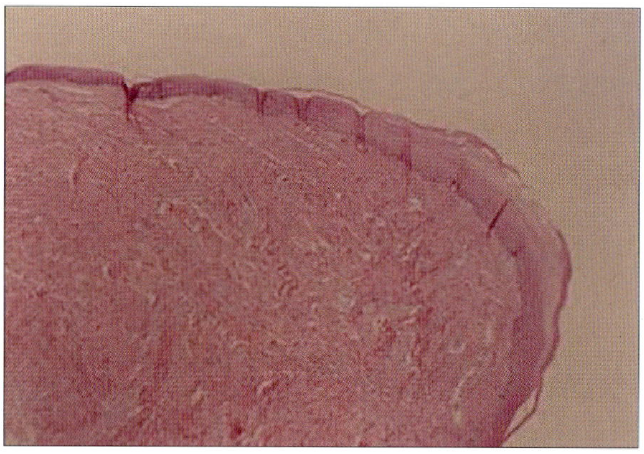

그림 5

섬유종의 조직 소견으로, 피복상피의 증식, hyperkeratosis, subepithelial portion의 증식, fibrosis, collagen lay-down, acanthosis 등을 관찰할 수 있다.

표 1 다양한 응용범위에 따른 조사조건

응용범위	시술파장	조사조건
치은소파술(Laser curettage), 치은성형술, 치은절개/절제술, 설소대 및 치은소대 절제술	1.32um(very good), 1.06um	1) 무마취시 : 10Hz, 200mJ 2) 마취시 : 20Hz, 100-150mJ
구강염의 처치(아프타성 궤양)	1,06um, 1.32um	10-20Hz,100mJ, 1mm정도 띄우고 2-5분 정도 조사
레이저 마취	1.06um	10Hz, 200mJ/20Hz, 100mJ로 치은을 2-3분 조사
Laser troughing(인상채득을 위한 sulcus 내측 Lining epithelium)	1.06um, 1.32um	10-20Hz, 100mJ
발치 후 Coagulation	1.06um	20Hz, 100-150mJ, 3-5분 조사
Abscess cavity의 소독	1.06um	20Hz, 100mJ, 부은 부위에 3분정도 비접촉으로 조사 후 구멍 내에 레이저의 화이버를 밀어 넣고 1mm정도 띄워서 2-3분간 조사
치은 미백	1.06um	20Hz, 100mJ(2W)
악관절 동통 감소	1,06um	20Hz, 100mJ(2W), 동통 부위에서 10mm 떨어진 거리에서 수분간 조사
치주질환이 있는 보철 환자	1.06um	20Hz, 100mJ(2W), 보철과 치은 사이에 광 화이버를 1mm정도 넣고 보철주위를 돌며 2바퀴 조사

치과 임상에서 연조직에 적용 가능한 술식들은 다음과 같다(그림 1 ~ 5, 표 1).

- 구강 연조직 병소의 수술 : 섬유종이나 유두종과 같은 양성 종양의 완전 절제(excision), 편평태선의 표면 제거, 생검(biopsy)
- 아프타성 궤양의 치료
- 치은 열구 소파술(sulcular debridement) : 치은염이나 치주염이 존재하는 경우 치석제거 후 치은 열구내 존재하는 염증성 상피 조직을 선택적으로 제거할 수 있으며 열구내 살균효과(bactericidal effect)도 기대할 수 있다.
- 치은 성형술(remolding of thickened marginal tissues, gingivoplasty), 치은 절제술(removal of hyperplastic tissue, denture hyperplasia), 치관 확장술(soft tissue crown lengthening)
- 인상을 위한 치은 열구 확장술(troughing prior to taking impressions) : 치관 형성후 인상채득을 위한 출혈 조절 및 margin 노출을 위한 방법인 gingi-cord를 삽입하는 술식을 대신하여 레이저를 사용할 수 있다.
- 소대 절제술(frenectomy), 전정확대술(vestibuloplasty)
- 혀의 병소
- 응고
- 지혈(hemostasis)
- 피개 치은이나 점막의 제거 : operculectomy, 임플란트의 2차 수술
- 기타 적응증 : 농양의 절개 및 배농(incision & drainage of abscess), 육아종의 제거(control of granulations), 조직 이식편의 접합(welding of graft to place, welding of flaps indifficult access areas) 등

4. 보다 나은 파장의 모색

안과의사인 Terry Myers와 Terry William이 초기 치아우식증의 제거 실험에 Nd:YAG 레이저를 선택한 것은 1980년대 중기까지 안과에서 이런 종류의 레이저가 널리 사용된 것을 생각하면 그리 놀랄 일은 아니다(Myers & Myers, 1985). 그 후 얼마 되지 않아 이들은 본격적으로 치과용 레이저 장치 개발에 착수했다. D-lase 300의 도입은 치과 응용을 위해 설계된 최초의 치과 전용 레이저 장치로 그 후 치과계나 일반 대중에게 레이저에 대한 관심을 불러 일으켰다. 미국에서 FDA 의료용품부의 판매 인가를 취득한 직 후, 레이저의 사용과 관련된 정보를 수집하고 교환할 목적으로 레이저 치과의사 그룹들이 모여 각 지역의 연구회, 협회, 그리고 다종 다양한 조직을 결성했다(Goal, 1989).

레이저에 의한 증례가 늘어감과 동시에 많은 치과의사들이 이 레이저를 도입해갔다. 비록 치과용 레이저 치료에 대한 다양한 사례가 많지는 않았지만 이 새로운 기술에 대한 환자의 수요만으로도 레이저를 치과에 적용하기에 충분하다고 생각된다. 의료에서 레이저 외과학, 특히 안과에서의 유용성을 이미 인지하였던 일반 대중의 감각은 이 새로운 하이테크 기술이 무통일 뿐만 아니라 기존의 방법보다 뛰어나다는 것을 이해함에 많은 시간은 걸리지 않았다. 레이저 치과학에 대한 환자의 수용이 그 발전에 중요한 역할을 수행했던 것이다.

치아우식증 발생의 감소와 다른 경제적인 압박 때문에 치과의료 서비스에 대한 환자 측의 수요 저하에 직면했을 때, 많은 치과의사들은 레이저가 정밀 기구로서 뿐만 아니라 새롭게 수요를 창출하는 수단이기도 하다는 인식을 하게 되었다. 레이저 치료를 도입하여 진료 생산성이 상승했음을 기술한 보고가 여러 보고서에 기재되어 있다(Shulkin,1991). 이 효과는 레이저 치료를 바라는 새로운 환자의 증가와 새로운 레이저 치료의 증가에 기인하였다.

Er:YAG는 2,960nm의 파장으로 비접촉 및 접촉의 양 기능을 가진 레이저이다. 이 레이저는 치은의 절제, 골의 제거 등에 최근 사용되고 있다. 수분 흡수율이 높아 워터 스프레이 없이 치은 절개를 할 수 있고, 또 워터 스프레이와 함께 골을 제거할 수 있다. 특정 외과 요법은 이 Er:YAG의 다양한 특성 때문에 조작자에 따라 크게 다르다. 워터 스프레이 없이 약 250mJ, 15Hz로 구강내 연조직에 접촉해서 놓인 경우에는 중정도의 속도로 생체 연조직을 절제할 수 있다. 경조직에서 비접촉인 것도 연조직에서는 접촉 모드로 자를 수 있는 것이 대부분이다. 또 워터 스프레이가 없는 조사는 지혈 작용이 있다. 특히 연조직에서는 그 효과가 충분하다. 워터 스프레이를 하는 경우에는 지혈작용은 감소하지만 치유는 빠르다. 어느 쪽을 선택하는가는 시술자에 달려있다. 연조직만이 아니라 골과 같은 조직에서는 부골(腐骨)을 만들지 않기 위해 워터스프레이는 필요하다. 이전에는 주파수가 낮아 10Hz 이하에서 시술했던 것이 현재는 25Hz 이상인 것이 출현해서 그 제거 속도는 빨라지고 있다.

반도체 레이저는 기본적으로 연조직에 약하게 흡수되고, 접근했을 때의 레이저 열에 의한 괴사 범위는 약 0.5mm 직경으로 Nd:YAG(파장 1,064nm)와 비슷하다. 이 파장이 바이러스에 의한 오염물을 파괴한다. 지혈 효과가 우수하고 대부분은 마취의 필요성이 없다. 이 때문에 수술 부위의 시야가 향상되고 수술을 원활하게 할 수 있다. 소대 절제 등은 수술의 어려움을 느끼지 않고 시행할 수 있다. 980nm의 반도체 레이저는 물을 뿌리면서 시술을 할 수 있으므로 장시간의 치료도 가능하다. 금속에 별로 흡수되지 않기 때문에 접촉 모드에서의 치료는 임플란트 영역에 대한 응용이 충분히 가능하며, 주위 조직에 대한 영향이 최소한이며, 또 열에 의한 절개가 아닌 광화학 반응에 의한 절단 및 응고이므로 탄화나 투과가 일어나지 않는다는 특징을 가진다.

레이저는 연조직 외과 수술에서 응용할 수 있는 별도의 바람직한 효과로 이끌 가능성을 가지고 있다. 이런 가능성은 단백질 변성, 모세혈관이나 림프선의 봉쇄에 의해 초래된 응고 효과의 응용, 즉 보다 나은 지혈, 상처의 소독, 조직의 결합이 포함되는데, 그것들은 모두 레이저와 생체조직과의 열작용의 결과이다.지혈 작용은 조직과 레이저 상호작용의 바람직한 특성이다. 혈액과 조직 단백질의 응고는 지혈이 일어남과 동시에 수반되는 기전이다. 지혈은 혈액 성분의 가열, 그리고 혈관 벽의 건조와 수축에 의한 모세혈관의 직접적인 봉쇄를 위해 일어나므로 다수의 레이저 장치로 가능하다.

조직 표면의 멸균 또는 살균은 레이저 사용의 부가적인 효과라고 볼 수 있다. 레이저가 조직 삭제에 사용될 때, 표면 온도는 미생물을 사장시키는 데 적절한 수준까지 도달한다. 연조직 수술에서의 CO_2 레이저를 사용한 항균효과는 이미 확립되어 있다(Pick 등, 1985). 비접촉 레이저 외과 수술은 열에 의한 박테리아 처치를 통해 부가적으로 창상 오염의 잠재성을 분명히 감소시키는데, 그것은 비교적 낮은 파워 밀도에서 발생한다(Madden 등, 1970). 치아에 대한 잠재적 응용을 위한 레이저의 효과는 상아질 표면의 멸균효과(Hardee 등, 1990; Miserendino, 1988), 치주과학(Pick & Miserendino 1989), 그리고 치아우식증의 제거를 위한 치과 보존학(Miserendino 등, 1988; Stabholz 등, 1993)에 검증되어 양호한 결과를 얻고 있다.

5. 레이저와 경조직 응용

FDA는 치과의사와 일반의사가 특정 목적을 위해 사용하는 레이저와 같은 장치의 판매를 허가하여 규제 기관으로서 기능을 수행하고 있다. 이전에는 경조직에 대한 레이저 응용의 안전성과 유효성을 입증함에 필요한 정보를 수집할 목적에서 극히 한정된 수의 조사적 사용만이 승인되었다. 이들 연구에 대해서는 특정 치료를 위한 치과의사에 의한 레이저의 적절한 사용을 결정하기 위해 엄중하게 감사되고 조직화되어 있다. 그러나 현재 많은 연구에 의해 그 성과가 확인되고 있다. 미국내에서 치과 진료의 규제는 일반적으로 각 주의 치과면허위원회 또는 지방 정부기관에 의해 총괄되고 있다. 그 때문에 치과의사들은 그들이 놓여 있는 특정 사정에 따른 규제를 이해하는 의무를 가진다. 치아 경조직에 대한 많은 레이저 임상 응용이 현재 진료에 사용되고 있을 뿐만 아니라, 보다 새로운 레이저의 파장과 조사(照射) 방법이 치과 영역에서 응용되는 것으로 계속 개발되고 있다.

Er:YAG, Er,Cr:YSGG, Nd:YAG, 그리고 엑시머 등 현행 레이저 장치는 몇 가지 용법에서 치과용 드릴을 대체할 잠재적인 가능성이 숨어 있다는 것을 예측할 수 있는 충분한 연구가 시행되고 있다. 그러나 아직 속도에서는 터빈을 상회하지 못하고, 또 치아 형성을 할 수 없다. 그러나 치아 경조직에 대한 레이저의 잠재적인 임상 응용의 예는 치아우식증의 검진 및 예방, 제거, 에나멜질, 상아질, 그리고 골의 삭제, 상아질 탈감작, 에나멜질의 에칭, 골 성형이나 골 절제에만 한정되지 않고 확대해가는 경향이 있다. 레이저의 사용은 치과학의 많은 면에서, 특히 근관치료학, 구강악안면외과, 치주과학, 그리고 보존학에서 유익할 것이다.

치아 삭제에서 중요한 것은 환자가 치료 중 불쾌감을 느끼는지의 여부, 치수에 대한 영향 및 삭제 속도 등이 있다. 현재 다양한 종류의 레이저가 치과연구에서 사용되고있다. 이런 레이저는 적외선에서 자외선까지의 범위에서 전자적(電磁的)인 에너지를 방출한다.

현재 시판중인 치과 레이저는 반도체 레이저, 적외선 레이저, 즉 CO_2, Nd:YAG, 그리고 Er:YAG, ErCr:YSGG 레이저 등으로 한정되고 있다. 최근 다양한 Er:YAG레이저가 치과 응용을 목적으로 시장에 소개되어 제품화되어 판매되고 있다. 바람직하지 않은 부작용을 줄이기 위해 수냉 장치가 적외선 레이저의 일부 장치로 채택되기도 하였다. 치과에서의 취급을 용이하게 하기 위해 미러 암보다 화이버 도파(導波) 출력 장치가 선택되고 있다.

CO_2 레이저 장비 중에는 화이버가 개발되고 있는 것도 있으나 장기적으로 유지할 수 없다. 또 출력장치의 가동성을 강화하기 위해 미러 장치 대신에 중공(中空) 도파(導波) 장치를 붙여 공급되는 기종도 있다.

연속파 레이저인 경우 조직 절삭은 주로 중정도의 파워와 상호작용의 시간에 의해 결정된다. 석회화된 조직을 삭제할 때 펄스 CO_2 레이저는 연속파 CO_2 레이저보다 더욱 효과적이다. 펄스 레이저의 경우는 조직 절삭은 펄스 에너지, 반복율(빈도)의 발생과 치료 시간에 의존한다. 치아 조직 속의 열 소산이 감소되기 때문에, 펄스 레이저 손상 범위의 크기는 연속파 CO_2 레이저의 손상 범위보다 작다.

Er:YAG 레이저와 통상의 절삭 기구와 비교하면 에나멜질에서는 약 2배 이상의 시간이 걸린다.

치과 임상에서 경조직에 적용 가능한 술식들은 다음과 같다(그림 6 ~ 10).

- 레진 광중합 : Argon 레이저로 짧은 시간에 대량의 레진을 경화시킬 수 있다.
- 치아 미백(bleaching)
- 와동 형성 : Er:YAG 레이저는 고속 핸드피스에 비해 법랑질의 삭제 효율이 낮지만, 상아질은 비슷한 정도를 보인다. 레이저 와동 형성은 마취의 필요성이 없으므로 특히 소아 환자의 치료시에 장점으로 나타난다.
- 법랑질 표면 변화 : 법랑질과 상아질의 표면 변화를 통하여 레진 결합력이나 표면의 경화를 얻을 수 있다.
- 상아질의 지각과민 치료

- 치아우식증 검사를 위한 광원 : 강력한 빛을 통하여 초기 우식을 검사할 수 있으며, 특히 육안으로 볼 수 없는 치아우식증의 진단에 효과적이다.
- 치아우식증의 제거 : 선택적인 우식 제거와 우식제거 후 이차우식의 예방 효과를 기대할 수 있다.

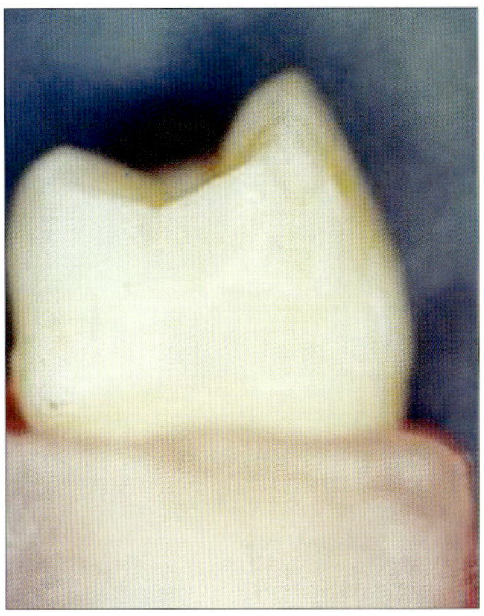

그림 6

Ordinary light로 본 치아우식증

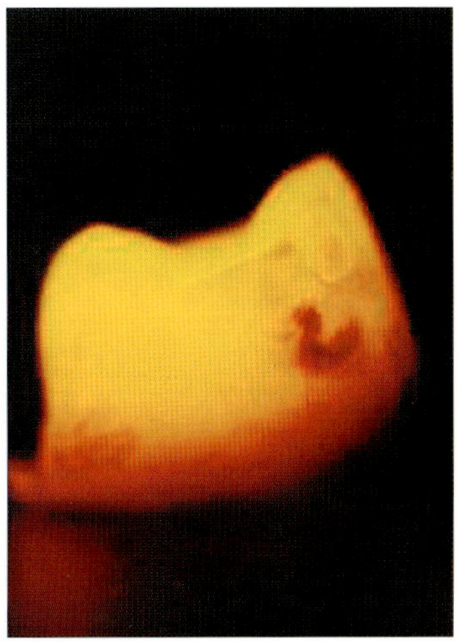

그림 7

레이저를 이용해서 탐지한 치아우식증

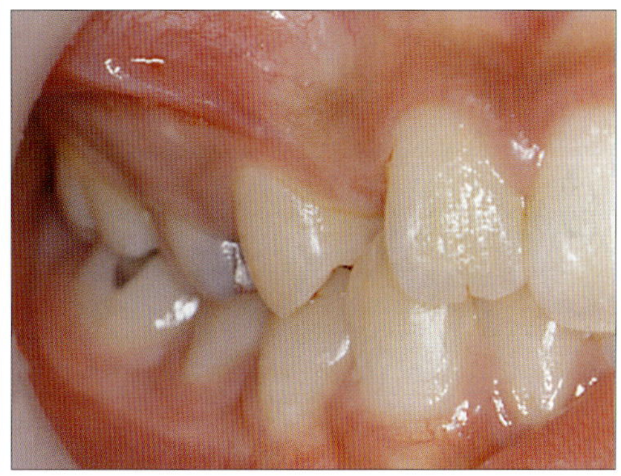

그림 8

window opening 전 구강내 소견

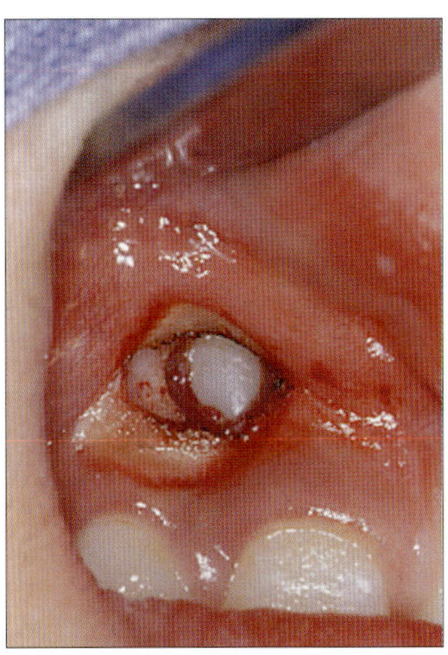

그림 9

Er:YAG 레이저를 이용한 window opening 후 구강 내 소견

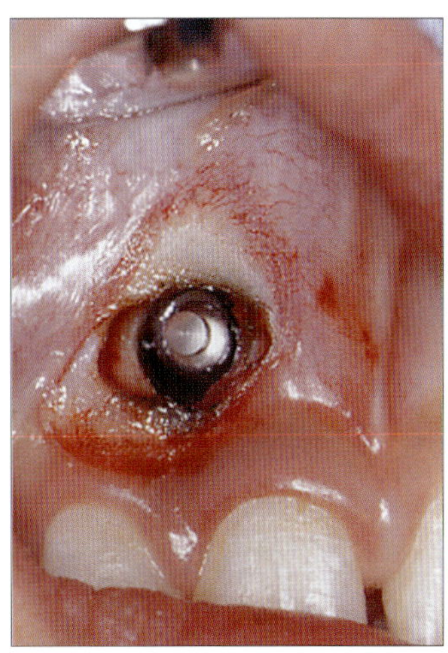

그림 10

window opening 후 button 장착후 구강내 소견

- 근관치료 : 근관내 잔사와 smear layer의 제거, 근관내 살균효과 등을 기대할 수 있다.
- 치관 치수의 제거, 치수 용종(pulp polyp)의 제거
- 치석의 제거
- 골 삭제

6. 장래 전망

치과 재료에 대한 레이저의 응용에서는 이미 현저한 진보가 있었으나 치과재료 가공에서는 지금까지 개발된 것보다 더 큰 개발 가능성이 있다. 치과재료학자와 연구자들은 그 가능성을 공업분야에서 찾으면 된다. 재료의 절단, 용접, 용해, 취급은 그 시작에 불과하다. 탐색, 통신, 계측, 검출을 위해 사용되고 있는 군사용이나 민간용 레이저의 응용은 향후 펼쳐질 수많은 사용 방법에서 소수에 지나지 않는다. 의료과학은 이미 치과학에서 현재의 임상 응용을 훨씬 능가해서 진단학과 치료학에서 레이저를 이용하고 있다. 그러나 레이저는 응용 범위 등을 찾고 있는 대수롭지 않은 하나의 장치에 불과하다는 사람들이 있으며, 또한 어떤 사람들은 레이저의 한계라는 것은 그 사용자의 상상력 부족이 초래한 산물에 불과하다고 반론하고 있다. 즉, 레이저의 임상적용에서의 영역은 향후 잠재성을 어떻게 펼쳐나가느냐에 따라 그 발전 가능성이 논란의 여지 만큼 무궁무진한 것이다.

7

CHAPTER

구강악안면외과에서의 레이저의 활용

1. 서론 / 2. 발치시 등의 지혈, 수술후 동통 완화 및 개구장애의 예방
3. 악관절증(Temporomandibular Disorder)에 대한 저출력 Nd: YAG 레이저의 효과
4. 수술후 동통의 예방 / 5. 개구장애의 예방 / 6. 아프타성 구내염의 진통과 소염
7. 구강 백반증(Oral Leukoplakia)에 대한 레이저 수술 / 8. 낭종의 처치
9. 구강내 종양의 절제 / 10. 혈관종(Hemangioma)의 레이저 광선 요법
11. 광선역학요법(Photodynamic Therapy: PDT)
12. 악성종양의 처치 / 13. 치은부 멜라닌색소의 제거 / 14. 소대절제술
15. 3차신경통의 동통 및 마비의 완화 / 16. 임플란트로의 응용

7 CHAPTER 구강악안면외과에서의 레이저의 활용

1. 서 론

1960년 Maiman에 의해 루비 레이저가 개발되고 외과용 메스로서 가능성이 밝혀져, 지혈과 절개가 동시에 가능하다는 점이 증명되자, 치의학의 많은 분야에서 레이저가 응용되고 있다.구강 연조직에 대한 레이저 시술의 장점은 충분한 지혈 효과로 인해 시야 확보가 용이하여 수술의 정밀도를 높여주고, 주변조직에 대한 손상이 적으므로 향후 조직의 괴사나 퇴축이 적으며, 수술을 위한 마취의 필요성을 줄일 수 있다. 또한 레이저 조사부에 멸균 효과가 있으므로 술후 감염이나 균혈증에 대한 예방 효과를 기대할 수 있다.

레이저를 이용한 연조직 수술 후 형성된 창상의 치유를 일반수술용 칼에 의해 형성된 창상과 비교하면 초기 3일간은 치유속도가 느리지만 7일째는 창상의 표면에 상피화가 일어나고 2주가 경과하면 두 창상은 거의 치유된다. 즉 레이저 창상은 초기 3일간은 치유가 다소 느리지만 일주일이 경과하면 거의 비슷한 치유 경과를 보인다.

구강 연조직에 대한 레이저 치료는 구강점막의 전암병소 및 악성종양이나 양성병변에 대해서 이산화탄소 레이저의 적용이 여러 연구에서 발표되었다. 구강은 젖어있는 조직으로 이산화탄소 레이저의 광을 잘 흡수하므로 절제나 기화(vaporization)에 의해 치료효과를 얻는다. 보통 창상 치유는 2주 정도에서 나타나며, 4~6주에서 완전하게 재생된다. 구강내 경조직에 대한 레이저 치료도 증가되고 있으며, 다양한 증례에서 레이저를 이용한 치료가 가능할 것이다.

2. 발치시 등의 지혈, 수술후 동통 완화 및 개구장애의 예방

개구장애, 악관절 부위 동통의 원인으로서 관절부의 기질적, 기능적 변화와 관절부를 지배하는 근육, 신경, 혈관의 영향 등을 생각할 수 있다. 후자의 원인으로 개구장애나 악관절 동통이 야기된 경우에는 레이저를 사용하여 운동시의 유발통이나 압통등을 경감시킬 수 있다. 또한 발치 후 야기된 개구장애의 경우에도 양호한 결과를 얻을 수 있다.

작용 기전은 삼차신경통의 가설과 유사할 것으로 생각된다. 발치 후 3~5분간 환부에 레이저를 조사한 경우 술후 동통의 감소, 출혈에 대한 지혈 효과와 종창의 감소가 나타난다.

1) 지혈시 레이저 조사 조건

① 이미 마취되어 있는 경우에는 최고의 출력으로 지혈해도 되지만, 바로 아래 또는 근접 치조골에 열적 손상이 생기지 않도록 한다. 조사시간은 1~2초 이내로 하고, 2~3초의 간격을 두고 조사한다.

② 마취되어 있지 않은 경우에는 2W, 20pps의 조건을 기준으로 유발통이 생기지 않도록 기총 등으로 냉각법을 사용한다.

2) 술식 : 접촉법과 비접촉법이 있다

① 일반적으로는 접촉법이 지혈효과가 좋다.

② 접촉법을 사용시 반대로 출혈하는 경우가 있다. 이 경우에는 굵은혈관이나 많은 모세혈관의 분포가 예상된다. 일단, 비접촉법을 시도해 볼 필요가 있다.

③ 레이저에 의한 지혈이 어렵다고 판단된 경우에는 압박 지혈,지혈제의 병용 등 다른 방법으로 지혈한다.

3. 악관절증(Temporomandibular Disorder)에 대한 저출력 Nd: YAG 레이저의 효과

일본 악관절 학회의 정의(1996)에 의하면 악관절증이란 '악관절이나 저작근의 동통, 관절잡음, 개구 장애 또는 악골운동 이상을 주요 증후로 하는 만성 질환의 총괄적 진단명이고, 그 병태에는 저작근 장애, 관절낭 및 인대 장애, 관절 원판장애, 변형성 관절증 등이 포함된다' 고 본다. 악관절증은 Ⅰ~Ⅴ형의 5가지 증세형으로 분류되며, 각각의 증세형에 맞는 치료법이 선택된다. 치료법으로는 스프린트 요법, 턱 운동 기능 훈련 요법, 이학요법, 약물 요법 등의 보존요법과 외과 요법 등이 있다.

악관절 등에 대한 이학요법으로 레이저 치료는 그 유용성에 대한 보고도 여기저기 보이지만 확립된 것이라고 하기는 어렵다. 그 이유로 악관절증은 다양한 병태를 포함하고 있어, 저출력 레이저 치료(Low Laser Lever Therapy: 이하 LLLT)가 그 중에서 어떤 병태에 대해 어떤 효과를 발휘하는지 불명확하다는것을 들 수 있다 (표 1). 즉 지금까지 저출력 Nd:YAG 레이저 치료는 Ⅰ형~Ⅳ형까지 다양한 악관절증에 사용되었고, 또 그 방법도 가지각색이어서 각각의 증세에 대한 계통이 선치료법과 그 효과에 대한 보고가 적었다.

1) 레이저 장치 및 조사(照射) 방법

사용된 레이저 장치는 펄스 Nd:YAG 레이저로, 조사 조건으로 20pps, 2.8W로 사용한다. 조사는 다음 3종류의 조사를 사용한다.

① 양쪽 C1/C2 Zone에 대한 조사

C1, C2 근방 추간판(椎間板) 부근의 후두부에서 측두골 유양돌기 부근에 걸쳐 피부에서 약 10cm 떨어져서 1cm 간격으로 1점 20초씩 조사한다 (C1/C2 Zone에의 조사).

② 악관절 주위에 대한 조사

환부 측의 악관절 주위에 피부에서 약 5~10cm 떨어져서 5~10분간 조사한다.

③ 저작근에 대한 조사

저작근통의 통증이 심한 부분에 대해 피부에서 약 5~10cm 떨어져서 5~10분간 조사한다.

표 1 악관절증의 치료 효과 판정 기준

- 탁효 : 악관절통 및 저작근통의 현저한 개선(VAS가 대략 2 이하) 또는 개구량의 현저한 증가
- 유효 : 악관절통 또는 저작근통의 개선, 또는 개구량의 어느 정도 증가
- 불변 : 악관절통 및 저작근통 또는 개구량에 변화 없음
- 악화 : 악관절통 및 저작근통 또는 개구량의 악화가 확인됨

2) 악관절에 대한 저출력 LLLT의 악관절증에 대한 작용

Plog(1973)은 레이저 자극 요법으로 소위 '뜸자리'에 LLT를 경피(硬皮) 조사해서, 진통 효과를 얻는 요법을 He-Ne 레이저를 사용해서 보고했다. 그 후 만성 관절 류머티즘이나 두경(頭頸) 부위의 통증 등을 포함한 여러 가지 만성 동통에 대한 치료로 응용되고 있다. 현재 통증에 대한 LLLT로 사용되고 있는 레이저에는 He-Ne 레이저(633nm, He-Ne 가스), 적외선 레이저(904nm, Ga-As), GaALAs 레이저(830nm, Ga-Al-As) 등이 있다.

악관절에서의 LLLT의 응용에 대해서 Bezzur 등(1988)은 악관절에 기인하는 동통에 대해 LLLT를 시행해서 80%의 환자에서 악관절통의 경감을 확인했다고 보고했다. 또 Hansson 등(1989)은 적외선 레이저를 사용해서 악관절 내의 동통 완화 및 개구 장애의 개선에 효과가 있었다는 것을 보고했다. 이후 악관절에 대한 LLLT의 응용에 관한 보고는 증가하고 있다. 그러나 대상 증례, 사용된 레이저 장치, 조사 조건, 효과의 평가에 대해서는 보고에 따라 다양하다. 따라서 LLLT의 임상 응용에 대해서는 기초 및

임상 연구가 더욱 필요하다.

3) LLLT의 작용 기전

Nd:YAG 레이저는 생체 조직 표면에서의 흡수가 적고, 내부에 침투 및 산란되기 때문에 조직에 깊이 도달하는 성질이 있다. 또 레이저 광의 특징으로 거리의 제곱에 비례해서 그 에너지 레벨이 감소되기 때문에, 피부에서 10cm 정도 떨어져서(defocused) 사용함으로써 LLLT로서의 응용도 가능하다. 관절낭 바깥쪽은 해부학적으로 피부 표면보다 안쪽으로 약 20mm 정도인 곳에 위치한다. 악관절 내의 병변에 대한 LLLT의 응용에서는 He-Ne레이저 등과 비교해서 조직에 깊이 도달하는 성격이 있는 Nd:YAG 레이저 편이 레이저 광이 도달되기 쉽다고 생각된다.

또 해부학적으로는 조사의 시발점인 C1 및 C2 부근에는 경(頸) 신경총이 존재하고, 대이개(耳介)신경, 대후두신경, 소후두신경 등을 포함하고, 이들 신경은 두경부의 피부 및 근육에 분포하고 있다. 따라서 이 영역에 대한 조사는 통각로의 억제에 의해 악관절 내장(內障) 및 변형성 턱관절 등에 수반해서 나타나는 근육의 압통, 기능시 통증을 비롯한 근 안면 동통-기능 장애증후군(Myofascial Pain Dysfunction Syndrome: 이하 MPD 증후군), 즉 악관절증 I 형의 증상을 경감시키는 효과도 기대할 수 있으며, 본 조사는 온갖 악관절증에 대한 응용이 가능하다. Ohshiro는 두경 부분의 모든 동통에 대한 LLLT의 응용에 본조사를 권장하고 있다.

LLLT의 작용 기전에 대해 아직 불명확한 점이 많지만, 상술한 작용 이외에도 대사 촉진 작용, 섬유(纖維)아(芽)세포의 형성촉진에 의한 창상 치유의 촉진 작용, 항염증작용 등이 LLLT의 생물학적 효과로 알려져 있다.

4. 수술후 동통의 예방

1) 레이저 조사 조건

① 출력은 2W, 20pps로 한다.
② 급한 경우 조사시간을 단축하고자 출력을 올려도 된다.

2) 술식

① 온감을 느끼는 정도까지 레이저의 tip을 환부에서 떼어놓는다.
② 자신의 손가락을 환부에 근접하여 따뜻함을 확인하면 보다 안전하다.
③ 조사시간이 손상부의 확대에 따라 다르지만 전체적으로 3.5분간 한다.

④ 경우에 따라서는 현저한 좌멸 상부에 분포하는 신경종말부에 레이저를 조사하여 열변성시켜서 수술후 동통의 발생을 예방하기도 한다.
⑤ 수술에 따라서 현저한 손상을 준 경우에는 약을 투여한다.

5. 개구장애의 예방

1) 레이저 조사 조건

① 2W, 20pps를 표준으로 한다.
② 조사시간을 단축시키기 위해서 출력을 올려도 된다.

2) 조사시간

① 3~5분을 기준으로 한다.
② 난치 증례인 경우에는 5분 이상 조사한다.

6. 아프타성 구내염의 진통과 소염

헤르페스는 바이러스성 질환으로, 보통 세균감염증과는 조금 다르다. 구강영역의 헤르페스는 생태의 항체가 저하되면 3차신경절에 있는 바이러스가 신경을 따라서 구강점막에 출혈하여 악영향을 미친다고 한다. 구순 헤르페스는 헤르페스성 치은구내염과 함께 헤르페스성 구내염이라고 하며, 며칠간 전구증상 (위화감이나 경도의 발열) 후에 구순, 구강점막에 다수의 소수포가 생기고, 소수포는 머지않아 미란이 되어 약 1주간의 경과로 가피를 형성하여 치유된다. 일반적으로 방치하여도 2주간 정도로 개선되지만, 그 동안의 불쾌감은 한번 경험한 사람이 아니면 이해할 수 없다.

이러한 동통을 완화시키는 새로운 치료법으로 레이저 치료법이 사용되게 되었다. 종래에는 저출력 레이저가 사용되어 왔다. 대표적인 장비가 30mw의 GaAlAs반도체 레이저와 6mw의 Helium Neon 레이저가 사용되어 왔다. 저출력 레이저를 수분이상 지속하여 조사해도 유발통이나 조직의 장애가 없지만 재발이나 치료효과 등의 문제점이 다소 존재하였다. 최근에 pulsed Nd:YAG 레이저나 탄산가스 레이저 등의 고출력 레이저를 환자가 동통을 호소하지 않는 거리에서 defocus 상태로 환부 표층을 소산시키므로 치료 효과를 얻고 있다. 또한 효과를 증진시키기 위해 약제나 흑색 도포제를 병용하고 있다.

1) 레이저 조사 조건

① 출력, pulse수 : 100mJ, 2W, 20pps
② 냉각법 : air flow에 의한 방법
③ fiber tip에서 환자까지의 거리 : 보통 1.2cm로 한다.

7. 구강 백반증(Oral Leukoplakia)에 대한 레이저 수술

구강 백반증은 전암(前癌) 병변 중에서 가장 발생 빈도가 높은 질환이다. 즉 백반증은 전암병소로 주의하여 치료해야 한다. 본 질환에 대한 치료는 예전부터 외과 절제, 동결요법, 레이저 수술, 약물 요법 등 다양한 시술에 시행되고 있는데, 어느 치료법에서나 재발이나 암 변화에 대한 문제점이 있다.

그 중에서 레이저 수술은 지혈 효과가 뛰어날 뿐만 아니라, 수술 후의 반흔 구축(拘縮)이 경도이기 때문에 기능 장애가 적다는 장점이 있다. 이 때문에 모세혈관이 풍부하고 구강 기능에 중요한 역할을 하는 구강 점막에 발생한 병변에 대해 레이저 수술의 유용성은 매우 높다.

일반적으로 레이저 수술에 의한 구강 백반증의 재발률은 7.7~38.1%, 암 변화 비율은 2.6~9%로 다양하게 보고되고 있다.

1) 발생 빈도

본 질환의 발생 빈도는 민족에 따라 다르며, 이러한 차이는 생활 습관에 의한 영향이 크다고 생각되며, 본 질환과 흡연과의 관련성이 이전부터 주목 받고 있다. 또 일본인에서도 흡연 습관이 많은 남성의 발생률이 여성의 1.23배이다.

2) 임상적 특징

본 질환은 단발성(77.6%)의 경우가 많은데, 다발성(22.4%)으로 발생하는 경우도 있다. 또 다발성인 것은 동시성인 것과 이시성(異時性)인 것이 있기 때문에 질환에 대한 경과관찰은 가능한 한 장기간으로 할 필요성이 있다.

빈발 부위는 민족에 따라 다르다. 파푸아뉴기니 인은 96%가 협점막에 발생한다. 일본인에서는 반대로 치은이 53.2%로 가장 많고, 이어서 혀 22.7%, 구개 11%이며, 협점막의 발생은 10.4%로 비교적 적다. 또 미국 백인에서는 협점막(23.6%)과 치은(23.7%)이 거의 비슷하다.

3) 병리 조직학적 소견

구강 백반증의 병리 조직학적 소견은 다양해서, 단순히 상피각화 항진을 나타내는 것이 있는가 하면, 고도 상피 이형성을 나타내는 것도 있다. 또 실제로는 상피내암이나 미세 침윤성 암인 경우도 적지 않다. 따라서 본 질환의 진단에는 반드시 병리조직학적 평가가 필요하다.

일반적으로 상피 이형성의 진단은 WHO의 분류(1997)가 사용되고 있다. 상피 이형성의 발생 빈도와 부위의 관계에서는 협점막(77.8%)과 혀(59.4%)에서 높다.

4) 구강 백반증에 대한 레이저 수술과 적응

레이저 수술에서는 증산(蒸散)과 절개에 의한 2가지 조사(照射) 법이 있는데, 구강 백반증에 대해서는 어느 방법을 선택하더라도 구강 점막의 상피 세포를 제거하는 것이 가능하다. 즉 탄산가스 레이저, Nd:YAG 레이저를 이용하여 간단하게 제거하여 양호한 치험 증례의 보고가 많이 있다. 일반적으로 사용되는 레이저는 Nd:YAG 레이저보다 탄산가스 레이저가 표면의 증산효과가 우수하므로 많이 사용되고 있다.

레이저에 의한 절제는 통상의 메스나 전기 메스와 달리, 지혈효과가 뛰어나다는 점에서 창상을 봉합 축소하지 않고 개방할 수 있는 장점이 있다. 창상을 개방함으로써 반흔화가 적어지고, 수술 후의 기능 장애도 적어진다. 또 전기 메스와 달리 절개시 근육 조직의 연축(攣縮) 반응이 없기 때문에 정확한 절제가 가능하다. 또 유리(遊離) 식피(植皮)와 같은 상처면의 피복을 필요로 하지 않는 점이나 수술 후의 동통이 적다는 점도 환자의 부담을 줄이고 있다.

한편 치은이나 구개에서는 상피 이형성의 발생 빈도는 비교적 낮으며, 병변 범위를 확실하게 파악할 수 있고 레이저에 의한 증산은 수술 중이나 수술 후의 출혈을 줄임과 동시에 치유도 빠르며, 또 광범위한 증례에 대해서도 대응할 수 있기 때문에 뛰어난 수술법으로 생각된다.

5) 레이저 수술에서의 재발과 그 대책

구강 백반증의 재발률은 보고하는 사람에 따라 다른데, 이것은 생활 습관이나 치료법 또는 경과 관찰 기간의 차이 등에 의한다. CO_2 레이저에서의 재발율은 Frame 등은 8%(3~45개월)로 보고했는데, Chiesa 등은 10%(12개월), 21%(24개월), 27%(36개월)로 경시적으로 재발율이 증가한다고 보고했다. 또 Schoelch 등은 CO_2 레이저와 Nd:YAG 레이저의 병용으로 38.1%(6~178개월)라고 보고했다.

본 질환이 재발하는 이유는 백반 주변에 육안으로 확인이 어려운 엷은 백색 병변이 존재해서 남은 병변이 나중에 커지기 때문이라고 생각된다. 따라서 이들 병변을 어떻게 제거할 것인지가 재발을 방지함에 가장 중요한 점이다. Lugol에 의한 생체 염색법을 이용하면, 병변 확대를 육안으로 확인하기 쉬워져서, 정확한 병변의 제거가 가능해지기 때문에 재발을 방지할 수 있다고 생각된다. 또 수술 후에는 환자에 대한 생활 습관의 개선을 지도하는 것을 잊어서는 안 된다.

6) 암 변화

구강 백반증의 암 변화 비율은 0.13~17.5%로 보고되어 있는데, 레이저 수술에서는 2.6~9%로 보고되어 있어 비교적 낮다. 구강 백반증의 암 변화는 부위 특이적인 요소가 강하다고 생각된다.

7) 결 론

구강 백반증에 대한 치료는 암 변화나 재발을 억제하고 기능 장애를 최소한으로 하는 것이 바람직하다. 그러므로 구강 백반증에 대한 레이저 수술은 생체 염색법을 사용해서 병변 확대를 정확하게 진단해서 발생 부위나 임상 시진 등 병변의 특성을 충분하게 이해한 후 시행하면 양쪽 조건이 충족된 우수한 치료법으로 활용할 수 있다.

8. 낭종의 처치

레이저에 의한 낭종의 처치는 절제, 개창, 적출, 소산 등으로 사용된다. 그러나 구강내의 낭종은 레이저 치료의 적응증이 되는 증례가 적으며 종래의 방법과 병용하는 경우가 많다. 설부와 협순부에 발생된 낭종은 적출, 소산 시 출혈이 적으며 골조직에 대한 장애가 야기되는 경우가 적으나 골조직에 근접한 경우에는 레이저의 종류, 조사 조건을 충분하게 고려하여 다른 처치법을 병행하는 것이 바람직하다.

9. 구강내 종양의 절제

1) 적응증

구강외과 영역의 종양에서 Nd:YAG 레이저의 적응증이 되는것은 치은, 혀, 구강저, 구순, 협점막, 구개의 연조직에 생기는 양성종양(섬유종, 혈관종 등) 및 악성종양(암, 육종), 종양유사질환(의치성섬유종, epulis 등)이 있다.

구강영역의 양성종양 처치에 레이저의 사용은 일부 증례를 제외하고 대부분 보조적인 수단으로 이루어진다. 구강 내 종양을 제거하기 위한 통상의 술식은 환부가 혈행이 양호하여 심한 출혈로 변연의 확인이 곤란하여 시야 확보를 위해 주위 조직에 무리한 손상을 주어 술후 부종이 심해진다. 전기외과 기구의 사용은 지혈효과는 우수하나 인접 주위조직의 열손상이 심해 현저한 술후 동통과 부종을 야기한다. 적응증 중 레이저의 위력이 가장 돋보이는 부위는 설부의 종양이다. 설부는 출혈이 야기되기 쉬우므로 통상의 수술은 감염과 술후 동통이 야기되기 쉽다. 그에 반해 레이저 사용 시에는 양호한 지혈효과와 술후 동통과 부종의 경감을 얻을 수 있다.

2) 레이저 조사 조건

Nd:YAG를 이용한 절개나 절제 등을 하는 경우, 경부곽청술 등에는 30~40W, 구강내 종양절제에는 20~30W정도의 출력이 사용되고 있다.

※ 섬유종 (fibroma, 그림 1, 2)

구강 영역의 점막부 또는 악골내에 생긴다. 점막부에 생기지만 발현 부위는 치은, 협점막, 구개, 설, 구순으로, 협점막에서는 상하치아의 교합선에 대응하는 부위, 혀에서는 설배전부, 구순에서는 하순에 호발한다.

크기는 팥 크기에서 계란 크기이며, 형태는 반구상 내지 결정상으로 표면으로 부어오르고, 또는 폴립상으로 돌출한다. 경도는 비교적 단단한 것이 많고, 발육 속도는 일반적으로 완만하다.

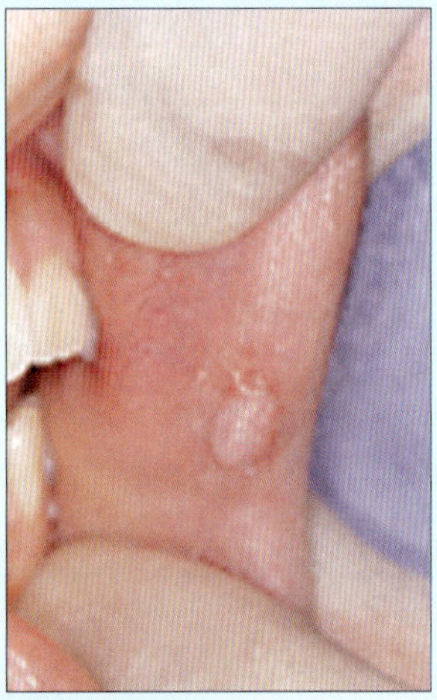

그림 1

수술전 구강내 소견

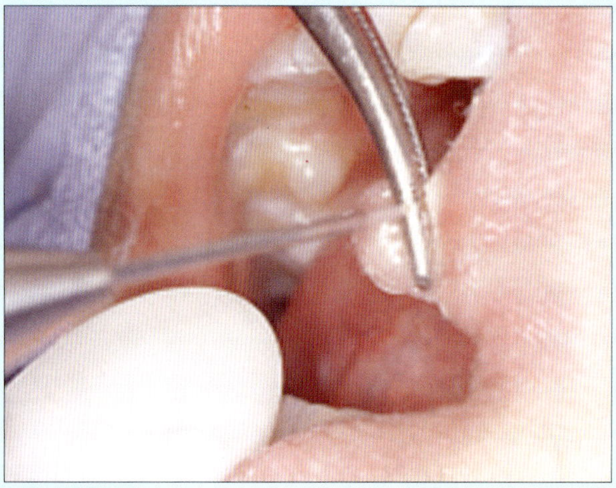

그림 2

Nd:YAG 레이저를 이용한 수술시 구강

10. 혈관종(hemangioma)의 레이저 광선 요법

혈관종(腫)이란 양성(良性)의 종양으로 구강 영역에서는 혀, 입술, 협점막 등의 연조직에 자주 발생하며, 단순성 혈관종, 매상(毎狀) 혈관종, 해면상 혈관종으로 분류된다. 치료법으로는 외과적 절제, 동결 요법, 경화 요법, 전기 응고 요법, 레이저 광선 요법 등이 있다. 악골 중심성으로 볼 수 있는 것에서는 턱 절제술이 시행되는 경우도 있다. 발생 부위, 병변의 크기, 깊이, 유입 동정맥 혈관의 주행 상태 등을 고려해서 치료법이 선택되는데, 외과적 절제가 가장 확실하다. 그러나 광범위한 외과적 절제시에는 출혈양이 많아져서 어렵다. 너무 깊은 부분까지 진전되지 않은 피부 표재성인 것은 특유한 파장을 지닌 레이저 조사를 시행해서, 산화 헤모글로빈을 통한 열 작용에 의해 병변 부분 및 혈관 조직을 열변성시켜 국소 재생 치유를 촉진하여 치료할 수 있다. 구강 연조직에서 볼 수 있는 것으로, 외과적 절제를 선택할 때에는 고출력 레이저 메스를 사용함으로써 수술 중의 출혈양을 줄여 효과적으로 절제할 수 있다.

1) 혈관종의 레이저요법

혈관종은 레이저 치료가 효과적인 질환이다. 적색에 잘 흡수되는 파장 특성을 응용해서 종전부터 가시광선 영역의 아르곤 레이저 조사에 의한 치료가 시행되어 왔다. 그러나 펄스 색소 레이저의 개발에 의해 혈관종의 레이저 치료 실적은 비약적으로 향상되어 아르곤 레이저를 대신하고 있다. 펄스 색소 레이저는 파장 585~595nm의 레이저 광으로 산화 헤모글로빈에 선택적으로 흡수되고, 발생된 방사열에 의해 주위의 모세혈관이 열변성된다. 최근 파장 585nm의 단(短) 펄스 색소 레이저에서 다시 고 파장인 595nm의 펄스 폭 가변식초장 펄스 색소 레이저가 개발되어, 보다 굵은 혈관도 변성시킬수 있고, 또 깊은 곳까지 레이저 광의 작용이 미치는 점에서 융기 및 결절을 수반하는 매상(毎狀) 혈관종이나 단순성 혈관종의 치료 결과가 향상되고 있다.

피부 및 점막 연조직에서 볼 수 있는 혈관종을 외과적으로 절제하는 경우에는 고출력 레이저 메스를 사용하는 것이 지혈 효과가 뛰어나다. 이들 요법은 레이저의 파장 특성이나 광 수속성(收束性)에 의한 병변 부위에서의 조사 열에너지의 작용을 응용한 것인데, 저출력의 반도체 레이저를 여러 번 조사해서 매상 혈관종을 치료했다는 보고도 있다.

혈관종의 레이저 치료에는 단순성 혈관종, 매상 혈관종, 해면상 혈관종 등과 색조, 발생 부위, 병변의 범위, 치료 회수 등을 검토해서 사용할 레이저가 선택된다.

2) 레이저 메스 사용의 주의사항과 장점

외과 처치 시 레이저 메스로 응용할 때는 안전성의 관점에서 과잉 조사열 에너지에 의한 조직의 열손상에 주의해야 한다. 구강 영역은 수술 부위가 협소하고, 또 혈관 및 신경이 복잡하게 얽혀 있다. 이들 해부학적인 특성을 고려해서 적절한 조사 조건으로 조작하여, 주위 조직의 레이저에 의한 열 손상을 초래하지 않도록 배려해야 한다. 도광(導光) 화이버를 통해 냉각 에어 및 냉각수에 의해 cooling을 할 수 있는 장치도 있다. 또한 장시간 연속 조사는 피해야 한다.

조사방법에는 접촉 조사법과 비접촉 조사법이 있다. 레이저 메스로의 응용에는 콘택트 화로브 사용에 의한 접촉 조사법이 메스로서의 수술시 촉감이 우수하여 주위 조직에 대한 열 에너지에 의한 영향이 적다.

다른 장점으로는 전기 메스처럼 생체에 통전하지 않으므로 심전도 모니터의 파형에 영향을 미치지 않는다. 또 근육이 드러나거나 줄어들지 않으므로 수술 조작에 방해가 되지 않는다.

고령 사회인 현재는 심장 질환의 합병이나 기왕의 질환이 있는 환자가 증가하고 있다. 페이스메이커 착용 환자에게 전기 메스는 금기지만, 앞에서도 기술한 것처럼 생체에 통전을 하지 않으므로 레이저 메스를 사용함으로써 안전한 치료를 할 수 있다.

11. 광선역학요법(Photodynamic Therapy: PDT)

광선역학 요법이란 광 감수성 약제와 레이저 광의 광화학 반응을 이용한 암 치료법이며, Dougherty 등(1978)이 사람의 유방암 치료에 응용해서 양호한 결과를 얻은 것을 계기로 널리 알려지게 되었다.

본 요법은 암 조직에 친화성이 있는 약제를 투여한 후, 환부를 향해 레이저 광을 조사함으로써 약제가 여기(勵起)되어 일련의 반응 후에 발생하는 활성 산소에 의해 종양 세포를 파괴하는 것이다. 암 주위의 건강한 조직에 대한 침습이 비교적 적고 기능과 형태의 온전함을 기대할 수 있는 점, 또 중증의 부작용이 적고 반복 치료가 가능하다는 점 등의 장점이 있다.

화이버의 출력 단에는 마이크로 렌즈가 붙어 있고, 병변 표면에서 1cm 떨어지면 직경 약 5mm의 원형 범위에 조사할 수 있게 되어 있으며, 병변 전체에 레이저가 닿도록 차례로 조사한다. 시술자는 조사 누설이 없도록 조사 부분과 비조사 부분을 파악해 두는 것이 중요하다. 또 조사에 수반되는 통증은 적으며, 대부분의 경우 마취를 필요로 하지 않는데, 작열감이나 혀 신전(伸展)에 의한 통증을 호소하는 경우도 있으므로 필요에 따라 마취를 시행한다.

조사 직후부터 병변 부분의 부종이 일어나고, 이어서 종양의 괴사성 변화를 볼 수 있다. 조사에서 1주일쯤 지나면 괴사 조직의 분리가 관찰되는데, 이 무렵부터 통증의 호소가 있으므로 진통제 투여와 Xylocaine jelly의 도포 등에 의한 대처가 필요하게 된다. 보통 2~3주만에 괴사조직이 탈락하고 상피화도 진전되기 때문에 통증은 소실된다. 광 과민증에 주의하면 중증 부작용은 없고 치료 후의 미각 장애나 혀 운동 장애도 볼 수 없다. 해외에서는 1985년경부터 PDT가 구강암에 임상 응용되고 있으며, 그 유용성이 보고되고 있다. 그러나 한국에서는 구강암에 대한 PDT가 현재 한정된 기관에서만 시행되고 있다.

12. 악성종양의 처치

레이저에 의한 악성종양의 처치는 양성종양의 경우와 동일하나 적응증은 보다 엄격하게 결정되어 구강 연조직에 야기되는 T1, T2 등의 작은 범위의 증례에 사용된다. 또한 지혈능력이 양호하므로 상대적으로 복잡한 절개선도 정확하게 시행할 수 있으며 봉합 후의 치유도 양호하므로 T3 이상의 악성종양의 근치수술에도 레이저를 사용할 수 있다.

13. 치은부 멜라닌색소의 제거

멜라닌 색소 침착증은 인종적인 특징으로 나타나는 경우가 많다. 피부 멜라닌색소가 적은 백인종에서는 구강내 점막에서의 멜라닌 색소 침착이 적고, 유색 인종에서는 종종 나타난다. 전치부 치은의 멜라닌 색소 침착이 있는 경우 환자는 심미적인 개선을 기대하게 된다. 병리조직학적으로 멜라닌 색소는 기저막층의 상부 각화층에 산재성으로 존재하므로 기저막층 상부만을 제거하면 개선 효과를 얻을 수 있다.

치은의 멜라닌 색소를 제거하는 방법은 관혈적 방법과 비관혈적 방법으로 대별되며, 관혈적 방법으로는 치은 절제술, 고속 회전 터빈에 diamond point를 사용하는 치은 표면 제거법 등이 있으며, 비관혈적 술식으로는 dry ice법과 phono-alcohol을 사용하는 화학적 박리법 등이 사용되어 왔다. 레이저를 이용하는 방법은 종래의 방법에 비교하여 무마취하에 안정성을 가지고 정확하게 시행할 수 있어 멜라닌 색소 제거에 매우 효과적인 방법이다.

14. 소대절제술 (그림 3 ~ 5)

치아 맹출시에 소대의 부착 위치가 치은부에 근접하여 치간이개의 원인이 되어 있는 증례나 치아의 위생관리, 특히 전치부 치경부를 충분히 brushing하는 것이 어려운 증례에서는 소대의 부착 위치를 내려야 한다.

1) 레이저 조사 조건

① 보통은 2W, 2pps로 한다.

② 짧은 시술 시간을 원할 경우에는 4W, 6W로 출력을 올려도 된다.

15. 3차신경통의 동통 및 마비의 완화

지금까지 3차신경통의 동통에는 약물요법, 신경 block, 외과요법 등이, 마비의 치료에는 약물요법, 성상 신경절 block, 온엄법, 외과요법 등이 시행되었다.

이학요법으로서의 레이저 치료는 절대적인 처치법은 아니지만 외과적인 요법 등의 비가역적 처치와 달리, 안전하게 시행하는 것이 가능하다. 원인의 제거를 포함하여 다른 치료법과의 병행이 가능하다는 장점이 있다. 작용 기전은 통각전도 억제로 효과가 있다는 가설과 레이저광에 의해 효소활성이 변화하여 말초신경과 혈관신경이 영향을 받아 효과가 있다는 가설이 있다.

1) 삼차신경통

삼차신경통은 얼굴 부위의 감각을 담당하는 뇌신경인 삼차신경의 분지를 따라 극심한

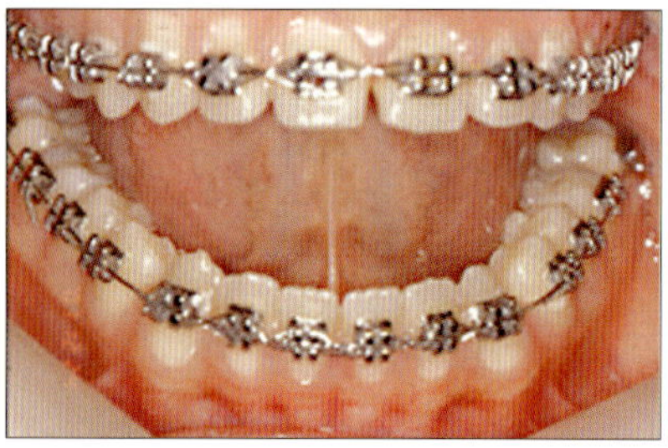

그림 3
수술전 구강내 소견

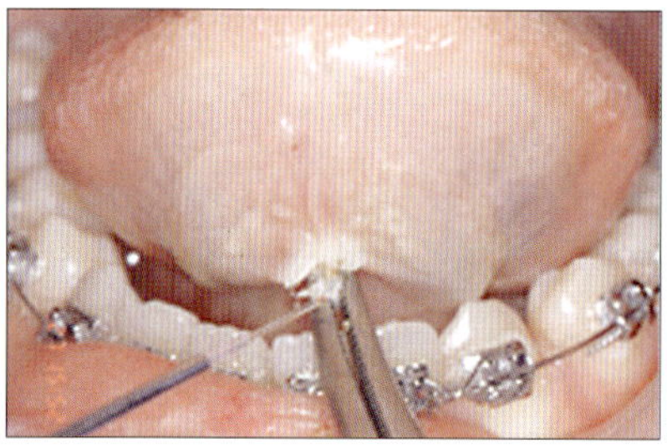

그림 4
Nd:YAG 레이저를 이용한 수술시 구강내 소견

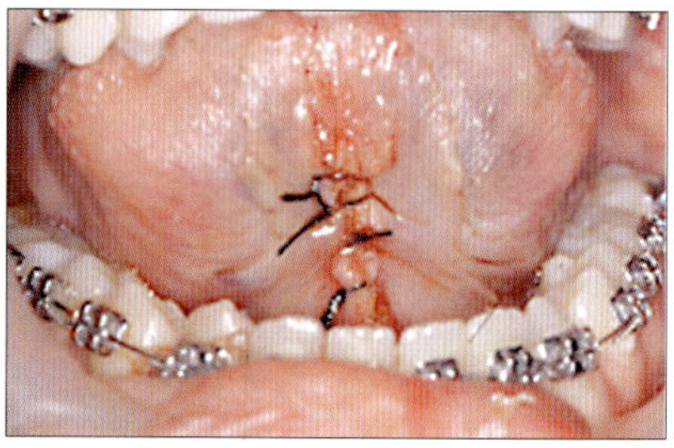

그림 5
봉합후 구강내 소견

통증을 느끼는 질환이다. 삼차신경은 3분지로 되어 있는데, 삼차신경통은 주로 제2, 제3분지에서 발생하며 간혹 제1분지에서 나타나기도 한다.

통증은 전기 쇼크같이 찌르는 듯한 예리한 통증이며, 한 번 발작 시에는 얼굴의 한 쪽으로 통증이 나타난다. 통증은 발작성이며, 수초에서 수분동안 지속되다가 자연적으로 사라진다. 하루에 수회에서 수 십 회까지 반복적으로 발생한다. 세수, 이닦기,식사, 입술주변이나 콧방울을 건드리는 것, 대화, 바람을 쐴 때,머리카락을 건드릴 때 등에서 통증이 유발되는 유발점이 있다.삼차신경통은 원인에 따라 특발성 삼차신경통과 이차성 삼차신경통으로 분류된다.

① 특발성 삼차신경통

특발성의 경우에는 대부분의 원인은 반측성 안면경련증과 같이 뇌혈관 압박에 의한 삼차신경의 탈수초화 현상에 의한 것으로 알려져 있다.

② 이차성 삼차신경통

삼차신경통 전체 환자의 5-8%는 뇌종양, 뇌동맥류, 다발성경화증, 염증성 병변 및 외상 등에 의해서 삼차신경의 손상이 발생하여 통증이 생기는 것으로 알려져 있다.

치료는 테그레톨이라는 항경련제를 사용하고 효과를 높이기 위해 다른 항경련제나 근이완제 등을 함께 사용하기도 한다. 그러나 장기간 사용시 효과가 떨어지고 약물에 따른 부작용이 나타나게 되므로 수술적 치료를 해야 하는 경우가 많다.

2) 증례 : 3차신경통의 동통 완화 (그림 6 ~ 9)

① #36, #37 근첨부에 Nd:YAG 레이저를 조사하였다. 조사조건은 200mJ, 10Hz, 2W로 약 3분간 조사하였다(그림 8).

② 좌측 협부에 Nd:YAG 레이저를 저출력으로 tip이 떨어진 상태에서 조사하였다. 조사조건은 100mJ, 10Hz, 1W로 약 3분간 조사하였으며, tip을 항상 움직이면서 조사

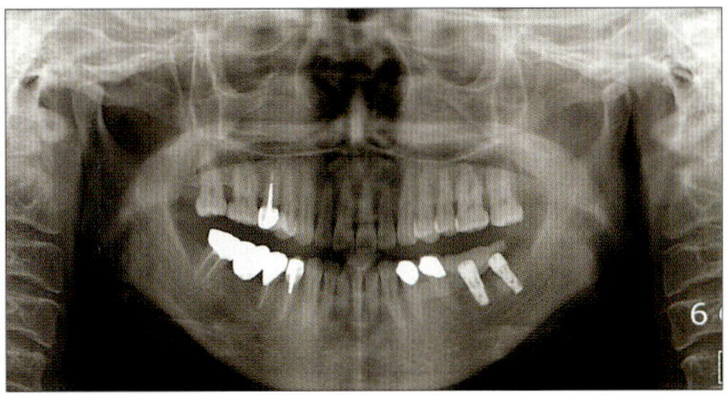

그림 6

임플란트 식립후 방사선 사진. 좌측 전치부 및 협부의 동통, 좌측 부위의 두통을 호소하였다.

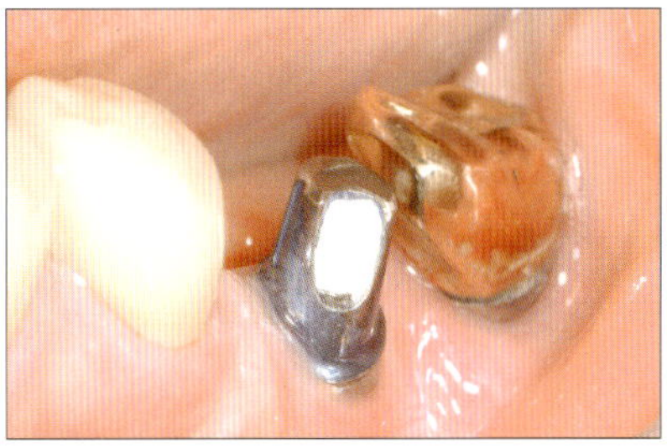

그림 7

구강내 소견

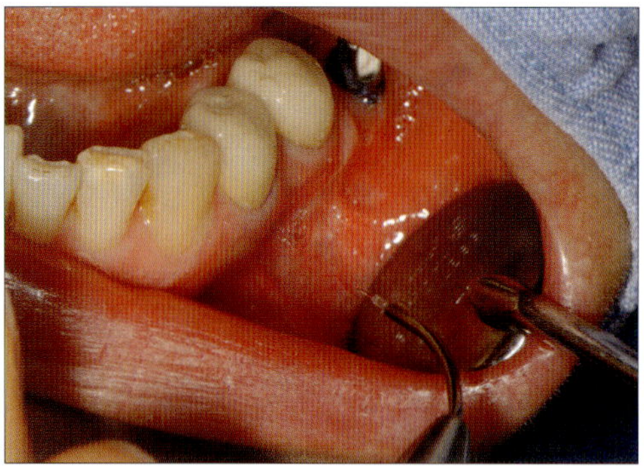

그림 8

동통을 호소하는 부위의 근첨부에 Nd:YAG 레이저를 2W로 tip이 떨어진 상태에서 약 3분간 조사한다.

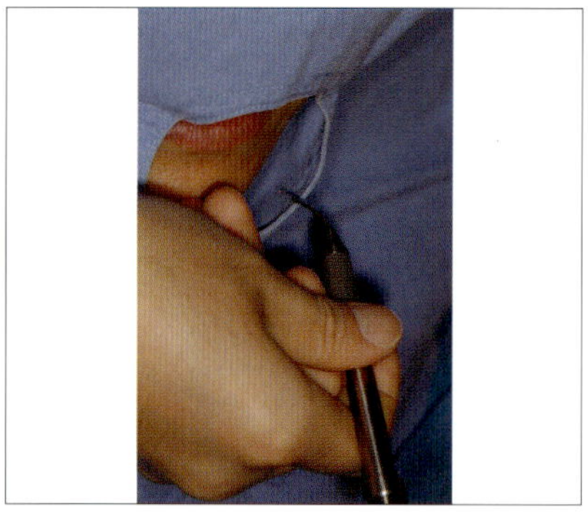

그림 9

동통을 호소하는 부위에 Nd:YAG 레이저를 저출력으로 tip이 떨어진 상태에서 약 3분간 조사한다.

하였다(그림 9).

③ 약물을 2주간 투여하였으며, 상담을 병행하였다.

3) 삼차신경 마비의 신경 부활 치료

X선 사진 소견에서 임플란트체가 명백하게 하악관에 영향을 미치고 있다면 제거한다. 그러나 발생된 마비 증상의 자연 소실여부는 예측 불가능해서, 소염요법과 함께 이학요법, 복합 비타민 B, ATP제제 등 약물 투여에 의한 요법이 시도된다. 경과에 따라 불쾌한 이상 감각(dysesthesia)으로 증상이 고정되고, 완고한 통증이 수반되는 경우에는 지속적인 동통 클리닉의 단계적인 치료를 요하는 경우도 있다.

보존적 요법을 시행하고 3개월 정도 경과해도 증상 개선의 징후가 보이지 않는 경우에는 예후가 불량한 경우가 많다. 신경 이식 및 손상 부분에 형성된 신경종(neuroma)의 절제 등에 microsurgery가 적절하다는 보고도 있지만, 지각 장애가 초래된 데다 치료 목적이라고는 해도 또 다시 외과적 침습이 수반되는 요법을 제시해도 그것을 선택하고 희망하는 환자는 적다.

저출력 레이저 광 조사에 의한 신경 부활 치료는 비침습적인 요법이며, 마비 발생 후 일시적으로 선택될 수 있는 요법이라 할 수 있다.

4) 임프란트 식립 수술시 하순 및 하악 영역의 지각 장애 발생의 원인

① 임프란트 fixture에 의한 하악관의 손상

② 점막 골막 판(辦)의 형성 및 박리시의 메스와 기구에 의한 신경분지의 손상

③ 국소 마취 시의 주사침에 의한 신경 손상

시술자가 세심한 주의를 기울여 시술한다 하더라도 이런 원인에 의해 뜻밖의 사태와 만나는 경우가 있으며, 임프란트 fixture의 제거 등 직접적인 원인의 제거를 포함해

서 동 증상을 개선하고 치료할 필요성이 생기게 된다.

지각 회복의 정확한 예지성은 곤란하나, 마비 증상 발생 후 조기에 적절한 재활 치료를 시작함으로써 예후가 양호하다는 보고가 많아, 저출력 레이저 조사에 의한 요법도 선택해야 할 요법의 하나로 그 유용성이 인정된다.

16. 임프란트로의 응용

이미 알고 있듯이 레이저에는 소염, 진통, 살균, 나아가서는 마비작용이 있다고 알려져 있다. 임프란트의 증례에 응용하는경우에는 이 효과를 잘 이용하여 사용한다.

1) 임프란트 식립시

2) 수술후 동통

3) 임프란트 2차 수술

4) 임프란트 주위염

5) 과잉 치은의 제거

8

CHAPTER

레이저의 임상 응용 : CO_2 레이저를 이용한 치료

1. CO_2 레이저의 역사
2. CO_2 레이저
3. CO_2 레이저 치료의 장점
4. 연속파와 펄스 CO_2 레이저
5. TEA CO_2 레이저
6. CO_2 레이저의 임상 응용

8
CHAPTER

레이저의 임상 응용 : CO_2 레이저를 이용한 치료

1. CO_2 레이저의 역사

1960년대부터 1980년대 초까지 치의학자들은 경조직에 대한 응용을 위해 유효한 다른 종류의 레이저를 찾기 시작했다. 탄산가스레이저(이하 CO_2 레이저)는 1965년 Patel에 의해 개발되어 치과영역에서는 Lobene팀이 임상 응용을 시도했다. 이들은 10.6㎛의 파장이 에나멜질에 잘 흡수되기 때문에, CO_2 레이저가 소와(窩)나 열구(裂溝)의 전색, 에나멜질에 대한 세라믹재의 용착 또는 치아우식증 예방 등과 같은 치아 표면에 대한 응용에 적절하지 않을까 하고 생각했던 것이다.

이 시기에 핀란드의 Kantola 등도 CO_2 레이저를 이용한 많은 연구를 시행하였다. 주사전자현미경법, X선 회절 그리고 전자탐침 미량 분석 기술을 사용해서 시행된 일련의 연구에서 그들은 이 파장에 조사를 받은 에나멜질과 상아질에서 생기는 화학적 변화를 보고했다. 이들의 연구에 의하면 CO_2 레이저가 에나멜질의 산에 대한 저항성을 유도하는 능력을 가진 반면, CO_2 레이저로 소와나 열구의 전색, 또는 에나멜질에 대한 하이드록시아파타이트와 같은 물질의 결합이나 융합은 시술 중에 현저하게 발생하는 높은 표면 온도 때문에 불가능하다고 하였다. 같은 시기에 Melcer 등(1984)이 치아우식증 치료에서 CO_2 레이저의 임상응용에 대해 보고하였는데, 그들은 이 레이저에 의한 치아우식증 제거의 임상적 시험에서 1,000명이 넘는 환자의 성공적인 치료 예를 보고했다. 그들은 다시 동물을 이용한 In-vivo 시험(Mercer 등, 1987)에서도 CO_2 레이저가 상아질 또는 노출된 치수의 2차적 상아질 형성을 유도할 수 있다고 결론지었다.

2. CO_2 레이저

CO_2 레이저는 articulating arm(다 관절 암)에 의해 작동하는 것, 화이버를 이용한 것, 휴대형으로 조작이 가능한 것 등이 있다.

의료 응용이 가능한 대부분의 CO_2 레이저는 치과에서도 효과적으로 사용할 수 있다. 주로 비접촉 모드에서 작동하는 CO_2 레이저는 초점을 모으거나(focusing) 모으지 않는 모드(defocusing)의 어느 쪽에서나 사용이 가능하다. forcusing 모드란 레이저가 그 초점 또는 최소 직경에서 생체 조직에 충돌하는경우를 의미하며, 이 직경은 사용되는 렌즈의 크기와 많은 관계가 있다.

CO_2 레이저의 매질(N_2와 CO_2)은 가스로 광 증폭 관 속에 분산되어 있다. CO_2 레이저는 고체 레이저로, 고체 레이저에서 레이저의 매질은 투명한 결정 속에 부유하고 있다. CO_2 레이저의 매질은 이산화탄소(CO_2) , 질소(N_2), 그리고 헬륨(He) 가스를 함유하고 있는 혼합 가스이다. CO_2 레이저는 다른 매질의 레이저와 비교하여 발진효율이 10% 이상으로 높아 대출력의 발진에 적합하다.

CO_2 분자는 에너지를 전자 모드와 동시에 진동 모드로 저장하는 것이다. 즉, 원자는 전자가 차지하는 궤도에 의거한 에너지 상태를 가진다. 분자는 그에 추가해서 진동하고 각 모드가 다른 에너지 레벨을 가진 분리 및 비연속 모드를 가지고 있다. 그러나 기본적인 개념은 동일하다. CO_2 분자는 보다 높은 에너지 진동상태로 펌프 업되어 특정 파장의 광양자를 해방하여 기저 상태로 자연 붕괴되는 것이다.

CO_2 레이저에서는 레이저 튜브(펌프 소스)에 공급된 방전에서의 에너지로서 질소 분자가 펌프 업 되면 그 프로세스가 극히 효율적으로 된다. 직류(dc) 전류를 레이저 매질에 통할 수 있고, 또는 매질은 강도의 라디오 파(rf) 전장에 의해 펌프될 수 있다. 질소는 기저 상태의 CO_2 와 충돌함으로써 저장된 에너지를 이동한다. 펌프 업된 CO_2는 그 후 적외선 전자를 방출해서 기저 상태로 되돌리는 것이다. 헬륨도 역시 레이저 매질에서 레이저 캐비티의 벽에 열전도를 하기 위해 질소와 CO_2의 혼합가스에 추가되는 것이다. 특정 종류의 순환 냉각제가 불필요한 열을 제거하기 위해 사용된다.

CO_2 레이저는 중적외선 영역의 10.6㎛의 파장을 가지고 있다. 이 파장의 레이저는 수분에 100% 흡수되고, 이것이 열에너지로 변환되어 단백응고 및 증산이 일어난다. CO_2 레이저의 기본적 구성은 레이저 발진관, 도광로, 핸드피스 등 3부위로 이루어져 있다. 발진관에서 나온 레이저는 도광로를 거쳐 핸드피스에서 수술 부위에 조사된다. 레이저 장치는 혼합가스 분배와 냉각장치를 내장한 봉합발진관형 레이저가 개발되기에 이르러 소형화되고, 진료실내에서 이동이나 수반도 양호해졌다.

종래부터 CO_2 레이저는 다관절 balance방식으로, 경면반사에 의한 다관절도 광로를 사용하고 있다. 이러한 다관절 방식의 특징은 파장의 흐트러짐이 없음으로 조직에 대한 열손상이 적다. 관절 수를 많이 하면 조작성은 향상되지만 에너지 손실이 생긴다고 한다. 최근 fiber형 CO_2 레이저가 개발되었다. Thallium Bromoide와 Thalliun Bromoiodide(KBS-5)의 다결정 코아를 재료로 한 fiber가 사용되고 있는데, 다관절 balance방식에 비해서 10% 이상의 에너지 손실이 발생한다. 또한 조작성을 좋게 하기 위해서 fiber의 굵기를 매우 가늘게 하면 손흔들림이 생긴다. 이 때문에 현재는 주로 직경 0.7mm, 최소 곡률직경 20cm인 것이 사용되고 있다.

대부분의 CO_2 레이저 장치는 0.11~0.35mm 또는 그 이상범위의 스폿 크기까지 빔의 초점을 압축할 수 있다. 이 초점에 맞는 모드를 커트 모드라 부른다. 커트 모드는 생체 조직검사(biopsy)를 하는 경우에 사용된다.

그 대신에 Knuckle Joint로 적정하게 배치된 거울과 다관절암을 사용하는 CO_2 레이저가 몇 가지 있으며, 또한 특정 렌즈를 가진 핸드피스가 초점을 맞춘 모드에서 희망하는 스폿 크기를 만들어 내기 위해 사용된다. 다관절 암을 사용하는 CO_2 레이저는 구강 내에서 사용하는 것이 불편한 경우도 있다. 다관절 암을 사용하는 경우나 휴대형 기술을 사용하는 레이저의 경우, 생체조직에 대한 초점 거리는 1~3cm까지 바꾸는 것이 가능하다. 구강내에서는 얇은 치은의 바로 아래에 치조골이 존재하고, 샤피섬유에 의해 치아가 고정되어 있으며, 혀나 협점막이 인접하여 다른 기관에는 없는 복잡한 구조를 하고 있다. CO_2 레이저의 증산 및 응고작용은 대부분 표층에서 일어나고 영향을 주지 않는다.

CO_2 레이저는 여러 회사의 제품이 판매되고 있는데, 레이저 장치의 구경, 출력이 각기 다르다(그림 1).

3. CO_2 레이저 치료의 장점 (표 1)

많은 학자들에 의하면 구강 내의 외과적 치료에서 CO_2 레이저가 광범위하게 적용되고 있다고 한다. 우수한 지혈, 치료 중의 보다 양호한 가시성, 주위 조직에 대한 극소 손상, 부종, 동통, 그리고 수술 후의 감염, 반흔형성과 창상 수축이 거의 없기 때문이다. 이것은 CO_2 레이저가 모세혈관과 림프선을 폐색하고, 그에 의해 창상 치유에서 생기는 염증 경과의 초기 발현을 막는 능력에 의한 것이라고 생각되고 있다.

CO_2 레이저의 특징은 표 2에 나와 있다. CO_2 레이저에 의한 조직절개시 양호한 지혈 작용의 특성은 Pick 등이 최초로 치주학에 응용하였다(1985). 출혈 장애를 가진 환자에 대한 무혈 치은 절제를 위해 그가

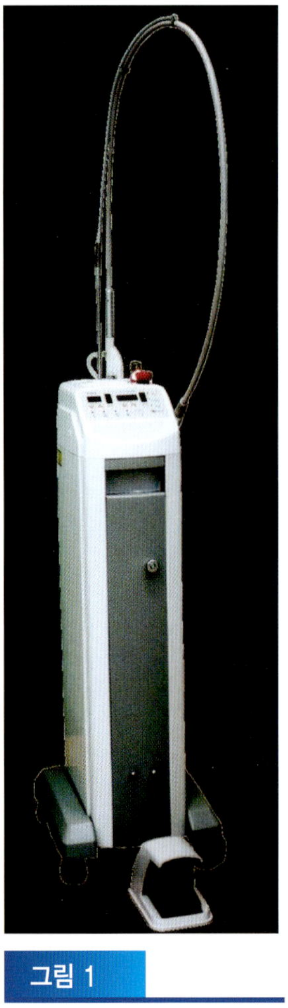

그림 1
OPELASER Lite

표 1 CO_2 레이저 치료의 장점

- 비접촉 치료이므로 감염될 염려가 없다.
- 특별한 기술을 필요로 하지 않는다.
- 치료시간이 짧으므로 환자의 고통이 적고, 경제적이다.
- 최기형성인자(催奇形成因子) 및 발암성이 없다.
- 지혈효과가 있다.
- 동통이 적고, 창상치유가 빠르다.
- 필요한 부위만 열작용을 적용할 수 있다.
- 치료후 감염될 염려가 거의 없고, 투약량이 적다.
- 기계적 자극이 아니므로, 창면의 살균효과, 창면의 안정을 유지할 수 있다.
- 치료시 침습이 적고, 유병성 환자의 치료에 적합하다.

표 2 CO_2 레이저 치료의 장점

- 저출력 반응 Laser 치료(光作用)
  LLLT (Low reactive Level Laser Treatment)
  비열작용(比熱作用) 동통 완화, 혈류개선 및 촉진, 항염증, 창상치유 촉진
- 고출력 반응 Laser 치료(熱作用)
  HLLT (High reactive Level Laser Treatment)
  강열작용(强熱作用) : 절개, 기화증산(氣氣化蒸散), 지혈, 응고
  약열작용(弱熱作用) : 혈관 문합(吻合) (심부조직 anastomosis)

개발한 기법은 일반 치과진료에서 레이저 사용을 일반화시킨 첫 시도가 된 것일지도 모른다. 레이저가 치주과 전문의사의 손을 통해 처치가 시행되기 시작하자, 외과적 치료의 다양한 적용이 이루어졌다. 그러나 레이저의 치주병에 대한 응용은 광학 렌즈를 통해 구강내에서 직접적 시야에 의해 용이하게 접촉 가능한 연조직 표피병변의 처치 등의 치료에 한정될 뿐이었다. 초기 CO_2 레이저 장치의 한계는 생활 경조직, 즉 골, 상아질, 및 시멘트질과의 접촉을 필요로 하는 치료에는 응용할 수 없다는 점이었다.

연조직 및 경조직 어느 것에나 CO_2 레이저 빛은 흡수되기 때문에 공업용뿐만 아니라 의료용 레이저로서도 폭 넓게 이용되고 있다. CO_2 레이저는 같은 다른 파장에 의한 것과 마찬가지로 조직이 제거되기보다 절삭되는 것이다. 특히 CO_2 레이저에 의한 경조직 치료의 경우에는 반사에 의한 상호작용, 빛의 감쇠와 반사광에 의한 환자 및 시술자에 대한 열 손상에 충분히 주의를 기울일 필요가 있다.

CO_2 레이저를 에나멜질이나 상아질에 응용한 초기 시도에서 치과 처치에서의 드릴 대신으로 레이저를 사용하는 것은 어렵다는 것이 밝혀졌다. 에나멜질이나 상아질을 제

거 또는 절단하는 데 충분한 에너지 레벨에서의 루비(0.69㎛)와 CO_2 레이저(10.6㎛)와 같은 적외선 범위의 조사 에너지의 열 효과는 경조직에 광범위한 손상을 주고 마찬가지로 치수에 대해서도 손상을 주는 것으로 밝혀졌다(Taylor 등, 1965). 다른 저 에너지 CO_2 레이저 조사의 시도에 의한 소와나 열구의 전색(Stewart 등, 1985), 치아우식증 예방(Nelson 등, 1986), 에나멜질의 에칭(Cooper 등, 1988; Leiberman 등, 1984)과 같은 표면 처치와 상아질 탈 감작(感作)은 임상에서 이 레이저에 대한 일반 치과의사의 관심을 끌지는 못했다(그림 2).

4. 연속파와 펄스 CO_2 레이저

연속파(cw) 또는 마이크로 세컨드 펄스 CO_2 레이저가 사용되는 경우, 치아 경조직에 대한 구조 변화와 손상이 보고되어 있다. 즉, 마이크로 크랙이나 어느 범위의 괴사와 탄화는 불가피하다.증기와 기화 물질은 에나멜질과 상아질에 크랙을 발생시킨다. 작용 범위와 구조와 부작용은 조직의 광학적, 다른 물리적 특성에 의해 영향을 받는다. 건조 작용이 있기 때문에 상아질의 마이크로 경도가 증가하여(Brune, 1980; White 등, 1991). 유기 기질은 소실된다. 레이저 조사는 아파타이트를 융해하여 HA의 결정 구조를 변화시킨다(Kantola, 1973).

CO_2 레이저는 주위 조직의 증산 없이는 병소 아래로 들어갈 수는 없으며, 치아에 대한 손상 원인이 될 가능성이 있으며, 아파타이트의 인산 트리칼슘으로 변질이 일어나고 온도 상승이 너무 급격하기 때문에 치수 조직이 파괴된다. 연속파 레이저인 경우 조직

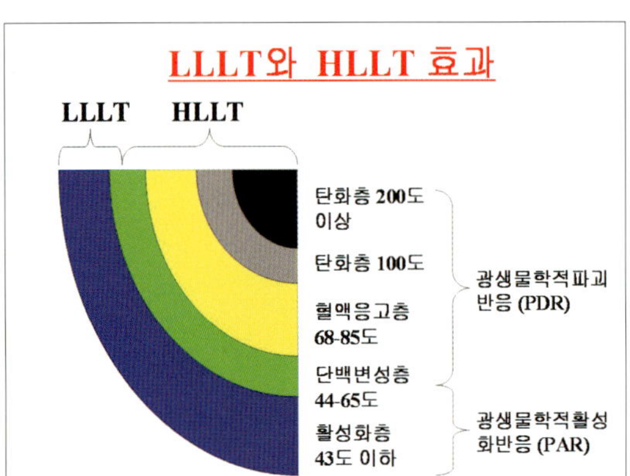

그림 2

저출력 Laser 치료와 고출력 Laser 치료의 효과

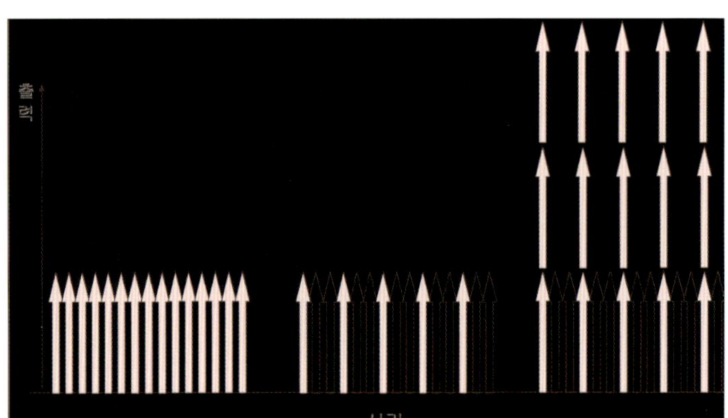

그림 3

연속파(CW), repeat pulse, super pulse

절삭의 시행은 주로 중정도의 파워와 상호작용의 시간에 의해 결정된다(그림 3). 석회화된 조직을 절삭할 때 펄스 CO_2 레이저는 연속파 CO_2 레이저보다 더욱 효과적이다. 펄스형 레이저의 경우 조직 절삭은 펄스 에너지와 반복 율(빈도)의 발생과 치료 시간에 의존한다. 치아 조직 속의 열 손실이 감소되기 때문에, 펄스 레이저 손상 범위의 크기는 연속파 CO_2 레이저의 손상범위보다 작다. 부작용의 범위는 조사를 받은 조직의 광학적 특성에 의해 영향을 받는다고 생각된다.

5. TEA CO_2 레이저

TEA CO_2 레이저(100nse~10μsec)의 작용은 종전 CO_2 레이저와는 확실히 구별할 수 있다. 정연한 벽 표면을 가진 해부 강(腔)을 만들어낼 수 있으며, 긴 폭의 펄스 TEA CO_2 레이저(10μsec)의 절삭율은 펄스 폭이 짧아짐에 따라 감소하지만 Er:YAG 레이저에 필적한다(Melcer 등,1992). 긴 폭 펄스TEA CO_2 레이저에 의하면 표면에 얇게 존재하는 성질의 용융이 나타난다. 열작용은 종전의 CO_2 레이저와 비교해서 상당한 양이 감소한다. 나노 세컨드 펄스 TEA CO_2 레이저의 조직학적 연구에서는 탄화나 크랙의 범위가 없는 예각의 윤곽을 갖는 와동을 나타냈다. 파편, 괴사 또는 탄화의 범위는 광학현미경 검사에서는 관찰할 수 없었다. 와동의 표면은 종전의 방법에 의한 와동형성과 필적하였다(Koort & Frentzen, 1992). 이런 조직학적 발견은 Gertich 등(1991)의 연구결과와 일치한다. 그러나 크랙을 만들어내는 레이저 유도 충격파의 영향은 피해야 한다.

그러므로 치과에서 TEA CO_2 레이저의 응용 가능성을 증명하기 위한 추가적인 연구가 필요하다.

CO_2 레이저의 에너지는 HA에 대한 것과 마찬가지로 물에 대한 매우 양호한 흡수도로 인해 석회화된 조직과 잘 결합한다.

TEA CO_2 레이저 조사 광에 의한 조직의 상호작용은 엑시머레이저와 유사하며 열 손상이 거의 없는 절삭 작용은 짧은 펄스(ns) 속 초점 내의 고 에너지 밀도에 의한 것으로 보인다. 그러나 음향 광학적 현상은 무시할 수 없다. Er:YAG 레이저의 조사광은 에나멜질에 광범위한 손상을 준다. 단 몇 번의 펄스가 불가피한 균열 형성을 초래한다. HA처럼 물에 대한 흡수성은 양호하지만, 상아질에서의 손상 영역은 에나멜질보다 소량이다. 이는 물리적, 화학적 특성과 관련된 것인지도 모른다. 즉, 상아질은 보다 높은 수분 양을 함유하고 있으므로 레이저 펄스에 의해 생성되는 압력 파를 보다 양호하게 흡수할 수 있다.

CO_2 레이저를 사용하여 구강 내 조직의 절삭을 실시하는 동안에 조직 내에서보다 불안정한 액상 성분이 증산되면, 조직 찌꺼기의 탄화층이 표면에 형성된다. 이 탄화 물질은 레이저 광선이 가진 대부분의 파장을 강력하게 흡수한다. 그것은 그대로 열에너지를 주위 조직에 전달하는 열류(熱溜)로 작용하는 것이다.

따라서 부가적인 열 손상의 정도는 이 탄화층의 존재에 크게 좌우된다. 그 이상의 레이저 조사는 인접 조직에 대한 부가적 열손상 부위를 증대시킬 뿐이다. 따라서 탄화층의 제거는 조직 절삭을 계속하기 위해 필요하다.

파장이나 출력 모드(연속이나 펄스)의 차이가 원인임에도 불구하고, 상호작용의 본질에 영향을 주는 요소는 출력 계장(計裝)과 관련이 있다. 예를 들면, 비접촉형 Nd:YAG 레이저 출력장치는 콘택트 칩 레이저 scalpel 또는 피복이 없는 화이버 출력장치와는 전혀 다른 작용을 발생시키는 경우가 있다. 일반적으로 이미 기술한 다른 장치에 비해 비접촉 장치는 보다 깊은 구조속으로 더 큰 투과를 나타내게 된다.

CO_2와 Er:YAG는 구강 내 조직의 높은 수분 함유량 때문에 흡수도가 높은 공동작용을 가진다. Nd:YAG는 색소 침착 성분때문에 보다 고도로 흡수된다.

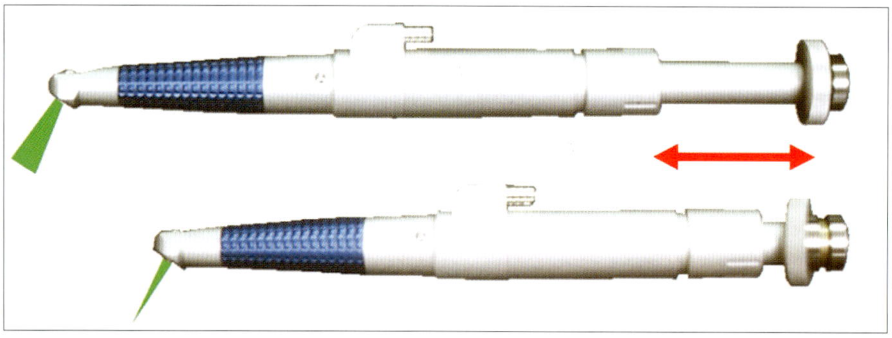

그림 4

focus beam과 defocus beam

표 3 focus beam과 defocus beam의 차이

- Focus beam을 이용한 조직 절개 및 증산 효과
  절개를 시행할 부위에 사용
  초점 0.4mm 세밀한 처치가 가능
- Defocus beam을 이용한 온열 작용
  조직의 영향 없이 온열 효과가 가능
  광범위한 조사

CO_2 레이저의 연기에 신체가 노출되는 경우 동물 실험에서 호흡기에 유해하다는 것이 증명되었다(Tomita, 1981). 공중 부유오염 물질은 환기, 배기 또는 마스크 착용 등의 방법에 의해 제어할 수 있다. 구강 내나 호흡기 경로 부근에서의 레이저 수술시 환자 보호를 위해 공기중 부유물질(Plume)의 충분한 배기를 필요로 한다. 공중 부유 오염 물질은 가능하다면 문밖으로 배기하거나 환기나 재 순환 공기 여과장치를 사용하여 그 장소나 발생원에서 가능한 한 가까운 장소에서 배출되어야 한다. 외과 분야에서는 특히 발생원이 바이러스성이라고 의심되는 병리학적 상태의 치료의 경우,레이저 plume을 매개로 해서 바이러스가 살포될 가능성을 제한하기 위해 항상 적절한 배기가 유지되어야 한다.

CO_2 레이저가 주위 연조직에 사용되는 경우에는 치아 보호를 위해 특별한 예방 조치가 권장되고 있다. 레이저가 높은 파워 설정으로 사용될 때나 치아 표면에 평행 이상의 각도로 조사될 때는 항상 치아 보호가 필요하다. 차폐막의 사용은 치아의 에나멜질 또는 치수 표면에 대한 빔의 부주의한 접촉을 피하는 효과적인 방법으로 권장할 만하다.

6. CO_2 레이저의 임상 응용

대부분의 레이저와 마찬가지로 CO_2 레이저는 임상의에게 다양한 장점을 제공한다. 즉 출혈이 거의 또는 전혀 없다. 건조한 수술 부위, 충분한 가시성, 시술 시간의 단축 가능성, 종창의 감소, 개선된 응고 작용, 동통의 감소, 창상의 축소, 특히 가동 부분에서도 봉합이 거의 또는 전혀 필요가 없다. 물리적인 외상을 주는 경우가 거의 없고, 세균 감염을 거의 생각할 수 없어 환자의 입장에서 이 수술 방식이 선호될 가능성이 높다.

CO_2 레이저는 focus와 defocus mode로 사용된다(그림 4, 표 3).

1. 지각 과민

레이저는 온도에 대한 지각 과민을 감소시키거나 완전히 없애는데 매우 효과적이라는 것이 증명되어 왔지만 여러 종류의 파장에서의 정확한 기전은 아직 해명되어 있지 않다. 알려지지 않은 무엇인가의 작용으로 레이저는 상아 세관을 효과적으로 폐색하는 것으로 보인다. CO_2 레이저의 경우 빔은 고도의 defocusing mode로 사용된다. 통계적으로 조사되지는 않았으나 많은 임상의사와 연구기관의 보고 결과가 나오고 있다.

2. 치관 연장

레이저는 비대 연조직이나 수동적 맹출 문제를 위해 치관 연장술을 하는데 있어 매우 효율적으로 사용할 수 있다. 임상 치관이 너무 짧게 보이는 경우 또는 치은 라인이 가지런하지 않아 비심미적인 경우, 봉합을 하지 않고 과잉 조직을 용이하고 신속하게 제거할 수 있다.

3. Aphtha성 궤양 (그림 5, 6)

보다 주목해야 할 레이저의 장점 중 하나는 Aphtha성 궤양에 수반되는 동통 증상의 경감이다. 궤양 발생의 명확한 원인은 알려져 있지 않지만, 요인으로는 자율신경의 실조, 호르몬의 불균형, 알레르기, 식이성 인자, 외상, 피로, 스트레스 등을 들 수 있다.

증상은 구강점막에 재발성으로 aphtha가 발생하여, 경도의 발열, 발생부위의 동통이 존재하고, 발생한 궤양은 유원형으로 황백색 태(苔)를 형성하고, 접촉통이 강하다. 궤양의 주위는 홍륜이 확인되며 전신증상은 없다.

Aphtha 창상은 동통을 수반하는데 이것이 레이저 창상으로 전환되면 동통을 수반하지 않게 된다. 이것은 국소 마취후 또는 마취 없이 시행할 수 있다. 레이저 출력은 통상적으로 표시되는 최저 설정인 1~2W로 설정한다. 병소에 대해 최소의 에너지가 조사되는 가장 초점을 흐리게한 모드로 설정하고, 그 후 빔을 환자가 불쾌감 또는 아주 적은 정도의 열 지각을 가지기 시작할때까지 Aphtha성 궤양에 접근시킨다. 그 후 Aphtha성 궤양의 중심에서 홍반(紅斑)성 훈륜(暈輪)을 약간 통과한 곳까지 회전 운동을 하며 레이저를 조사하면 Aphtha성 궤양 표면에서 약간의 변화를 확인할 수 있을 것이다.

CO_2 레이저는 헤르페스 병소의 증상 경감을 위해서도 효과적으로 사용되어 왔다. 이런 효과는 Aphtha성 궤양의 제거를 위한 것과 완전히 동일하다. 그러나 헤르페스 바이러스가 레이저 plume을 통해 전파될지도 모르므로 주의를 기울여야 한다.

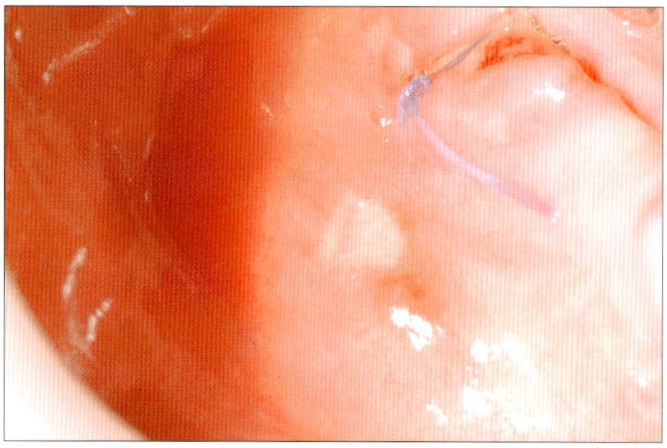

그림 5

시술전 구강내 소견으로, CO_2 레이저 1W를 1분 30초간 적용하였다.

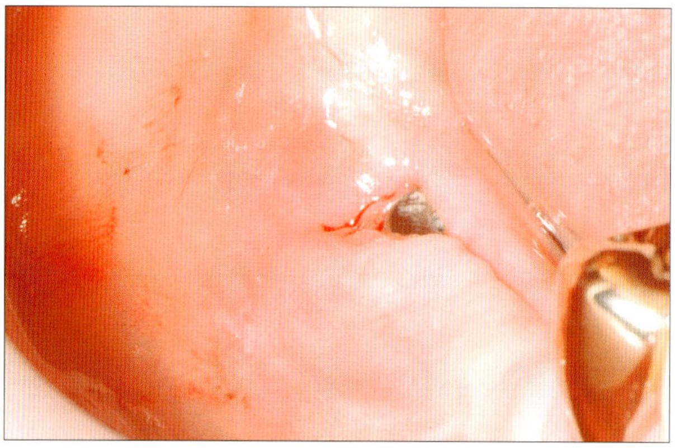

그림 6

수술 1주일 후 구강내 소견

4. 이상 출혈

CO_2 레이저를 사용하여 출혈 이상을 보이는 다양한 구강 내 병소를 가진 환자를 효과적으로 처치할 수 있다. 지혈장애는 혈우병, 특발성 혈소판 감소증과 Sturge-Weber 증후군에 의한다. 이런 환자의 처치시 레이저의 응고작용으로 소량의 출력을 유도할 수 있다.

5. 응고

출혈 영역에 관해서는 연조직의 이식에 사용되는 공여부 또는 구강 내의 출혈을 하는 작은 영역의 응고를 위해서는 CO_2 레이저가 효과적이다. 치과의사가 가진 최대 우려 중 하나는 연조직 이식 후의 공여부에서의 시술 후 출혈이다. 일단 레이저 응고가 시행되면 시술 후의 출혈 가능성은 상당히 감소한다. 활성 출혈 부위에 사용되는 레이저는 아르곤, Nd:YAG, 그리고 Ho:YAG의 순서로 선택해야 한다. 무혈 영역에서는 나중의 출혈을 예방하기 위한 경우 모든 레이저가 응용 가능하다.

CO_2 레이저에 의한 지혈처치를 위해서 첫째로 출혈은 일시적으로 멈추어야 한다. 이것은 통상 압박 또는 추가적 마취약의 투여에 의해 쉽게 시행할 수 있다. 일단 출혈이 멈추면 3~4W의 저 파워 설정 및 defocusing mode로 그 영역을 경도의 탄화층을 확인할 때까지 레이저를 조사한다.

6. 육아 조직의 제거

CO_2 파장을 치주병의 처치 또는 창상 부위에서의 육아조직을 제거하는 데 사용할 수 있다. 레이저는 focusing 또는 거의 초점을 맞춘 모드로 사용되어야 하고, 출력은 1~2W로 시행한다. 보다 큰 부위나 양호하게 접근할 수 있는 영역에서의 시술을 할 경우에는 높은 파워 설정이 사용 가능하나 한 번 더 주의해서 시행한다.

7. 치은 압배(壓排)

CO_2 레이저의 최근의 응용 영역중 하나는 치은 압배이다. 레이저는 인상 채득 전에 치아 주위를 압배하는데 사용할 수 있다. 이것은 코드, 전기 메스와 지혈제 사용 대신에 사용한다.

결과를 예측할 수 있어 효율적이고 치은 상피 부착의 침습을 극소화하며, 나중에 계속되는 인상 채득 중의 출혈을 줄이고 시술 후 문제를 극소화하여 체어 타임을 단축시킨다.

Ganz(1992)의 protocol에 의하면 치은 주위에 shoulder를 접하거나 변연이 치은 바로 아래가 되도록 치아를 삭제하고, 파워 설정은 2~5W, 연속파 모드와 주로 초점을 맞춘 모드로 하며, 칩은 치아 구조의 탄화를 막기 위해 치아의 긴 축을 따라 유지시킨다.

소형 다이아몬드 칩 버에 의해 압배된 치은 속에서 숄더에 사각을 붙인다. 고도로 확보된 시야에서 이것은 용이하게 시행할 수 있다. 종전의 수복을 인상 채득 이전에 할 수 있다. 인상은 선택된 탄성재를 사용해서 채득된다. 평상 시와 같이 조직은 건강하고 생물학적 폭경이 침해되지 않으며, 또한 달성된 임시 수복의 양호한 생리학적 contour가 있어야 한다.

8. 치은 형성술 (그림 7 ~ 9)

치주병 외과 수술 후에 확인할 수 있는 작은 조직 이상 또는 건강한 치주 조직을 가진 이면 조직 구조의 작은 영역에 대해 CO_2 레이저는 치은 형성 시술을 할 때 매우 효과적이다. 현저하게 빠르게 처치할 수 있으며 종종 무마취 또는 국소 마취를 할 수 있으며, 거의 모든 환자의 시술 후 합병증도 발생하지 않는다. 레이저는 초점을 맞춘 모드나 흐린 모드로 병소 크기에 따라 2~5W까지의 표시 파워설정으로 사용한다.

9. 치은 절제술

환자가 치은 비대, 치주낭 또는 여러 가지 원인으로 과형성된 구강 내 문제를 가진 경우, 치은 절제 시술을 하기 위해 레이저를 효과적으로 사용할 수 있다. 조직 비대는 Phenytein, Cyclosporin, Nifedipine와 다른 특발성(特發性) 원인에 의한 것, 구강위생 불량에 의해 발생한다. CO_2 레이저를 사용하면 과잉 조직은 용이하게 증산된다.

출력 장치에 따라 때로는 치아 보호가 필요하게 된다. 이것은 골막 기자 또는 No. 7 왁스 Spatula를 포켓이나 치은 홈 속에 두고, 레이저 조사가 완료되었을 때 빔이 치아보다 기구에 닿도록 하면서 시행할 수 있다. 조직의 두께에 따라 빔은 초점을 맞추거나 흐리게 하거나 한 모드로 사용한다. 치아 주위에서는 치은 변연의 윤곽을 정확하게 하기 위해 초점을 맞춘 모드로 사용한다. 치은 주위에서 벗어나면 빔은 과잉 조직을 제거

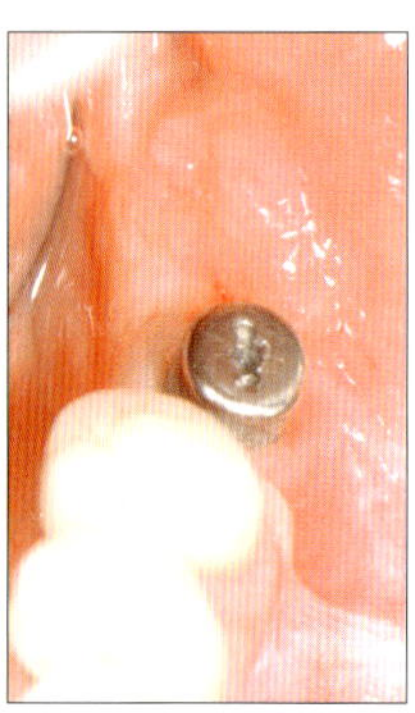

그림 7
2차 수술을 시행한 부위(#37)의 구강내 소견

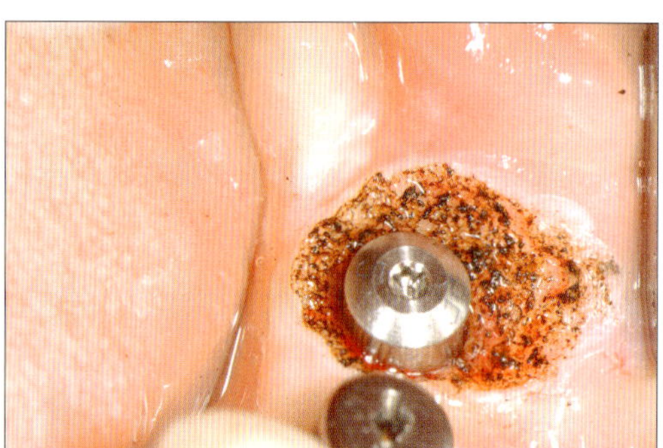

그림 8
CO_2 레이저 3W를 적용하였다.

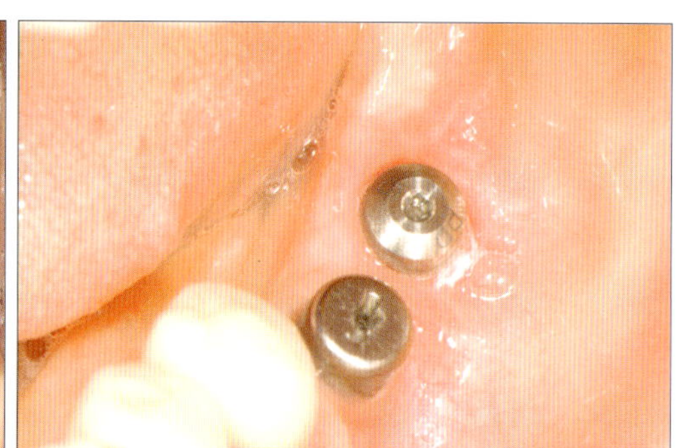

그림 9
수술 2주 후 구강내 소견

또는 증산하기 위해서만 사용한다. 그 이외에서는 출혈원인과 동통원인을 이해할 수 없는 환자에 대해 비교적 우수한 시술 후 코스를 제공할 수 있으므로, 장애를 가진 성인과 아동에 가장 적합한 처치법이다.

10. 치은 멜라닌 색소 침착 (그림 10 ~ 13)

멜라닌 색소 침착증은 인종적 특징으로 나타나는 경우가 많다. 피부 멜라닌색소가 적은 백인종에서는 구강내 점막에서의 멜라닌 색소침착이 적고, 유색인종에서는 종종 보인다.

호발 부위는 전치부에서 확인되는 경우가 많고, 구순, 구개, 볼 등의 점막에도 확인된다. 성별에 의한 차이가 없고, 아시아인 중 일본인의 발생 빈도는 약 5%라고 보고되어 있다. 그러나 치은에서 멜라닌색소 침착은 흡연자에게 많다. 멜라닌 색소 침착은 통증도 없고 방치되어 있는 경우가 많은데, 심미적인 문제로 고민하는 환자가 많다.

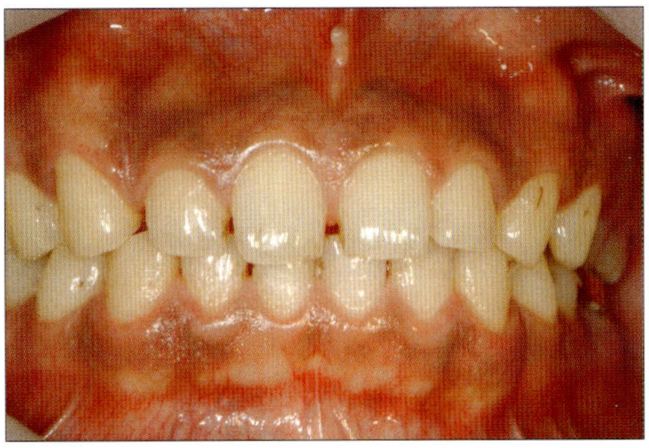

그림 10

수술전 구강내 소견

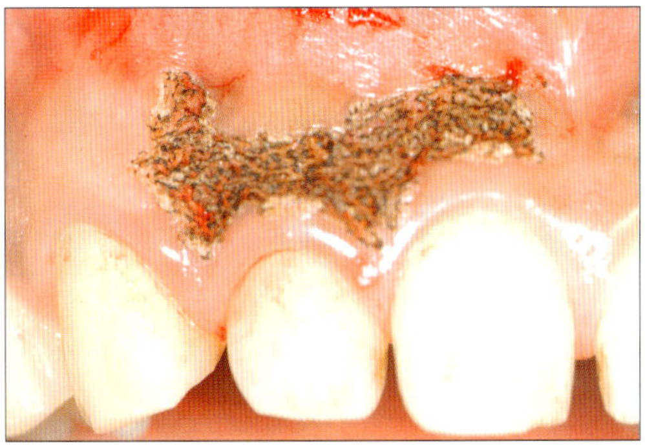

그림 11

멜라닌 색소 침착된 상악 우측 치은 부위에 CO_2 레이저 2W를 적용하였다.

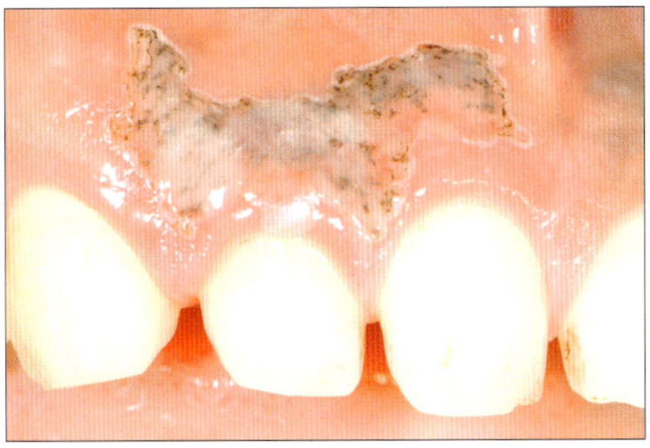

그림 12

수술 1일 후 구강내 소견

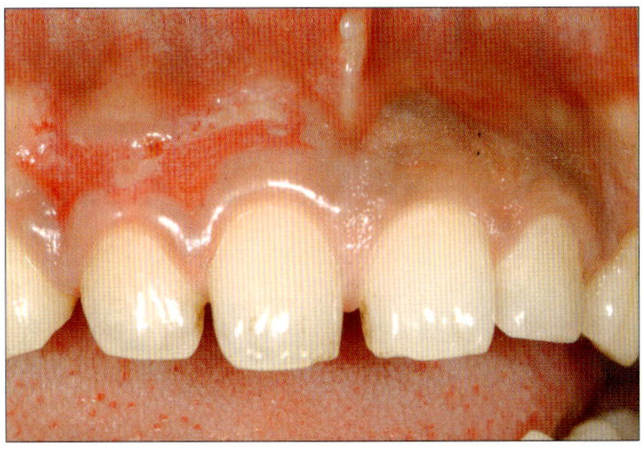

그림 13

수술 4일 후 구강내 소견

원인은 점막상피의 기저세포층에 산재되어 있는 melanocyte의 소기관(melanosone)내에서 tyrosin에서 산화효소의 tyrosinase의 적용으로 생성된다. 만들어진 멜라닌은 melanocyte에서 나무모양의 세포돌기에 의해서 주위의 기저세포로 보내어져 과립상의 갈색색소로 침착된다. 그러나 직접적 기전은 확실하게는 알 수 없다. 증상으로 멜라닌 색소 침착 부위의 치육의 색조는 갈색, 암갈색, 흑갈색 또는 흑남색을 나타내고 있다. 침착상태는 미만성 및 띠 모양의 침착이 많다.

조직 소견상 멜라닌색소는 치육상피기저세포층에 과립상으로 침착되어 나타난다. CO_2 레이저를 사용하는 경우에는 다음과 같은 우수한 특징을 가지고 있다.

① 기본적으로 주사 마취를 하지 않고 시행할 수 있는 비관혈적인 처치이므로 시술 후 출혈 및 감염의 위험성이 적다.

② 약물을 이용한 약리작용에 의한 처치가 아니므로, 약물에 의한 부작용의 위험성은 없다.

③ 시술 방식은 극히 단순해서 10분의 몇 초의 조사를 치은에 대해 시행하는 것뿐이다. 따라서 시술 시간이 짧아 환자는 물론 시술자에게도 부담이 적다

④ CO_2 레이저는 생체 조직 표층에서 거의 흡수되고, 심부 조직에 영향을 주는 경우가 적기 때문에 안전성이 뛰어나다. 이것은 조직의 두께는 물론 각질층이 얇아 골막 및 악골에 대한 영향을 고려해야 하는 "치은"이라는 특수한 조직에서 매우 중요하며 다음과 같은 중요한 의미를 가지고 있다.

① 일반적으로 치료 대상이 되는 멜라닌 색소 침착은 전치 부분이기 때문에, 조사 부위를 탄화시키는 경우에는 시술 중 심미적인 문제가 생기게 된다.

② 치은은 피부와 달리 전체적인 두께와 각질층도 얇고, 골막을 통해 악골에 부착된 특수한 조직이다. 따라서 조직에 과잉 조사를 하는 것은 피해야 한다.

③ 조사에 의해 치은을 탄화시키면 순수하게 레이저 광의 특성을 살린다고는 하기 어렵다.

CO_2 레이저 조사에 의한 치은 멜라닌 색소 침착 제거의 기전

CO_2 레이저는 어떤 형태에 의해 각질층보다 더 심부 조직인 기저세포층까지 영향을 미치고 있다고 생각된다. 이것은 전술한 생체에 대한 CO_2 레이저의 개념과 모순되게 된다. 그러나 구강 점막은 피부에 비해 각질층이 극히 얇고 치은도 각화가 적기 때문에 CO_2 레이저를 치은에 조사하는 경우, 기저세포층까지 레이저 광이 도달할 가능성은 부정할 수 없다.

또한 치은의 각질층에 집중된 레이저 에너지가 기저세포층까지 도달해서 멜라노좀을 함유하는 세포를 열변성시켜 괴사 및 탈락의 결과 색소 침착이 소실되었다고도 생각할 수 있다.

높은 에너지 밀도를 이용해서 탄화 또는 증산시키지 않아도 CO_2 레이저 조사에 의한 치은 멜라닌 색소 침착의 제거는 충분히 가능하다. 문제가 되는 것은 흡연에 의한 치은 멜라닌 색소 침착이 있는 환자이다. 특히 흡연을 계속하는 경우에는 재 침착이 생기기 쉽다. 그러므로 치료전에 흡연 여부를 확인하고 환자에게 충분히 설명할 필요가 있다.

11. 보철 전 외과적 술식 (그림 14 ~ 18)

Epulis, 염증을 일으킨 유두 모양의 각화 제거, 구강 전정부 성형술 또는 다른 보철 전 수술이 필요한 경우에도 CO_2 레이저는 종전의 처치법을 대신하는 훌륭한 술식이다. 접합이 나쁜 의치를 가진 환자는 때로 그 경과와 더불어 각화층의 증가를 가져온다. 다른 보철 치료상의 문제는 혀 소대 부착, 반흔(瘢痕)과 얕은 전정이다. 이들은 의치가 올바른 기능을 하는 데 방해가 된다. 보철 전 수술로 보다 나은 연조직 지지 기반을 형성하는 것이 이런 상황에서 필요하다.

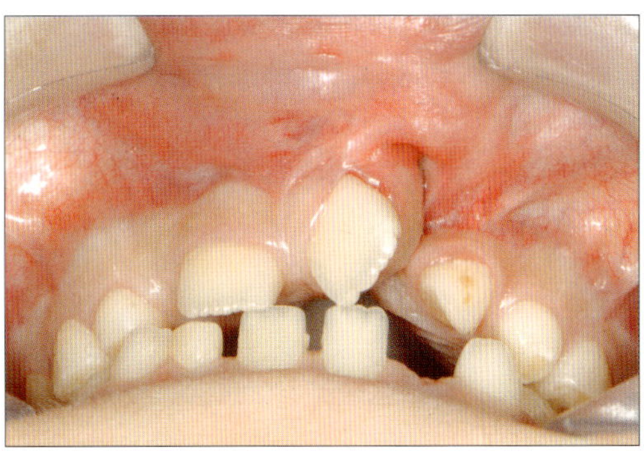

그림 14

수술전 구강내 소견

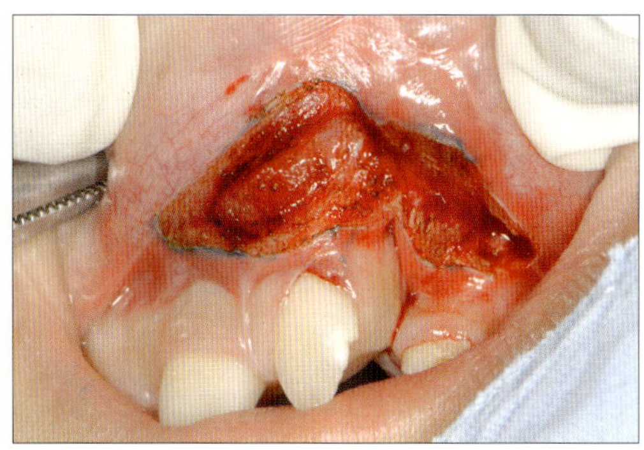

그림 15

CO_2 레이저를 적용하여 전정성형술을 시행하였다.

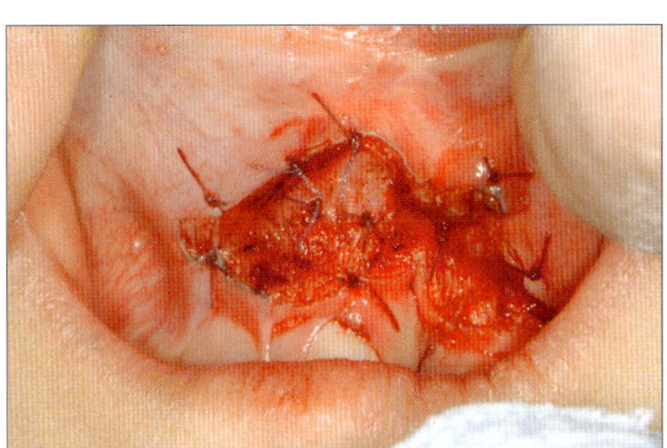

그림 16

전정성형술 후 봉합한 구강내 소견

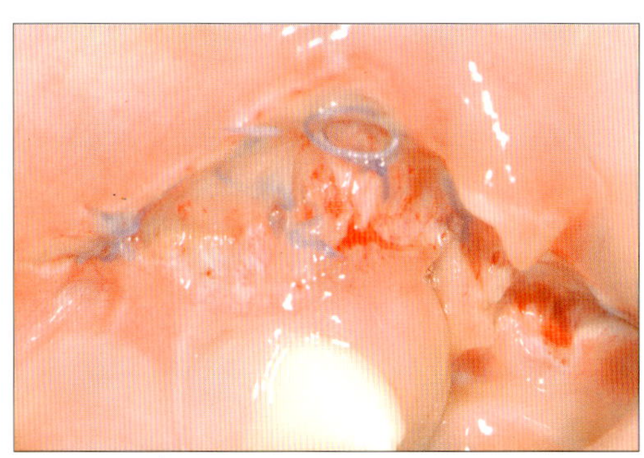

그림 17

수술 3일 후 구강내 소견

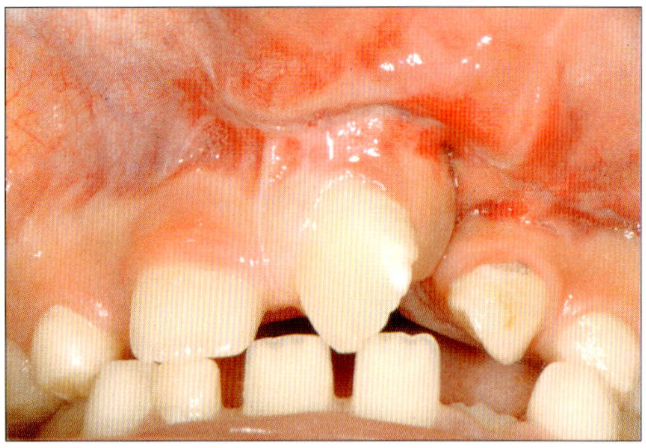

그림 18

수술 3주 후 구강내 소견

종전의 기법은 일반적으로 광범위한 출혈을 발생시키고, 시야를 방해하며 봉합이 필요하다. 염증성 유두각화증을 제거하는경우 최초에 영역을 4~6W의 출력 설정과 defocusing mode로 레이저 조사한다. 그 결과로 형성되는 탄화층은 제거한다. 또 많은 조직을 제거하는 경우에는 레이저 조사 및 제거방법의 순서는 제거를 원하는 양만큼 제거될 때까지 반복한다. 치은종은 앞에서 기술한 대로 적출 생체 조직 검사 방식으로 제거한다. 염증성 유두각화와 같은 보다 큰 보철 전 외과 병소에 대해서는 CO_2 레이저에 의한 증산시 그 속도와 효과 때문에 추천할 수 있다.

12. 임프란트의 개창 (2차 수술, 그림 19 ~ 21)

임프란트 2차 수술시 CO_2 레이저를 이용하여 단수 또는 복수의 fixture에 효과적으로 시행할 수 있다. 외과적으로 healing cap에 도달할 때까지 CO_2 레이저로 상부에 있는 조직을 단순히 증산시키는 것이다.

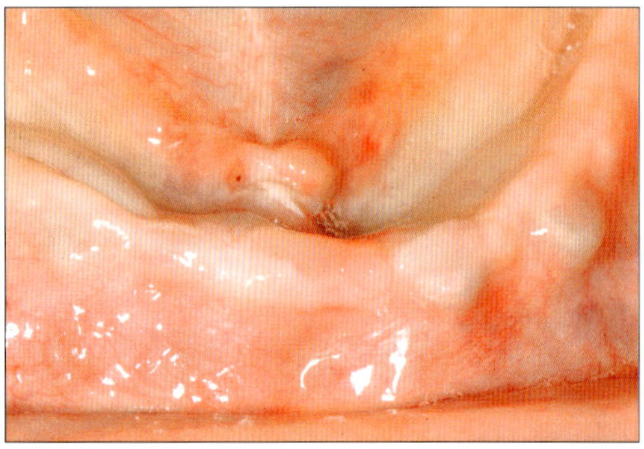

그림 19

임프란트 2차 수술전 구강내 소견

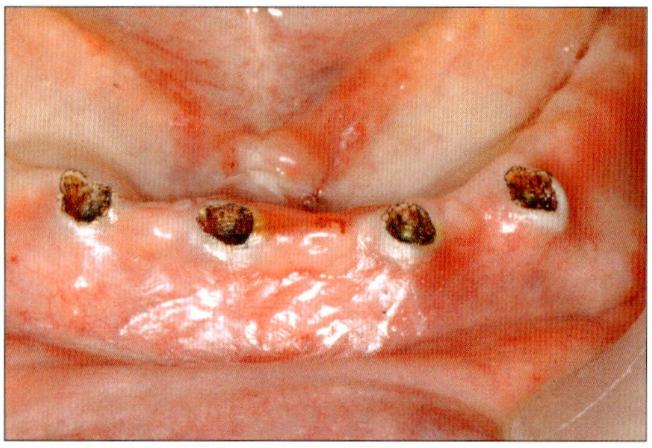

그림 20

CO_2 레이저를 적용하여 임프란트 2차 수술을 시행하였다.

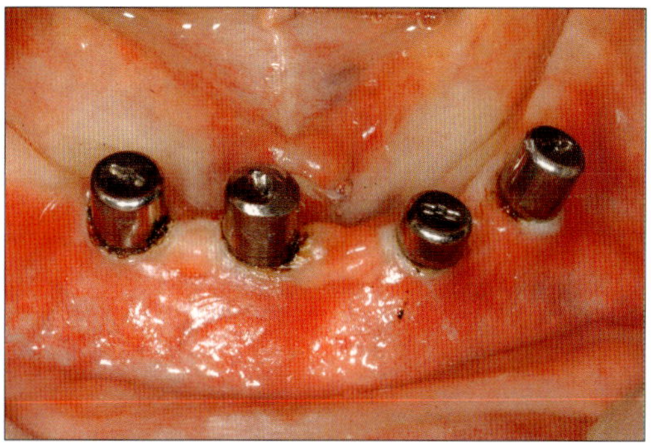

그림 21

임프란트 2차 수술후 구강내 소견

이것은 defocusing mode, 회전 동작, 그리고 3~6W 표시 파워의 설정으로 시행한다. 또한 쿠키 커터 어프로치로 실시할 수 있다. 레이저를 이용하는 경우 flap이나 봉합의 필요성을 없애고 이 처치에 통상 수반되는 시술 후의 불쾌감 정도를 감소시킨다. 그러나 종전의 flap 처치는 flap을 치근단 위치로 이동하거나 골 구조 내의 임프란트를 노출시킬 필요성이 있는 경우에 시행된다.

13. 임프란트 주위염 (그림 22 ~ 25)

치의학 영역에서 임프란트를 이용한 치료가 많아짐에 따라 임프란트 주위염의 빈도 및 치료방법으로도 CO_2 레이저의 사용이 보고되고 있다. 임프란트 주위염은 임프란트 주위의 연조직과 경조직에 영향을 미치는 골손실을 동반한 염증과정으로 정의되며 임프란트 실패의 원인이 된다.

임프란트 주위염이 발생한 경우에는 기존의 방법으로는 국소적 또는 전신적 항생제 복용과 함께 기계적인 방법과 citric acid나 tetracycline solution과 같은 화학적인

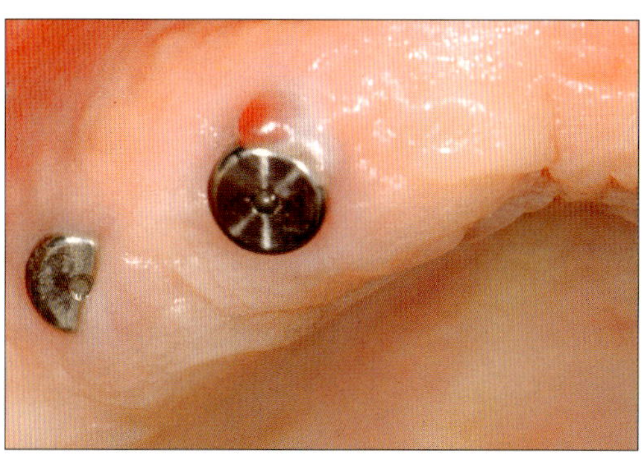

그림 22

임프란트 주위염(#11)을 보여주는 구강내 소견

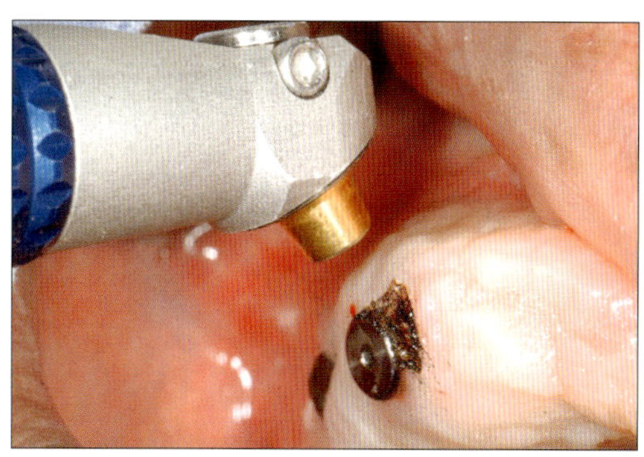

그림 23

CO_2 레이저 3W를 적용하여 임프란트 주위염을 처치하였다.

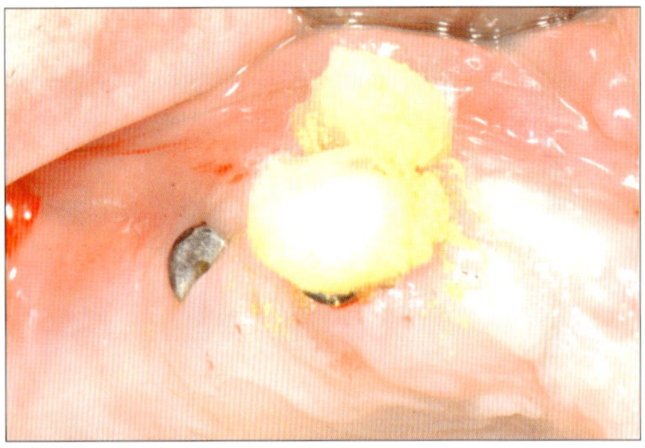

그림 24

Tetracycline solution과 같은 화학적인 방법을 동반하여 임프란트 표면을 제독하고 있다.

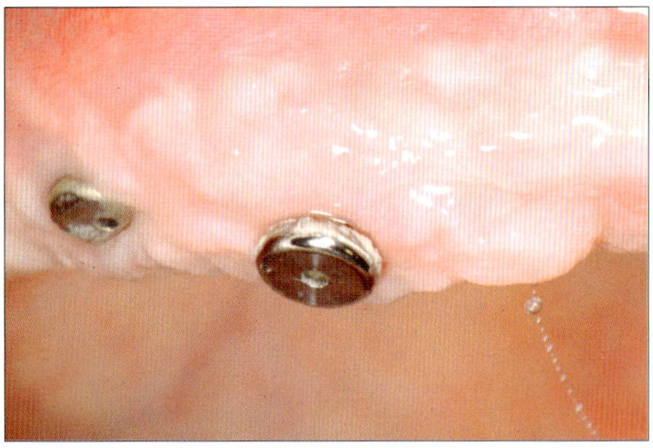

그림 25

CO_2 레이저와 tetracycline solution 처치 1주후 구강내 소견

방법으로 임프란트 표면을 청결하게 하는 방법을 주로 사용하였으나, 최근 이 방법과 함께 골소실이 동반된 임프란트 표면에 CO_2 레이저를 조사하여 육아조직을 기화시키고 decontamination을 시행하는 방법으로 임프란트 주위염을 치료하는 방법이 소개되고 있다.

14. 원심 쐐기형 절제와 골 융기 축소

연조직 원심 쐐기형 절제와 골 융기 축소 처치시 레이저는 많은 장점이 있다. 이런 처치에 관련된 공통의 문제점은 종종 적절한 프로토콜에 대한 제한적인 접근과 각화 조직이 없는 경우가 있고, 특히 하악 제2, 제3 대구치의 원심과 순측 부위에서 효과적이다. 일단 쐐기형 절제가 시행되고 조직이 얇아지면 flap이 overlapping된다. 이들은 종종 1회 이상 차례로 더욱 trimming하게 되어, trimming 후에는 접합하기에는 너무 짧게 된다. 게다가 이들은 봉합하기 위한 접근이 어려운 부위가 된다. 레이저는 희망하는 최종적 결과가 완성될 때까지 시술자는 단지 필요한 만큼 조직을 증산하거나, 잘라내는 것을 가능하게 한다. 표시 파워 설정은 4~7W까지의 범위로 하고, 증산과 얇은 조직 제거를 위해 필요에 따라 빔의 초점을 맞춘 모드에서 흐린 모드로 바꿀수 있다.

15. 생체 조직 검사

CO_2 레이저는 절제나 적출 생체 조직 검사에 효과적으로 사용된다. 기억해야 할 중요한 원칙은 임상의는 레이저를 사용해도 각 처치에서의 모든 외과적인 원칙을 엄밀하게 지켜야 한다는 점이다. 종전 방법으로 시행되는 생체 조직 검사와 마찬가지로 정상의 조직과 병리학적 조직 양쪽 모두가 적출되어야 한다.

초점을 맞춘 모드로 생체 조직 검사 영역에서 절제가 시행되는 경우, 대부분의 CO_2 레이저는 파워 설정이 4~6W의 범위이다. 조직 픽업과 견인 / 대항 작용에 의해 그

범위가 파악되고, 초점을 맞춘 모드로 빔을 사용하여 병소를 절개한다. 대상이 된 부위는 그 후 제거되고 적절한 정착액 속에 담겨 병리학적 평가를 위해 조직병리학적 검사와 진단을 하게 된다. 대부분의 증례에서 봉합은 필요 없고 레이저 창상은 2차 봉합에서 자연 치유된다. 다양한 정도의 탄화 층이 창상 부위에 보인다. 두꺼운 탄화층은 환자의 불쾌감을 일으키므로 거의 표층으로 한정된 탄화층만을 이용하는 것이 권장된다. 또 레이저는 구강 내 혈관 종과 같은 맥관계 병소의 적출에 양호한 결과를 나타낸다.

CO_2 레이저를 사용하여 적출한 부위를 보면 파괴되는 조직양은 창상 치유율과 질을 평가함에 있어 상당한 중요성을 가지고 있다. 이 요소는 모든 적출된 병소 부분이 조직학적 검사를 위해 제출되어야 하므로 가장 중요하다. 만일 측면 조직 손상이 넓은 영역인 경우에는 그것이 조직학적 검사 결과의 정확성에 영향을 주게 된다. 몇 가지 연구에 의해 레이저 손상 조직의 폭은 처치되는 조직의 타입과 더불어 변화하는데, 이것은 조직의 수분 함유량이 작용하는 것이다. 즉 수분 함유량이 높아질수록 조직 손상 부위는 보다 작아진다는 사실이 제시되었다(Pogrel 등, 1990).

16. 혀 병소

혀에 발생하는 병소를 CO_2 레이저의 높은 정밀도로 제거할 수 있다. 종전의 생체 조직검사에서는 다량의 출혈을 일으킬 가능성이 있었으나 레이저를 이용하는 경우 출혈과 봉합이 필요 없이 제거된다.

레이저 사용의 장점중 하나는 보통 봉합이 필요 없다는 점인데, 어떤 종류의 혀 병소 부위에서는 봉합이 권장된다. 예를 들면, 표면적인 병소가 아니라 깊은 반쪽 혀 절제처럼 혀의 대부분을 제거하는 경우에는 접연(接緣)을 깎아내는 경우나 봉합은 일상적으로 시행되고 있다. 병소 적출을 위해 파워 설정의 평균 기준은 제거되어야 할 병소의 크기와 양에 의해 3~12W의 범위로 된다.

17. 소대 절제 (그림 26, 27)

상악 정중 소대 절제에서는 소대는 단순히 CO_2 레이저로 증산시킨다. 침윤마취하에서는 CO_2 레이저(조사조건 : HLLT, 1~2W 연속)를 사용한다. 설소대 절제에서는 혀의 선단을 고정시키고 봉합사로 봉합한 후 잡아당겨 구순을 상방으로 끌어올려 설소대의 가장 움푹한 부분에서 후방으로 이동하면서 소대 부착부에 레이저를 적용하고, 소대부에 긴장을 갖게 하여 소대를 상방으로 절제하여 소대를 희망하는 높이로 올릴 때까지 시행한다. 소대가 치간부까지 뻗어 있는 경우는 골면까지 가볍게 증산하고 골면을 노출시킨다. 탄화된 골면은 초음파 scaler나 예리한 순가락으로 가볍게 제거하고, 생리식염수로 세정한다. 수술 중에 출혈은 거의 없고, 시술이 간단하여 단시간에 종료할 수 있다.

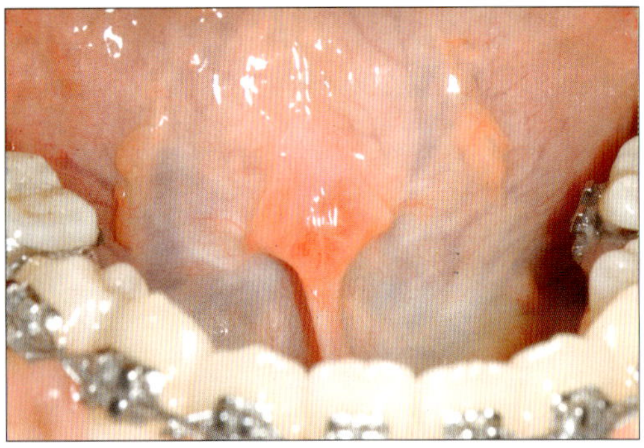

그림 26

설소대 절제전 구강내 소견

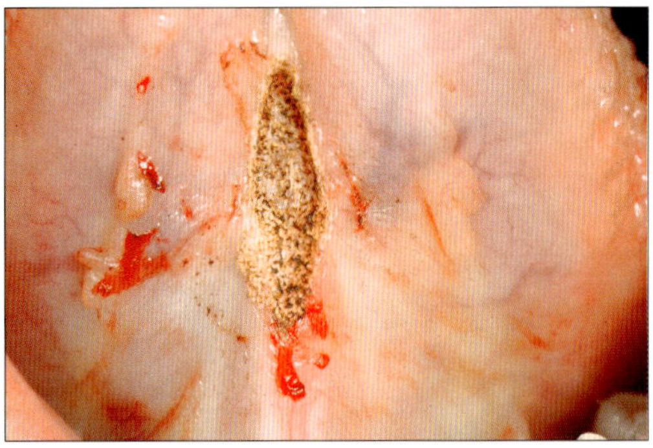

그림 27

CO_2 레이저 1.5W를 적용하여 설소대 절제술을 시행하였다.

CO_2 레이저 조사시 주의사항으로는 반드시 소대의 부착부에서 증산을 한다. 가동점막에 CO_2 레이저를 조사하면 출혈이 발생하기 쉽고, 증산효과를 얻기 어렵기 때문이다. CO_2 레이저를 사용한 소대절제성형술에는 봉합할 필요가 없다는 장점이 있다.

18. 백화 병소, 소낭(小囊) 수포성 병소와 전암(前癌) 병소

상기 병소의 대부분은 일단 생체조직 검사편이 채취되고, 진단이 확정된 후에 CO_2 레이저로 제거할 수 있다. 협측 점막과 구개상, 특히 구강저의 백화 병소는 레이저로 쉽게 제거할 수 있다.

19. 악성 병소

구강 내에서 발견된 악성 종양은 CO_2 레이저를 사용해서 제거할 수 있다. 레이저는 특히 넓은 영역의 조직 제거가 종종 시행되는 것을 생각하면, 최소 출혈, 종양, 그리고 시술 후 동통이 작다는 등의 장점을 가져온다.

수술 주위는 레이저로의 적출도 외과용 메스와 마찬가지며,적어도 병소에서 1cm~2cm 떨어져야 한다. 출혈이 없으므로 때로는 보다 정밀한 악성 종양의 수술을 할 수 있다. 통상 초점을 맞춘 모드가 사용되며, 파워 설정은 4~6W이다. 잠재적인 장점은 레이저가 혈관과 림프관을 봉쇄할 수 있기 때문에 병소에 따라서는 세균이 감염될 가능성과 그 후의 전이가 최소화되거나 제거할 수 있다고 생각된다. 모든 악성 종양의 외과 처치와 마찬가지로 외과적 프로토콜이 준수되어야 한다.

CHAPTER 9

레이저의 임상 응용 : Nd:YAG 레이저를 이용한 치료

1. Nd:YAG 레이저
2. Nd:YAG 레이저의 외과적 특성
3. 연조직 적용
4. 레이저와 경조직 적용
5. LLLT로의 적용
6. 레이저 조작에 영향을 주는 변동 요소
7. 접촉 모드와 비접촉 모드
8. Nd:YAG 레이저의 장점
9. 치주 질환 치료에서의 Nd:YAG 레이저

9
CHAPTER

레이저의 임상 응용 : Nd:YAG 레이저를 이용한 치료

1. Nd:YAG 레이저

1988년에 Levy가 빔을 위해 투명한 매질, 즉 공기와 물 스프레이를 결합한 Nd:YAG (1,064nm) 펄스 레이저 빔을 이용해서 연조직과 경조직에 응용하는 등 다른 개념을 제창했다. 이러한 개념은 연조직과 경조직에 대해 시행된 연구에서 응용되었다(Levy, 1991). Nd:YAG 파장은 물에는 잘 흡수되지 않기 때문에 물을 사용해도 좋을 것이다. Rizoiu와Levy(1993)은 Nd:YAG 레이저 빔의 조사 중에 치아를 냉각하기 위해 공기와 물 스프레이 사용이 효과적이라는 것을 보고했다.

그들은 공기와 물 스프레이가 물 또는 공기로만 하는 것보다는 냉각재로 가장 효과적이라는 것을 증명하였다.

1990년 5월에 FDA는 Nd:YAG 레이저인 American Dental Laser(Birmingham, Michigan)의 구강내 연조직의 외과적 응용에 대한 판매를 가능하게 하는 dLase300(Sunrise Technologies, Fremont, California)의 신청을 인가했다. 이후 Nd:YAG 레이저를 제조하는 회사에 의해 다양한 장치가 시장에 도입되었다.

핫 칩은 저 파워 Nd:YAG 기구와 반도체 레이저에서 절단 능력을 향상시키는데, 시술자가 다른 생체조직 작용을 바라는 경우에는 fiber를 청결하게 할 필요가 있다. 탄화 조직 잔존물이 fiber tip에 퇴적되면 치료 중에 fiber tip을 닦아 청결하게 할 필요가 있다. fiber tip을 주의깊게 취급하면서 젖은 멸균 거즈를 사용한다. 조작자는 절단, 응고, 치료 등의 다양한 단계에서 지혈 작용이 요구되거나, 술자가 접촉에서 비접촉 모드로 바꾸려고 생각할지도 모른다. fiber tip에 부착된 탄화 조직 잔존물은 다른 수술 시 fiber tip에서의 에너지 출력을 감소시키므로 제거해야 한다. 레이저 에너지는 약 15도 각도로 피복이 없는 fiber tip에서 분산되고, 목표 생체조직에 대한 fiber tip에서의거리가 늘어감에 따라 보다 큰 spot size가 된다. 따라서 대부분의 fiber 출력 레이저는 같은 축 조준 빔을 사용한다. 이것은 술자가 생체조직상의 목표 부위를 육안으로 확인할 수 있으므로 비접촉 응용에 특히 유리하다.

활성 물질은 여기 상태까지 펌프 업되어, 광 증폭을 하도록 유도된 원자 또는 분자를 함유하고 있다. 원자 또는 분자의 원래 물질, 그 자체가 출력 빔의 파장을 결정하는 것이다. 활성 물질은 광 증폭관 속에 가스, 액체 또는 고체(가령 결정[結晶]) 속에 배분된 형태로 부유하고 있다. 이와 같이 광 증폭관 속의 유도 방출은 평행화되어 간섭성의 단색광 빔을 발생한다. 레이저는 활성 물질의 차이에서 Nd:YAG 레이저 등으로 이름이 붙여진 것이다.

고체 레이저에서 레이저 매질은 투명한 결정 속에 부유하고 있다. Yttrium과 알루미늄으로 구성된 Garnet의 결정이 YAG레이저라 부르는 외과용 레이저의 계보에서 일반적으로 사용된다.

과거에는 YAG 레이저는 네오미듐, 즉 YAG(Nd:YAG)에 대한 호칭이었다. 그러나 YAG 레이저의 3타입이 현재 사용되거나 치과 응용에 관해 연구 중이다. 각각의 타입이 레이저 매질을 부유시키기 위해 YAG 결정을 사용해도, 결정에 함유된 네오미듐, Holmium, 그리고 Erbium 등 지구상의 희소 물질인 점에서 그것들은 다른 것이다.

각 물질은 전자 궤도 함수가 다른 배열을 가지고 있는데, 광 증폭은 각각 다른 파장으로 발생하는 것이다. YAG 레이저에서 Nd:YAG는 1.06㎛, Ho:YAG는 2.1㎛, Er:YAG는 2.9㎛, CO_2의 10.6㎛에 비해 적외선 영역에서 에너지가 강력하다.

가시광선 (예를 들면, 아르곤)과 적외선 근사(近似) 레이저(Nd:YAG와 Ho:YAG)의 하나의 유리한 사항은 광 fiber를 통해 그것들을 조사할 수 있다는 점이며, 이것 때문에 구강내에서의 접근이 개선된다. fiber는 조직에 접촉 또는 비접촉 모드로 사용할 수 있다.

비접촉 또는 defocusing 모드에서 Nd:YAG 레이저로 작업하는 것은 생체조직 손상을 보다 깊게 발생시킬 수 있다는 가능성을 염두해야 한다.

Nd:YAG나 아르곤 레이저의 파장들은 그것들의 온도 효과를 돕는 혈액 속의 헤모글로빈, 멜라닌 색소와 그 외의 조직 구성요소에 의해 보다 강력하게 흡수되기 때문이다.

2. Nd:YAG 레이저의 외과적 특성

Nd:YAG 레이저는 1,064nm의 주 파장을 가진 근적외선 레이저로 생체조직에서는 멜라닌 색소와 헤모글로빈에 흡수된다. Nd:YAG 레이저는 자유 계속 펄스 모드 또는 게이트 펄스 옵션첨부의 연속파가 있다.

Nd:YAG 레이저는 피복이 없는 fiber 또는 사파이어 코팅 칩첨부, 물 스프레이의 유무, 접촉과 비접촉의 응용으로 사용할 수 있다. 공기와 물 스프레이의 유무 또는 공기와 물에 의한 냉각의 몇 가지 조합이 가능한 Nd:YAG 레이저가 있다. 전형적인 절단, 증산, 응고 처치는 저 파워, 자유 계속 펄스 Nd:YAG 레이저와 피복이 없는 fiber로 시행하는 것이 가능하다.

2.5W, 20Hz 또는 3.0W, 100Hz 사이의 에너지를 수반하여 fiber는 생체조직에 접촉한다. fiber는 저에서 중 정도의 속도로 생체조직을 절제한다. 물 스프레이를 사용하지 않고 fiber tip에 탄화된 응괴(凝塊)를 퇴적시킴으로써, 절단과 응고의 효율이 향상된다. 이러한 술식에서 에너지와 적용 시간의 변화에 의해 응고와 지혈을 완전하게 할 수 있다. 보다 높은 파워에 의한 자유계속 펄스 Nd:YAG 레이저도 이들과 마찬가지로 생체조직에 대한 작용을 핫칩 작용 없이 보다 고출력과 물 스프레이의 사용에 의해 할 수 있다.

파워 레벨의 변화에 의해 이들 모든 작용은 접촉 응용에서 달성이 가능하다. 연속파 Nd:YAG 기구도 이들과 마찬가지 결과를 중 정도의 파워 레벨, 형성 칩, 또는 사파이어 코팅 칩을 사용해서 실현할 수 있다. 형성 칩은 에너지를 칩의 형상에 따라 생체조직에 초점을 맞추거나 맞추지 않고 방향을 정한다. 한편 사파이어 코팅 칩은 레이저 에너지를 흡수해서 핫칩 작용을 발생시킨다. fiber는 레이저가 활동하고 있는 동안은 항상 생체조직에 접촉시켜야 한다. 그렇지 않으면 칩이 과열되어 분해된다. 파워 레벨과 칩 형상의 변화에 의해 모든 희망하는 생체조직에 대한 작용이 발생 가능하다.

비접촉 응용에 사용되는 연속파 Nd:YAG 레이저 에너지, 특히 피복이 없는 fiber 응용의 구강내에서의 적용은 추천하지 않는다. 이들의 응용에 대해서는 피부 투과 심도와 조사량이 의미있게 증가해서, 바람직하지 않은 생체조직 작용의 발생을 일으킬 가능성이 있다.

치과용으로 사용이 가능한 많은 종류의 Nd:YAG 레이저 기구와 술자의 선택에 의거한 적용 가능한 많은 종류의 외과적 술식이 존재하는 것이다.

3. 연조직 적용

Nd:YAG 레이저에 관한 문헌의 대부분은 연조직 처치에 대한 것이다. 처음에 Nd:YAG는 병소가 있는 조직의 제거를 위해 사용하였으나, 최근에는 광 fiber, 직접 접촉 출력장치의 개발에 수반해서 제거뿐만 아니라, 매우 낮은 파워로 멸균이나 밀봉까지 가능해졌다. 치료를 위해 항상 최소의 에너지 총량으로 공급해야 하므로 최소한의 에너지로 일련의 처치를 시행할 수 있는 그 기능은 자유 계속 펄스 Nd:YAG 레이저의 독특하고도 우수한 특징이다.

Nd:YAG 레이저 (파장 1,064nm)는 접촉성 광섬유로 치과의 연조직의 다양한 절제에 응용되고, 주로 심부 조직의 응고나 외과적인 처치 및 광범위한 부분의 산란, 근관치료 및 치아우식증의 치료에 많이 이용할 수 있다. Nd:YAG 레이저의 특징으로 제일 먼저 들 수 있는 것은 파장이 짧다는 것, 일정한 색소(황색)에 흡수되기 쉽다는 점이 있다.

세포내의 단백질에 흡수되는 것으로 알려져 있으며, 멜라닌과 같은 색소가 존재하는 부위에 더욱 더 효과적으로 작용한다. 즉 광열효과로 연조직의 응고, 기화, 지혈, 절제 등을 초래한다. 광섬유로 빛을 전달하던 방식은 접촉형으로 주로 치과에 사용되고, 비접촉형으로도 사용된다. 출혈이 없이 조직을 절단하고 소작을 동시에 시행할 수 있어 사용 범위가 넓다. 3-35W 범위로 구강내 연조직에는 5-6W, pluse는 100 Hz 이하이다. 치관연장술, 치은절제술, 치은성형술, 치은소파술, 소대절제술, 혈관종 및 화농성육아종의 제거, 티타늄의 치과용 합금 등에 사용된다.

의과에서 Nd:YAG 레이저는 외과영역에서 신경, 작은 혈관, 피부의 결합에 사용되고 있다.

4. 레이저와 경조직 적용

1977년 Adrian 등이 붉은 털 원숭이의 치수에 대한 Nd:YAG 레이저의 작용을 연구했다. 연구자들은 레이저의 사용에 있어 장래에 희망적인 결과를 보고하였다. CO_2 레이저가 경조직에 대해 가진 것과 마찬가지로 Nd:YAG 레이저가 양호한 효과를 나타냈기 때문에 경조직에 대한 연구가 계속되었다.

Er:YAG, Er, Cr:YSGG, Nd:YAG, 그리고 엑시머 등 현재 사용되는 레이저 장치는 몇 가지 용법에서 치과용 드릴을 대체할 잠재적 가능성이 있다는 것을 예측하는 많은 연구가 시행되고 있다.그러나 아직 속도면에서는 터빈을 능가하지 못하고, 또 치아 형성은 할 수 없다. 그러나 치아 경조직에 대한 레이저의 잠재적인 임상 응용이 가능한 증례에는 치아우식증 진단, 예방, 제거, 에나멜질, 상아질 그리고 골의 절삭, 상아질 탈 감작, 에나멜질의 에칭 등이 있으며, 골 성형이나 골 절제에도 응용이 가능하고, 레이저의 치료학적 사용은 치과학의 많은 면에서 특히 구강악안면외과, 치주학 그리고 보존학에서 효과적일 것이다.

상아질, 에나멜질에 대한 투과성을 비교하면 CO_2레이저와 Er:YAG 레이저의 경우에는 상아질의 표층에 100% 흡수되기 때문에 심부로 투과되지 않는다. 그러나 Nd:YAG 레이저는 약45% 투과하는 것으로 알려져 있다.

많은 조직학적 연구들에서 치아 경조직 치료에서의 Nd:YAG 레이저 사용시의 작용과 부작용에 대해 보고하였다. 펄스 Nd:YAG 레이저 조사의 조직 제거는 비효과적으로 생각된다. Nd:YAG 레이저 조사는 HA에 대한 것과 마찬가지로 물에 대해 낮은 흡수도를 나타낸다. 따라서 레이저 파워는 에나멜질과 상아질을 통해 확산되고 최종적으로 치수를 가열한다. 상아질에서는 저펄스 에너지를 사용한 경우라도 레이저 충격을 받을 경우에는 파편과 탄화 존이 괴사 영역에 둘러싸인다. 100mJ/펄스의 역치를 초과해서 사용되는 경우에는 마이크로 크랙이 나타나며,부작용의 정도와 범위(탄화, 괴사, 그리고 마이크로 크랙의 영역)는 예측하기 어렵다.

5. LLLT로의 적용

Nd:YAG 레이저는 생체조직 표면에서의 흡수가 적고, 내부에 침투 및 산란되기 때문에 조직에 깊이 도달하는 성질이 있다. 또 레이저 광의 특징으로 거리의 제곱에 비례해서 그 에너지 레벨이 감소되기 때문에, 피부에서 10cm 정도 떨어져서(defocused)사용함으로써 LLLT로서의 응용도 가능하다. 관절낭 바깥쪽은 해부학적으로 피부 표면보다 안쪽으로 약 20mm인 곳에 위치한다고 보고 있다. 악관절 내의 병변에 대한 LLLT의 응용에서는 He-Ne 레이저 등과 비교해서 조직에 깊이 도달하는 성격이 있는 Nd:YAG 레이저의 경우에는 레이저 광이 도달되기 쉽다.

6. 레이저 조작에 영향을 주는 변동 요소

레이저의 변동 요소는 파장, 펄스 계속 기간, 펄스 당 에너지 그리고 출력장치 등이 있다. Nd:YAG 레이저는 전자 스펙터 상의 1,064nm에 위치하고 있다. Nd:YAG 레이저에 대해서는 연속파와 펄스 레이저 빔을 명확하게 구별해야 한다. 연속 빔이란 레이저 에너지의 양에 변동이 없다는 것을 의미한다. 레이저는 전구처럼 ON이나 OFF이다. 오늘날 제조업체들은 빔을 차단하여 절반의 시간만 에너지가 전달되는 50%의 반복 주기를 달성했다. 이들 연속이나 차폐 펄스 레이저에서는 최대 출력, 평균 출력 그리고 총 출력은 모두 같은 규모이다.

펄스 레이저는 사용 방식에서 상당히 다르다. 최대 출력은 평균 파워보다 몇 배 더 높다. 최대 파워가 평균 파워보다 1,000배나 높으므로 매우 높은 스파이크가 존재하며, 비교적 긴 휴지 기간이 있다. 각 펄스를 위한 시간인 펄스 폭은 다른 펄스를 가진 Nd:YAG 레이저 사이에서 90~800초까지 변동된 이 기술의 중요한 구성 요소이다. 계속되는 짧은 기간은 긴 휴지 기간을 가능하게 하고, 그것은 때로는 국소 마취를 필요 없도록 한다.

매초 당 펄스의 수는 펄스 Nd:YAG에서의 중요한 변동 요소의 하나이다. 높은 반복율(다양한 장치에 의해 10~100Hz)에 의해 각 펄스의 최대 출력을 매우 높게 할 수 있으므로, 매우 낮은 출력 설정에서 보다 원활한 절단이 가능하게 된다.

좋은 예로 레이저 펄스는 복싱과 비슷하다고 한다. 레이저는 펄스 당 높은 에너지

(200~300mJ/펄스)를 가져서, 녹아웃 펀치처럼 대량의 조직을 제거할 수 있다. 또는 잽의 연타처럼 낮은 에너지(30~50mJ/펄스)의 타격을 줄 수도 있다. 이 점에 대한 임상적 의의는 다음과 같은 것이다.

즉 술자는 높은 출력이나 높은 펄스 비율 사이에서 어떤 범위의 선택을 할지 결정할 수 있어, 수술을 시행하는 조직 타입에 따라서는 이들 옵션을 선택할 수 있다. 절단 과정에서의 조직학적 평가와 온도 측정은 레이저 시술자가 출력뿐만 아니라 반복율도 증가시킬 수 있는데, 양쪽을 동시에 증가할 수는 없다(White 등, 1992).

7. 접촉 모드와 비접촉 모드

오늘날 치과에서는 두가지 출력의 레이저 모드가 있다. 즉 가장 일반적인 것으로 광 fiber 출력 레이저(네오디뮴, 아르곤, 반도체 그리고 Ho-Nd)를 사용한 접촉 모드와 시선, 조준해서 발사하는 다관절 암 또는 도파관에 의한 비접촉 출력(CO_2 레이저와 Erbium 레이저)로 나뉜다. Er:YAG 레이저는 접촉, 비접촉 모두 가능하다. 접촉 출력의 경우에 fiber tip은 제거할 조직상에 직접 위치한다. 이로써 특정 출력에서의 반사를 감소시킨다. 결정체 출력장치에 대해서 fiber는 다양한 폭을 가진다.

직경이 작을수록 표면당 intensity는 커진다. 조직으로부터 광섬유가 멀수록, 빔의 직경은 커지고, 표면 intensity는 낮아진다. 빔 전달장치의 움직임이 빨라질수록 그 에너지는 노출 표면에 더 약하게 전달되고, 제거 효과는 감소된다. 이러한 연관성으로 인해 모든 레이저 parameter는 상대적인 가치를 갖는다.

Nd:YAG 레이저는 조직과 접촉될 수 있다. 이는 빔이 target tissue에 직접 접촉되는 것을 의미한다. 만약 레이저가 비접촉 모드의 위치에 있으면 그 만큼 표면 intensity는 낮아질 것이다. 이런 경우 레이저로 치료한 표면에 붉은 빔에 의해 확실하게 표시된다. 적색 빔이 관찰되는 표면은 레이저 빔에 의해 영향을 받을 것이다.

대부분의 제조회사는 100~600까지의 결정체 직경을 준비하고 있다. 보다 직경이 작을수록 높은 에너지 밀도, 보다 빠른 절단 그리고 보다 많은 열을 얻을 수 있다. 보다 큰 직경을 사용하면 보다 빨리 작동하므로, 보다 넓은 면적을 덮기 위해서는 보다 많은 에너지가 필요하게 된다. 따라서 직경의 다양화를 통해 근관치료 및 치주질환 처치시 용이하게 한다. 마지막 변동 요소는 장치가 방사하는 총 출력이다. 고 펄스 비율 장치에서는 펄스당 출력량(mJ로 계측)이 우선시 되므로 이것은 별로 중요하지 않은 변동 요소이다. 그러나 그렇더라도 총 출력량은 기록되어야 한다.

범위는 3~3.5W의 최대치며, 완벽을 기하기 위해 펄스 레이트의 범위는 10~100Hz로 한다. 임상가는 각 레이저 장치의 출력장치, 파워, 그리고 반복 범위에 대해 숙지하고 있어야 한다.구강내 연조직 절제를 위해서 파워는 6W 이상 필요로 하지 않으며, 반복율은 100Hz 이상에서는 시행하지 않는다.

8. Nd:YAG 레이저의 장점

Nd:YAG 레이저의 광 fiber 접촉 칩은 그 술식을 습득하면 때로 마취를 하지 않고 절단과 소작(燒灼)(지혈)을 동시에 할 수 있다. 하나의 기자재에서 지혈과 외과적 정밀함을 동시에 얻을 수 있는 점은 Nd:YAG 레이저의 큰 장점의 하나인 것이다. 이로써 한번에 절개와 소작(또는 마취)을 시행할 수 있다.

증례 1 flabby tissue 제거술

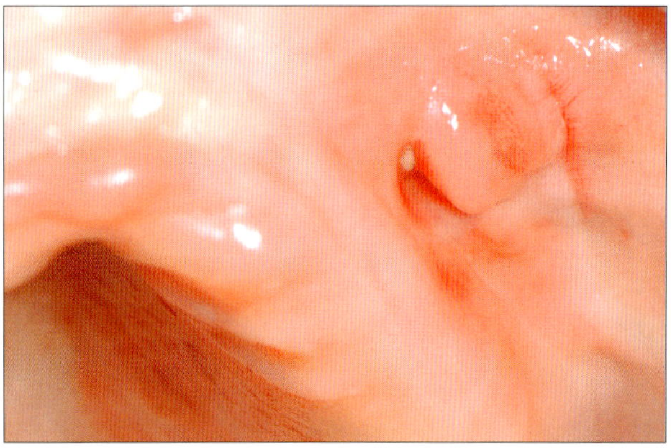

그림 1

수술전 구강내 소견

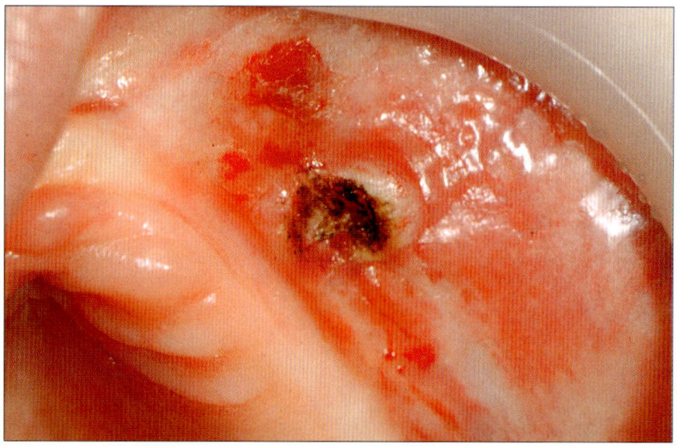

그림 2

국소마취후 Nd:YAG 레이저(3W)를 이용한 수술시 구강내 소견으로, 치은 증식부위에 레이저를 조사하고, 시술부위에 재조사한다.

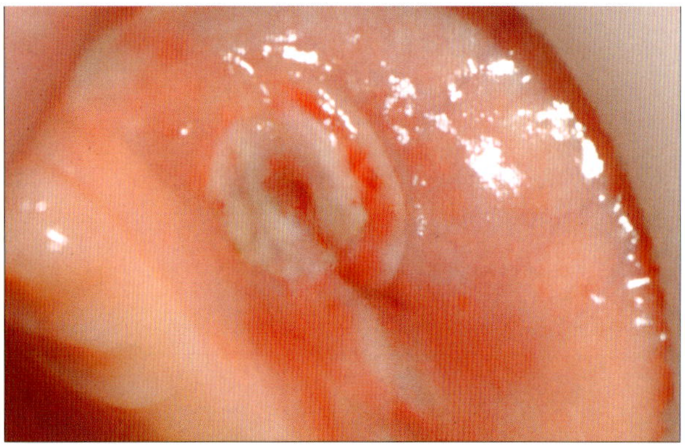

그림 3

수술 1주후 구강내 소견

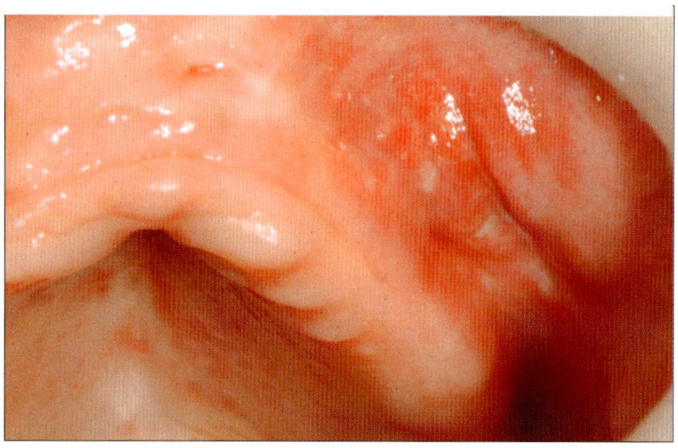

그림 4

수술 3달후 구강내 소견

Nd:YAG 레이저를 이용한 증례는 그림 1에서 그림 11에 제시되고 있다.

환자의 불안감 해소는 Nd:YAG 레이저의 또 하나의 장점이다. 레이저가 환자와 치과의사에게 인기가 있는 이유 중 하나는 출혈과 멸균에 대한 걱정을 많이 감소할 수 있다는 것이다.

심질환 치료제의 일반적인 부작용에는 치은 증식이 있다. Nd:YAG 펄스 레이저는 출혈이나 동통을 수반하지 않고 과잉조직을 제거하는 것을 가능하게 할 뿐만 아니라 약제 투여가 필요없는 장점도 있다.

증례 2 치은성형술

Nd:YAG 레이저로 변연치은을 제거하는 경우의 장점으로는 무마취하에서 할 수 있으므로 과조사의 예방이 가능하며, 지혈과 치은의 제거를 동시에 할 수 있으며, 수술후의 동통, 발적, 종창이 적다는 점, 증산 절제된 부위의 회복이 빠르다는 점 등이 있다. 제거할 부위에 tip을 접촉시켜 제거한다. 레이저의 조사조건은 보통 2W, 20pps를 기준으로 시행하며, 급한 경우에는 에너지를 강하게 한다.

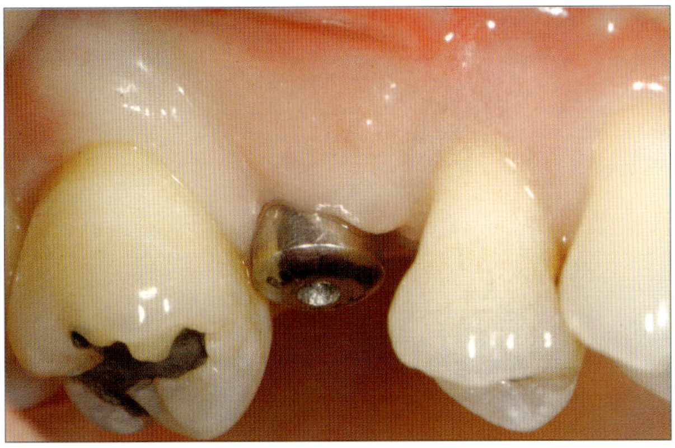

그림 5

수술전 구강내 소견 그림

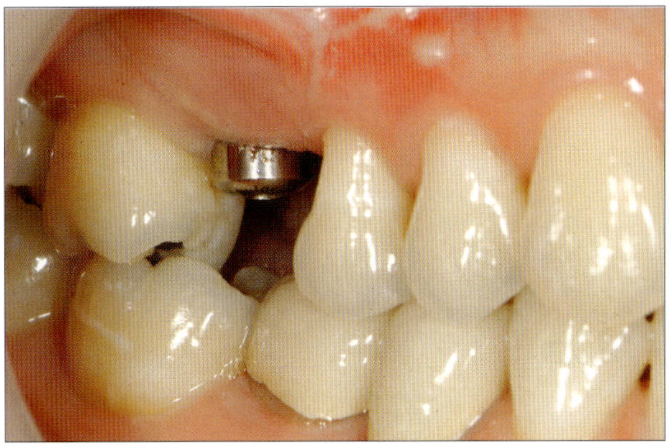

그림 6

수술 1주후 구강내 소견

9. 치주 질환 치료에서의 Nd:YAG 레이저

Nd:YAG 레이저는 치주 질환 처치에 사용할 수 있다. 치은절제술, 치은성형술, 치관연장술에 매우 효과적이다.

대부분의 Nd:YAG 레이저에 대해 파워 설정에 상관없이 피복이 없는 fiber는 치은열 또는 치주낭 기저부에 위치해서는 안된다. 변연 하방 절개, 광범위한 골 수술 또는 골 제거가 필요한 경우에는 골조직을 효율적으로 제거하는 능력이 없다는 점, 그리고

증례 3 농양 처치를 위해 레이저를 이용한 배농

접촉 조사법을 사용할 경우에는 보통 2W, 20pps로 시행한다. 통증이 없으면 출력을 올리며, 출혈이나 배농될 때까지 시행할 필요는 없다. 며칠후 염증은 경감된다.

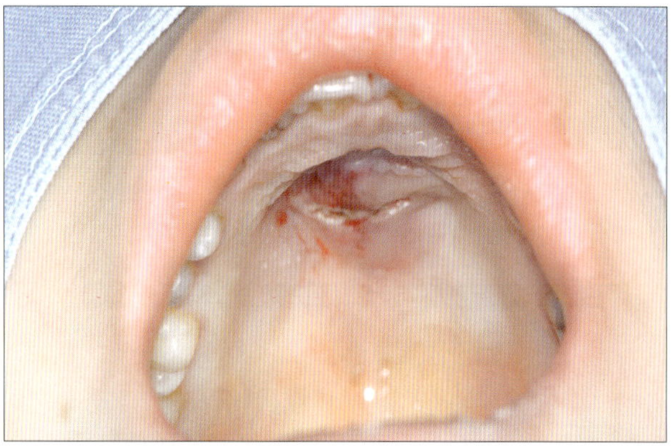

그림 7

구개부에 형성된 농양 그림

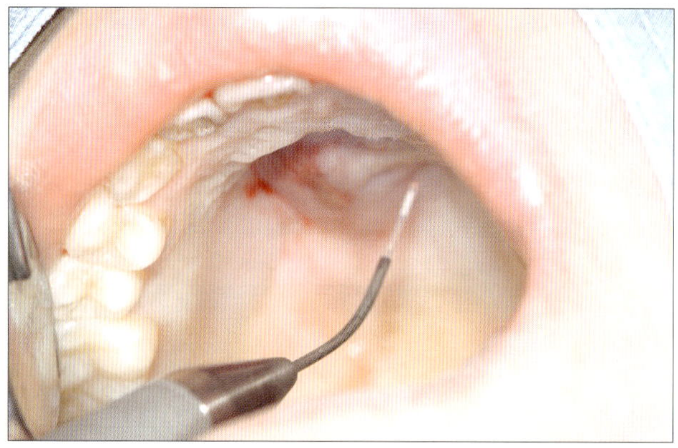

그림 8

국소마취후 Nd:YAG 레이저(3W)를 이용한 수술시 구강내 소견

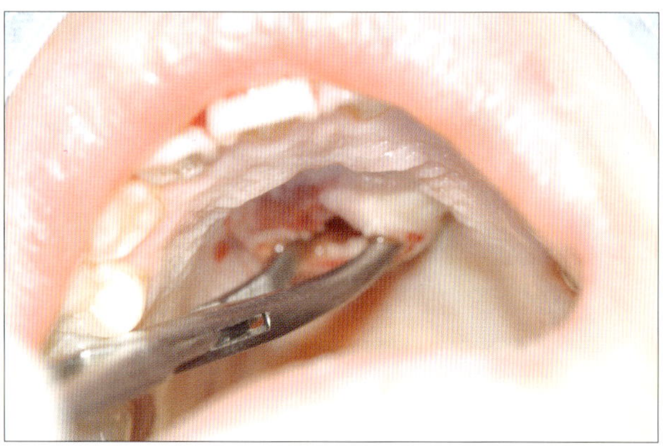

그림 9

hemostat를 이용한 dissection 시행

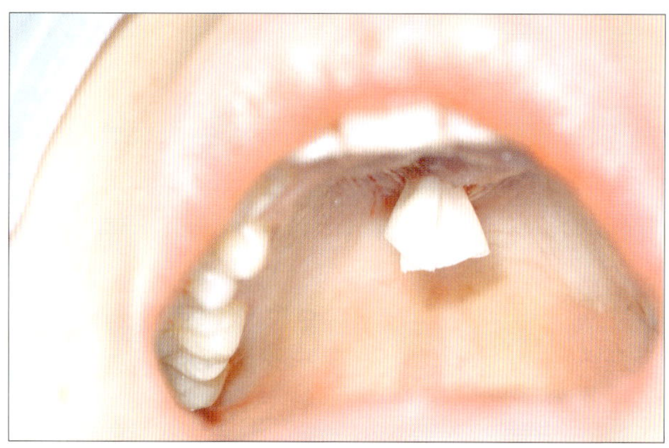

그림 10

rubber drain을 삽입한 후 구강내 소견

골 조직을 깊이 투과하여 가열하는 경향 때문에 골의 부골형성을 일으킬 가능성이 있으므로 레이저 사용은 추천할 수 없다. 그러나 Nd:YAG 레이저는 치은 절제에 대해서는 매우 효과적이다. 치은 절제를 시행하는 경우에는 제거할 조직의 깊이에서 fiber tip을 접촉한다.

또한 임상 치관연장술에도 응용할 수 있다. 과잉 조직이 임상적 치관을 덮고 있는 경우 그리고 임상적 치관이 해부적 치관보다 짧은 경우, 레이저를 이용하여 제거할 수

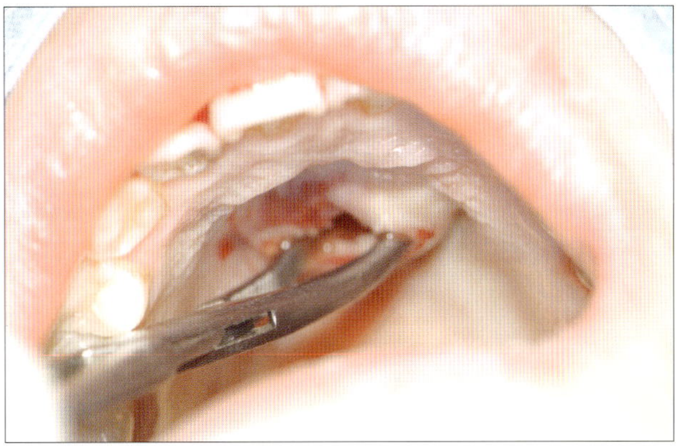

그림 11

rubber drain을 고정한 후 구강내 소견

있다. 만일 임상적 치관과 해부적 치관이 같고, 또한 치관 연장이 필요한 경우에는 치은 변연 하방의 절개를 통한 치관연장술이나 골성형술이 필요하다.

치과계는 향후 몇 년 동안 레이저의 대규모 보급을 보게 될 것이다. 연구 경과와 임상 경험이 증가하고 치과에서의 레이저 사용 가능성도 계속 확대될 것이다. 레이저와 생체 재료의 장래 연구에 의하면, 레이저를 절개에 사용하고, 피판 거상, 그리고 레이저에 의한 탈 과립을 하는 것은 생각할 수 없는 일은 아니다. 피판 거상은 올바른 위치에 놓기 위해 레이저 용접을 하고, 그에 의해 봉합을 없애고 정확한 피판의 위치 결정을 가능하게 할 수 있다.

접촉 조사법을 사용할 경우에는 보통 2W, 20pps로 시행한다. 통증이 없으면 출력을 올리며, 출혈이나 배농될 때까지 시행할 필요는 없다. 며칠 후 염증은 경감된다.

10

CHAPTER

레이저의 임상 응용 : Er:YAG 레이저를 이용한 치료

10 CHAPTER 레이저의 임상 응용 : Er:YAG 레이저를 이용한 치료

1. Er:YAG 레이저

석회화된 조직에서의 열 물리적 작용은 Er:YAG 레이저에 의해 얻을 수 있다. 이전에 몇 가지 Er:YAG 레이저를 사용한 연구에 관한 많은 논문이 보고되었는데, 다른 레이저 시스템과 다르다는 것을 이해할 수 있다.

예를 들면, 와동이 형성될 때 생기는 미소 폭발은 1발의 레이저 조사에서는 50㎛의 상아질 제거가 가능하고, 비 접촉에서는 150~350mJ/펄스의 범위에서 충분히 형성할 수 있다. 통상적인 삭제 기구와 비교하면 에나멜질에서는 약 2배 이상의 시간이 걸리는데, 그 효과를 생각하면 일상적인 치료에서 적용할 수 있을 것이다.

펄스 모드의 Er:YAG 레이저 조사는 조직 제거를 위한 미소한 폭발을 일으키게 된다. 물의 온도가 급격히 상승하면 에나멜질이나 상아질을 제거하기 위한 증기압이 조직 분자의 방출과 미소한 폭발을 발생시킨다. 이 점에서 레이저는 경조직에 대해 요철이 있는 벽을 수반한 분화구(crater) 모양의 결손을 발생시킨다. 온도 변화가 가해지면 엷은 물로 덮인 증례는 약간의 온도 상승만 발생하고(5℃ 정도), 치수의 불가역적 변화를 일으키지 않는다.

Er:YAG 레이저는 물에 대한 흡수 특성이 높아 그 흡수율은 탄산가스 레이저의 약 10배이다. 따라서 생체조직에 조사하는 경우에는 극히 표층에서 모든 에너지가 흡수되어 열의 확산이 거의 없다. 이 때문에 예리한 절개를 할 수 있는 반면, 응고 층의 형성이 적고 지혈 능력이 약하다. 그러나 주위에 대한 열 영향도 거의 없기 때문에 레이저 조사 조직의 치유는 모든 레이저 중에서 가장 빠르다. 현재는 펄스파 발진뿐이며 연속파의 개발이 진행중이다.

즉 경조직 뿐만 아니라 연조직의 절개도 가능하며 그 속도는 비교적 빠른 편이다.

1) Er:YAG 레이저의 외과적인 특성

Er:YAG는 2,960nm의 파장이 있으며, 비 접촉, 접촉의 양기능을 가진 레이저이며 치은의 절제, 골의 제거 등에 사용된다. 수분 흡수율이 높아 water spray 없이 치은 절개를 할 수 있고, water spray와 함께 골을 제거할 수 있다. 에너지 축적이 적어 양호한 경과를 나타낸다. non-water spray에서 약 250mJ,15Hz로 구강 내 연조직에 접촉해서 놓인 경우, 중정도의 속도로 생체 연조직을 절제할 수 있다. 경조직에서 비 접촉인 것도 연조직에서는 접촉 모드로 자를 수 있는 것이 대부분이다. 또 water spray가 없는 조사는 지혈 작용이 있다. 특히 연조직에서는 그 효과가 충분하다. 연조직뿐만이 아니라 골과 같은 경조직에서는 부골(腐骨)을 만들지 않기 위해 water spray가 필요하다. 이전에는 주파수가 낮아 10Hz 이하에서 시술했던 것에 반해, 현재는 25Hz 이상인 제품이 출품되어 그 제거 속도는 빨라지고 있다.

1988년의 연구에서 치아 경조직에 대한 Er:YAG 레이저의 적용에서 치아우식증 병소와 마찬가지로 건강한 조직의 효과적인 제거가 주위 경조직에 대한 열 손상을 수반하지 않고 가능하다고 제시되었다. 그 후 치아 조직의 제거에 대한 온도 작용, 치수에 대한 손상 가능성, 구강 점막의 레이저 절제, 골절단술 등의 다양한 연구가 시행되었다. In vitro, 동물실험, 그리고 Er:YAG 레이저를 사용한 임상연구나 그 적응과 가능성의 개관, 다른 레이저 장치와 비교한 경우의 차이가 그 후에 계속 시행되어 왔다.

2) 조직의 광학적 특성과 파장 한정성

각각 다른 광 흡수 특성을 가지고 매우 다양한 세포 성분과 조직액으로 구성된 복합적인 생체 조직에서, 특정 레이저 방사 작용을 예측하는 것은 처음에는 문제가 많을 것으로 생각될지도 모른다. 다행스럽게도 구강 내 연조직은 대부분이 물로 구성되어 있고, 그것은 Er:YAG나 CO_2와 같은 적외선 스펙터 내에서의 레이저 방사를 주로 제어하는 것이다.

이것은 2.94㎛나 10.6㎛ 파장에서의 Er:YAG나 CO_2 레이저 에너지가 조직액에 의해 매우 효율적으로 흡수되고, 또한 표면이하에는 거의 투과되지 않는다는 것을 의미한다.

에나멜질, 상아질, 골질과 같은 구강 내의 경조직과 합성 수산화인회석의 분광 사진기에 의한 분석에 의해, 몇 가지 흥미로운 사실이 밝혀졌다. 수산화인회석은 에나멜질, 상아질과 골질의 천연 구성물질로, 4종류 물질의 흡수, 투과와 산란의 spectrograph 의비교는 순 합성 물질과 생체 물질 사이에는 현저한 비상사 성이 밝혀졌다. 이들의 차이는 생체 물질 사이에서의 수산화인회석의 비율(%) 구성의 변동에 부분적으로 기인하거나, 그것들의 광학적 양식에 영향을 주는 다른 연조직에 의한 것이라고 생각된다. 에나멜 로드와 상아 세관(細管) 방향과 관련된 어떤 종류의 구조적 또는 형태학적인 상호 작용이 중요하다고 보는 것이다.

에나멜질, 상아질과 골질의 spectrograph의 비교에 의해 이루어진 관찰에서는 세 가지 생체 재료 전부가 Thulium, 즉 YAG 레이저의 방출 파장과 일치하는 2,000nm 영역에서 흡수, 투과와 산란에 대해 양호한 특성을 나타냈다. 이 레이저는 경조직에 대한 상호작용과 광 파이버를 통해 전달(출력)할 수 있는 보다 양호한 능력에서 치아 경조직에 대한 보다 이상적인 파장이라고 증명될지도 모른다.

대부분의 외과용 레이저 장치는 연속 조사 또는 펄스 조사 모드 양쪽으로 레이저 수술을 시행할 수 있다. 연속 모드에서는 레이저 빔과 제어장치나 풋 페달이 눌려져 있는 동안은 광 에너지가 일정한 흐름으로 방출된다. 펄스 모드에서는 시술자가 선택하는 간격과 조사 기간에 맞춰 에너지 파열 등의 형태로 빔을 방출하는 것이다. 펄스의 목적은 유발된 열 스트레스에서 조직이 회복하기 위해 극히 짧은 냉각기간을 설정하는 데 있다. 펄스의 간격이나 조사 기간, 그리고 펄스 반복률(PRR; pulse repetitionrate)의 적절한 선택에 의해 외과적 처치 중의 2차적인 조직 손상의 범위를 제한하는 것이 가능하다.

3) 구강 내 연조직 제거

Er:YAG 레이저는 과형성 치은 조직, 치주 수술, 구강 점막 또는 피부의 큰 양성 병소 제거 등과 같은 봉합에 의한 폐창(閉創)을 수반하지 않는 연조직 수술에 대한 적응증이 된다. 구강점막의 전암 또는 암 성질 형성 이상의 제거에 관해 창상 치유의 지연은 2차적인 중요성을 가진다. 이들은 연속파 CO_2나 Nd:YAG 레이저 증산의 적응증인 것이다.

조사거리 4mm에서 환자에 Er:YAG 레이저를 조사한 보고에 의하면 증산 양이 적어 에너지가 높아져도 탄산가스 레이저처럼 현저한 원추상 증산으로는 되지 않는다. 또한 표면에 얇은 막(응고층)이 형성되고, 조사 중심부는 패일 정도이다.

조사 후의 온도 변화를 온도 기록법(thermography)으로 관찰하면, 조사 직후부터의 온도 하강은 탄산가스 레이저보다 빠르고, 또한 조사면 표층을 제외하고 거의 온도 변화를 볼 수 없다. 즉 Er:YAG 레이저에서는 열의 영향을 받는 것은 표층만이며,심부에 대한 영향은 볼 수 없다.

Er:YAG 레이저의 특징에서 레이저를 디포커스에 구석구석까지 움직이면서 조사하면 매우 얇은 막을 만들 수 있다. 그 두께는 대략 10~20㎛ 정도이다. 이와 같이 표층에 얇은 막이 생긴다는 현상은 임상적으로 매우 중요하다. 왜냐하면 구내염이나 Aphtha의 동통 완화에 이 막이 효과를 나타내기 때문이다.

4) 치아 경조직 치료에서의 레이저

Er:YAG, Er, Cr:YSGG, Nd:YAG 그리고 excimer 등 현재 시판된 레이저 장치는 몇 가지 용법에서 치과용 드릴을 대체할 잠재적 가능성이 숨어 있다. 그러나 아직 속도에서는 터빈을 능가하지는 않고, 또 치아의 형성은 할 수 없다. 그러나 치아 경조직에 대한 레이저의 잠재적인 임상 응용 예는 치아우식증 검사, 예방, 제거, 에나멜질, 상아질, 그리고 골의 제거,상아질 탈 감작, 에나멜질의 에칭, 골 성형술이나 골 절제술에만 한정되지 않고 확대해 가는 경향이 있다. 레이저의 치료학적 사용은 치과학의 온갖 면에서 특히 근관치료학, 구강 외과, 치주병학, 그리고 보존학에서 유익할 것이다.

5) 레이저 절삭의 효율

Bur를 사용한 치아삭제는 치아 경조직을 처치하는 일반적인 방법이다. 따라서 많은 레이저 장치는 효율성, 부작용, 기술성 등에서 표준적인 절삭 방법과 비교되어야 한다.

치아 경조직 치료에서 레이저의 장점을 확정짓기 위해 효율이라는 요소가 이 기술을 치료법에 도입하기 위한 중요한 부분이 된다. 부작용에 대해서는 한정적인 요소로 가능하다. 따라서 효율과 부작용은 균형을 유지해야 한다.

2. 제거율

레이저에 의한 제거 효율을 결정하기 위해 크레이터 심도와 양의 소실에 대해 다양한 조건 하에서 연구가 이루어졌다. 최초의 크레이터 심도 계측에 의해 펄스 당 30㎛ 이상의 제거율이 건강한 경조직에 대해 달성할 수 있다.

제거 역치를 초과하면 조사 에너지에 대해 직선적으로 양적 상실이 증가하고 에나멜질 보다 상아질에 대해 보다 높다. 각 300mJ의 펄스에 대해서는 양적인 상실은 에나멜질에 대해 약 40㎍로 상아질에서는 2배였다.

기계적인 드릴과 비교해서 레이저를 이용한 에나멜질의 제거는 약 2배의 시간을 필요로 하는데, 만일 와동 형성이 광범위하지 않는 경우 임상에서 사용시 허용 범위 내에 있다.

3. 형태학

이전에 시행된 연속파 CO_2 레이저 또는 Nd:YAG 레이저와 같은 적외선을 이용한 레이저 장치에 대한 연구에서 탄화와 괴사 부위의 존재를 보고하였다. 이런 부위의 폭은 주로 흡수와 조사시간에 크게 연관되고 있다. CO_2 레이저와 Nd:YAG 레이저 적용 후의 균열과 용해 그리고 유리 모양의 표면은 증산 과정에 의해 생긴 고열의 흔적이다.

대조적으로 Er:YAG 레이저 적용 시에는 열 유도 변화는 상아질이 레이저 조사에 의해 건조된 경우의 갈색을 띤 녹색을 제외하고 관찰할 수 없다. 이러한 변색은 미세한 water spray로 치아 표면을 적심으로써 방지할 수 있다. 이러한 방식으로 Er:YAG 레이저 조사를 통해 주위 경조직의 날카로운 변연을 가진 명확한 윤곽의 와동을 형성할 수 있다. 그리고 용융이나 균열의 흔적은 발생시키지 않는다. 즉 주위 조직에 대한 심한 열 손상을 일으키게 하는 용융 과정은 발생하지 않는다.

4. 온도 측정

제거 효율과 정확한 조절 외에 레이저 치료에 의해 발생하는 온도 상승은 흥미의 대상이 된다. 최대 관측 온도는 조사 에너지와 반복율과 함께 상승하며, 반복율의 영향이 훨씬 현저하다. 100~300mJ의 에너지와 1~3Hz의 반복율에 의해 최고 온도는 10~25K의 범위로 증가한다. 이런 온도는 치수가 레이저 빔에 의해 개구된 바로 그때 진입 위치에서 기록된다. 동일한 설정의 실험에서 레이저 조사 중에 미세한 water spray를 사용한 경우, 상당 양의 온도가 감소한다는 것이 밝혀졌다. 최고 온도는 400mJ을 초과하는 에너지와 2Hz의 반복율이라도 5K로 한정할 수 있었다. Hoke 등(1990)과 Burkes 등(1992)의 연구에서도 같은 결과를 얻었다.

실제 임상에서는 와동 벽에 한정된 열작용은 작은 와동내보다 큰 와동내 측이 적다. 이 때문에 온도 상승은 치수 손상을 방지할 수 있다.

5. 치과용 충전재의 제거

레이저를 사용해서 몇 가지 치과용 충전물을 제거하는 것이 가능하다. 그러나 아말감의 경우 제거하는 동안에 발생하는 plume 속의 고 농도 수은 때문에 Er:YAG 레이저로 제거해서는 안 된다. 또한 금 충전물이나 세라믹 수복물도 마찬가지로 제거할 수 없다.

6. 동물실험

쥐를 사용한 최초의 동물실험으로 Er:YAG 레이저가 조사되는 동안의 치수의 생리학적 반응을 평가하는 연구를 시행한 결과, 루비, 연속파 CO_2, 그리고 Nd:YAG 레이저에서의 치아 경조직에 대한 조사 후에 결과로서 부분적이나 전체적 치수 괴사를 수반한 고온을 관찰할 수 있다. 석회화된 구조가 열 절연체처럼 작용하므로 치수가 열을 상아질과 에나멜질에 대량으로 전도(傳導)될 가능성은 없다. 그 때문에 상승하는 온도에 대한 치수반응은 치수 혈액의 충혈 반응이라는 결과를 낳는다. 이 활발화된 혈액 순환은

43~49℃ 사이의 온도 범위에서 가역적이다. 만일 49℃를 초과하면 불가역적인 치수 괴사가 발생한다. 그리고 치수 속의 온도 변화가 동통의 지각과 관련되는 것이다.

에나멜질 또는 상아질 표층의 레이저 조사 동안은 아무런 반응도 나타내지 않았다. 치수에 가까운 상아질과 상아 전질(前質) 존에 도달한 순간과 동시에 치수 혈액 류 감소가 관찰되었다. 이러한 감소는 몇 분 만에 가역적으로 된다.

신중하게 Er:YAG 레이저를 사용하는 경우에는 치수에 대한 열 손상은 발생하지 않는다는 결론을 낼 수 있다. 레이저를 사용한 치수절단은 단일 펄스 또는 짧은 펄스열을 사용하는 경우에는 치수의 응고와 같은 열 부작용을 수반하지 않고 시행할 수 있다.

7. 골 제거

치아와 마찬가지로 골의 석회화된 세포간질은 주로 수산화인회석으로 구성된다. 함유 수분과 수산화인회석의 존재가 골에서의 Er:YAG 레이저 광의 높은 흡수도의 원인이다. Er:YAG 레이저는 골 제거에 관해 극히 기대되는 잠재적인 가능성을 가진다는 보고가 있다. 열 부작용이 거의 없고 정밀하고도 효율적인 조직 제거는 이 레이저가 다른 레이저 장치와 비교해서 몇 가지 이점을 가지고 있다는 것을 시사하고 있다.

Er:YAG 레이저의 골절단술을 연속파 CO_2 레이저와 기계적인 bur를 사용한 경우와 비교 평가하기 위해 비글 개를 이용한 동물실험에서 Er:YAG 레이저 2, 4, 6, 그리고 8주일 후 처치를 받은 골 표본의 비탈회 절편의 조직학적 평가에서 변두리는 거의 조직 손상을 받지 않았다고 보고되었다. 창상 치유는 지연이 없고 기계적인 bur에 의한 골절단술 후의 2차적 골절단 치유와 유사했다. 대조적으로 연속파 CO_2 레이저 골절단술 후의 골 치유는 Small 등(1979)이나 Horch(1983)에 의한 것처럼 3~4주일간의 지연이 있다. 그러나 9.6㎛, 단(短) 펄스 모드에 의해 CO_2 레이저가 사용되는 경우의 치유 기간은 Er:YAG 레이저와 거의 같았다.

이러한 결과는 레이저에 따른 조직 제거 과정에 의해 설명이 가능하다. 연속파 CO_2 레이저에 의한 경우에는 증산 과정만이 골 제거를 일으키므로 절단 벽의 탄화와 결과적인 골 치유에서의 지연이 관찰된다. Er:YAG 레이저를 이용한 골절단술과정은 치아 경조직의 열 물리적 제거와 유사하다. Nelson(1989)은 연속파 CO_2 레이저 골절단술 후의 관찰과 유사한 Er:YAG 레이저에 의한 제거 후의 창상 치유의 지연을 보고했다.

8. 골에 대한 응용

실제 연조직 및 경조직에 대한 응용은 가능한데, 경조직에 관해서는 치아뿐만 아니라 골에 대한 치료도 최근 많아지고 있는 경향이 있다. 이전에는 Ho:YAG가 골에 대해 양호한 결과를 얻는다고 보아 그 평가도 높았으나, 구강 내에서의 응용이 적다는 점 등에서 현재 그 연구 및 임상 응용은 별로 이루어지고 있지 않다. 그러나 Er:YAG 레이저가 골에 대한 반응이 양호하여 실제로 임상 응용이 이루어지고 있다.

9. 결론과 전망

다른 레이저 장치와 비교해서 Er:YAG 레이저는 다양한 적응증을 갖는다. In vitro 실험과 동물실험에서 Er:YAG 레이저가 높은 효율과 인접 조직에 대한 열 손상을 주지 않고 치아우식증과 마찬가지로 건강한 치아 경조직의 제거에 사용할 수 있다는것을 보여주었다. 금관과 주조 충전물은 레이저 빔이 반사되므로 제거할 수 없으며, 세라믹에 대한 제거 작용도 관찰할 수 없다.

그러나 초기 또는 2차 치아우식증을 가진 대다수 환자의 경우 Er:YAG 레이저를 사용한 치료가 가능하다. 미소 순환 연구와 조직학적 연구와 임상 응용에 의하면 레이저를 이용한 와동 형성시 동통이 발생하지 않거나 약간의 동통만을 수반하여 가능하다는 결론을 얻을 수 있다.

치아우식증 요법에 관해 초기 치아우식증 병소에서의 와동 형성은 기계적 버를 사용하지 않고 가능하다. 2차 치아우식증 병소에서는 충전 재료는 처음에 버를 사용하여 제거한 후 그 후에 치아우식증 병소의 레이저 형성을 시행해야 한다.

또 Er:YAG 레이저는 우수한 골 치유 때문에 골절단술, 낭종 제거 또는 치근단절제술(apicoectomy)에 권장된다. 또 Er:YAG 레이저는 근관 치료를 위한 파이버 개발에 의해 치아내 치료에 사용이 시도되고 있다.

10. Er:YSGG 레이저

이 레이저는 1987년에 마르세유대학(프랑스)에서 개발되었고, 그 기전은 레이저 파워드 하이드로 키네틱(Laser Powered HydroKinetic System)이라 부른다.

이 개념은 water spray(평균 직경이 50~100μ으로 분무되어 분출되는 미세한 물방울) 속에 레이저 광을 조사해서, 물 분자의 에너지를 급격히 높여(미세한 물방울 3~5μ가 되고, 이러한 초미세한 물방울은 높은 운동 에너지를 발생한다.) 물 분자의 충돌에 의해 절삭하는 것이다. 이러한 과정이 조직을 자르는 기전에 매우 영향을 준다는 가설이 세워졌다. 즉 1-2m의 간격으로 물분자가 미소 폭발 효과를 발휘해서 절삭 및 열 등의 통증을 완화하는 물 자체의 효과를 끌어낸다.

Er, Cr:YSGG 레이저의 흡수 특성은 물 입자 속으로 광자에너지가 통과되어 여과된 많은 물 분자의 폭발 현상을 일으킨다는 점이다. 최적 절삭 존은 물 입자의 크기와 거의 동일하다.

또 air and water spray의 사용에 의해 치수에 영향을 주지않고, 치아의 삭제, 또 골 제거도 가능하다는 것이 밝혀지고 있다. 미국에서는 1998년에 FDA의 승인(근관 치료)을 받은 이후, 독일, 오스트레일리아에서도 뒤따라 승인이 이루어졌으며 많은 국가에서 사용되고 있다.

이 레이저는 Er=Erbium, Cr=Chronium, Y=Yttrium,S=Scandium, G=Garnet의 광물을 매질로 한 것이고, 파장 2.78㎛, 파워 0.0~6.0W, 펄스 20Hz, 그리고 고정 펄스 에너지 0~300mJ이다.

11. 경조직에서의 응용

치아 삭제에서 중요한 것은 치료 중 환자가 불쾌감을 느끼는지의 여부, 치수에 대한 영향 정도, 삭제 속도를 들 수 있다. 레이저는 마취 작용을 가진다고 해왔다. 그 효과는 치아에서는 와동 형성 시에는 가능해도 발수에서는 불가능한 정도로 보고, 표면 마취보다 약간 효과가 높다고 여겨졌다.

이러한 마취 작용이 생기는 이유는 레이저가 가진 침투성과 관련이 있다는 의견도 있는데, Loma Linda대학(미국)의 Jassc는 Er, Cr: YSGG로 치아 중앙에 있는 치은홈 부분에 칩을 넣어 조사하면 마취 작용이 발생해서 발수(拔髓)도 가능하다고 발표했다.

또 같은 레이저에서 연속파와 펄스를 비교하면 펄스 편이 그 발현 빈도가 높다는 것이 확인되고 있다. Matsumoto는 치아에서의 마취 작용을 뇌진탕과 같은 것으로 보고, 치수 뇌진(pulp concussion) 작용에 의해 야기되고 있다고 보았다.

또 그 외의 발현 이유로 오우(奧羽)대학의 Saito는 쥐의 신경세포에 레이저를 조사한 결과, 수상돌기가 일시적으로 퇴축해서 시냅스(synapse)의 전달이 차단되고, 그 때문에 탈 전위 상태가 일어나지 않아 활성 전위가 발생되지 않았다고 보아, 이 점에 의해 통증의 전달이 차단되었다는 결론에 이르렀다.

또 이러한 단절 상태는 레이저의 조사 시간에 비례해서 계속되고, 시간과 더불어 복귀한다는 것을 알게 되었다. 이와 같이 몇 가지 이유를 생각할 수 있는데, 사용되는 레이저의 매질이나 그 조사 방법 등이 다양한 각도로 검토되어야 할 것이다.

12. 구강악안면외과 영역에 대한 응용

근래에 들어 레이저를 구강악안면외과 처치에 사용하는 경우가 많아지고 있다. 치과에서의 병소 제거, 근관 치료에 대한 응용, 골의 성형, 제거, 임프란트 치료에 대한 응용, distraction의 응용 등 다양하다.

Tsuda는 레이저를 연조직 절제에 많이 사용하고 있는데, 그 이유는 많은 처치가 무마취로 가능하고, 수술 후의 경과가 좋기 때문이다(동통, 종양, 출혈은 거의 없고, 치유가 통상 증례와 비교해서 빠르다). 무마취에 관해서는 조사에 의해 점막 표층에 분포하는 신경 종말 부분을 열 변성시키거나 신경 말단이 수축함으로써 동통이 없고 절제 가능한 게 아닐까 생각된다.

또한 수술 후의 양호한 경과는 레이저가 가지는 LLLT(Low Level Laser Therapy) 효과, 즉 bio-stimulation 효과에 의한 것으로 보인다.

Tohi 등은 레이저 조사는 세포가 활성화된 직후의 자극이고,또 자극에 대응해서 산출되는 증식 제어 인자 등의 복수적 작용이 레이저의 치료 촉진 효과와 관계가 있다고 보았다. Abiko는 증식이나 분화와 관련된 mRNA가 레이저 조사 후에 발현된다고 보고했다. 또 2003년에 Dana Point에서 시행된 WCLI 대회에서 이탈리아의 베르나는 워터 레이저를 하악 대구치 부위의 골 절제시 응용해서, 그 유효한 임상 실적에 대해 기술했다.

그리고 그 이유로 종전 방법과 비교하는 경우에 환자가 소리에 대해 공포감을 가지지 않고, 통상적인 기구로 접근하는 것이 곤란한 부위에도 충분히 접근이 가능하고, 속도가 빠르며, 시술 후 동통이 거의 없다는 등이 있다.

이전보다 이런 종류의 수술은 전신 마취로 하는 경우도 많았으나, 현재 레이저 사용에 의해 침윤 마취로 하는 것이 충분히 가능해졌다. 향후 이 영역의 다양한 연구가 이루어져 그 사용도 증가될 것으로 생각된다.

Er, Cr:YSGG는 'Osseo-laser' 라 부르고 골에 대한 접근이 용이하다고 보고 있다. Tsuda는 distraction에 사용해서 그 경과를 관찰했는데, 수술 후의 부종, 동통이 적고 환자가 양호한 경과를 보였다고 보고하였다. 이는 시술 부위의 아파타이트나 수분에 반응할 뿐만 아니라, 발사되는 수분과도 반응해서 그 폭발력에 의해 골을 삭제하기 때문에 물로 절단함과 동시에 냉각으로 인해 손상을 줄이기 때문이라고 생각된다. 또 치은 절개에 대한 반응도 무마취로 할 수 있으며, 치유가 빠른 것이 실제로 증명되고 있다.

Er:YAG 레이저를 이용한 증례는 그림 1에서 그림 28에 제시되고 있다.

13. 진통, 소염 효과

1970년대 Master, Plog 등에 의해 연조직에 레이저를 조사하면 진통, 소염 효과가 나타난다는 것이 보고된 이래, 임상적으로 통증이 있는 부위에 레이저를 조사하면 동통이 감소하는 것이 밝혀져 지각 과민증 구내염, 의치에 의한 궤양, 악관절증의 동통 완화 등에 널리 응용되고 있다.

증례 1 치은성형술

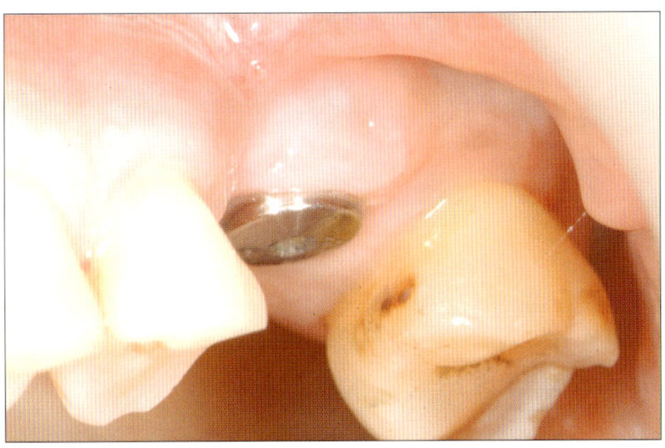

그림 1

수술전 구강내 소견

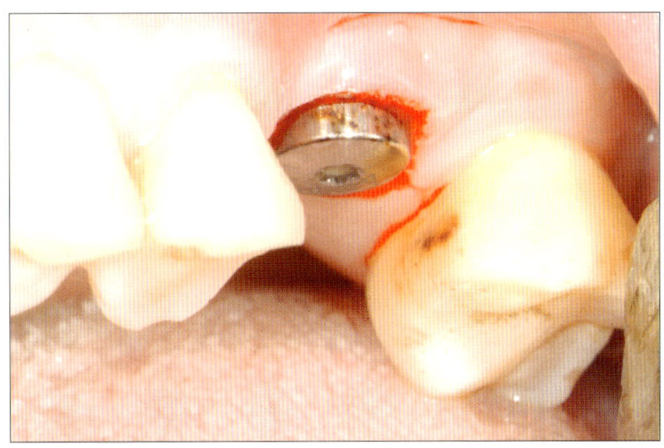

그림 2

국소마취 후 Er:YAG 레이저(2W)를 이용한 수술 후 구강내 소견

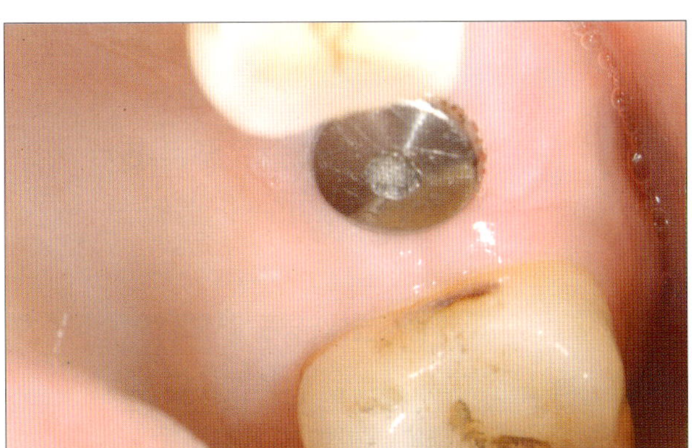

그림 3

수술 3주후 구강내 소견

증례 2 농양 처치를 위해 레이저를 이용한 배농

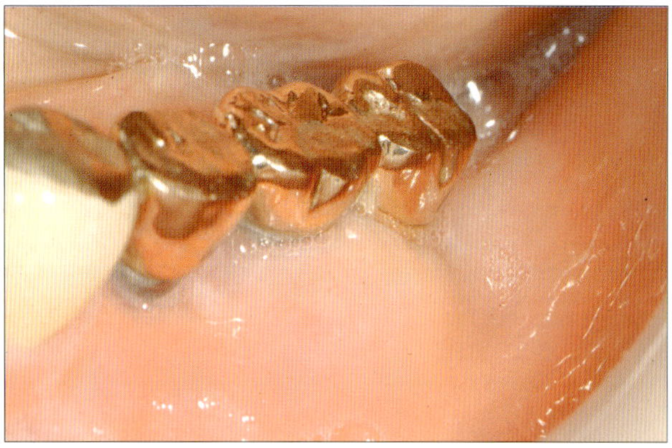

그림 4

좌측 하악 전정부에 형성된 농양. 수술 전 구강내 소견

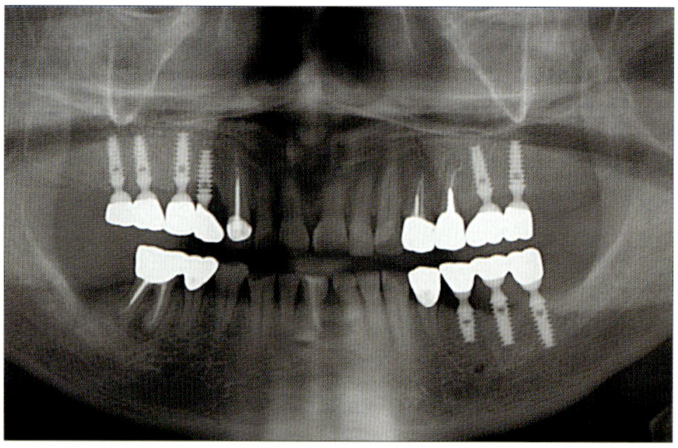

그림 5

수술 전 방사선 소견

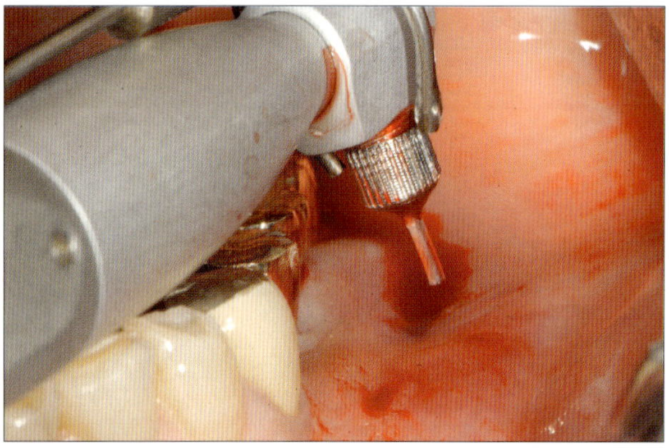

그림 6

국소마취 후 Er:YAG 레이저(2W)를 이용한 수술시 구강내 소견

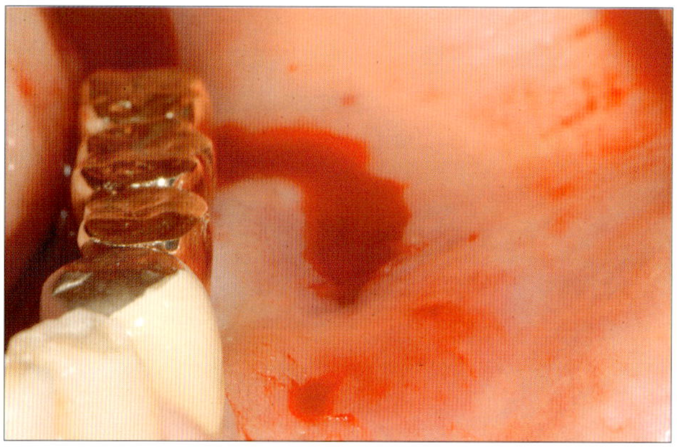

그림 7

Hemostat를 이용한 dissection 시행한 후 구강내 소견

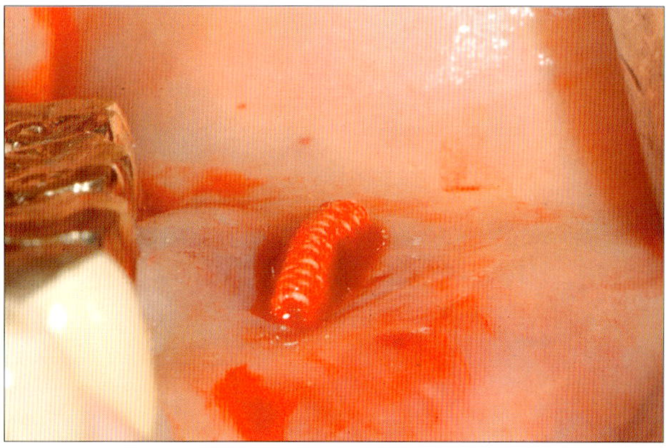

그림 8

Nu-gauze를 삽입한 후 구강내 소견

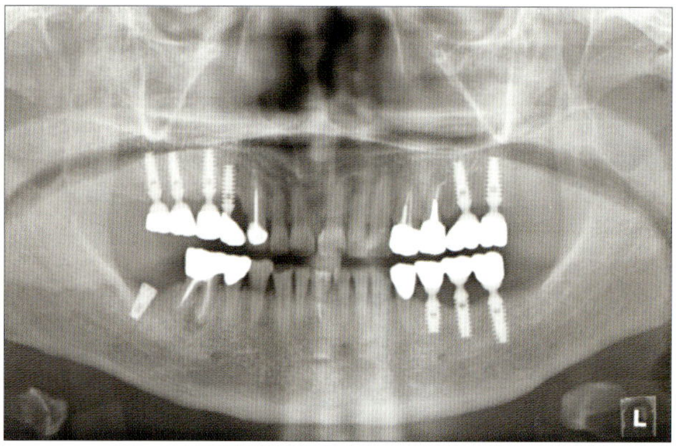

그림 9

수술 후 방사선 소견

증례 3 낭종 처치(조대술)를 위해 레이저를 이용

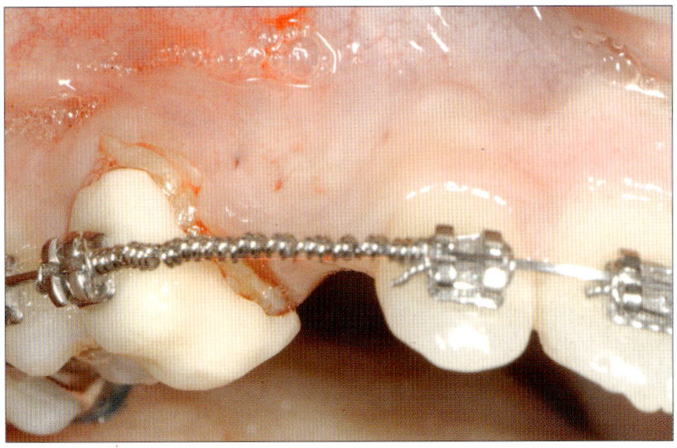

그림 10

수술전 구강내 소견

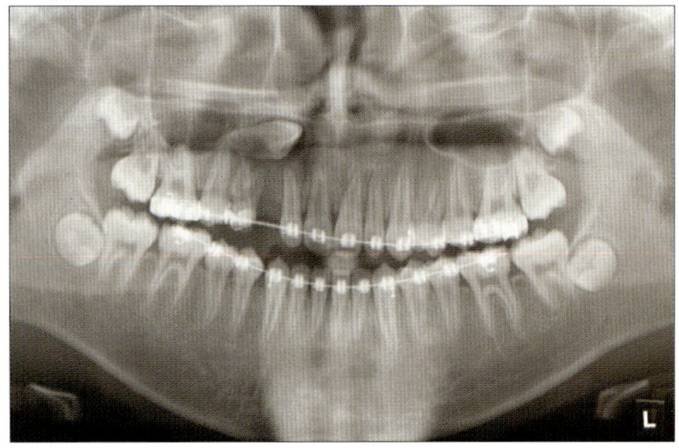

그림 11

수술 전 방사선 소견

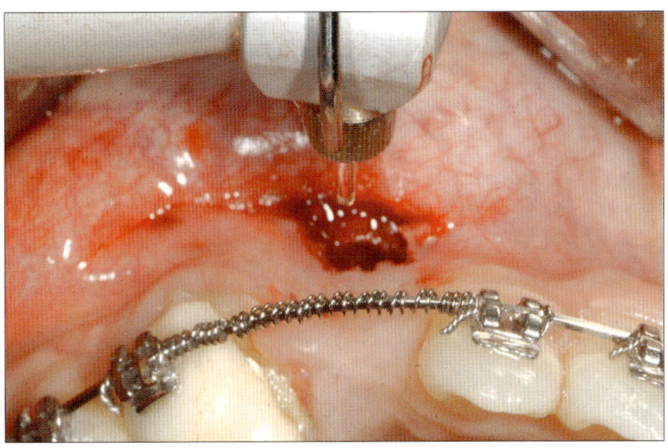

그림 12

국소마취 후 Er:YAG 레이저(2W)를 이용한
수술시 구강내 소견

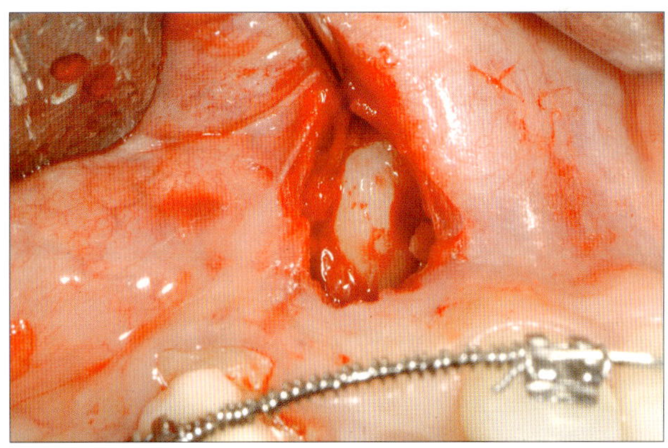

그림 13

수술시 구강내 소견

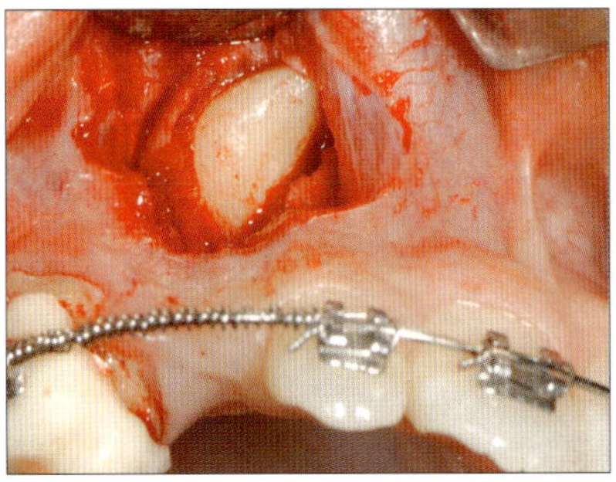

그림 14

수술시 구강내 소견

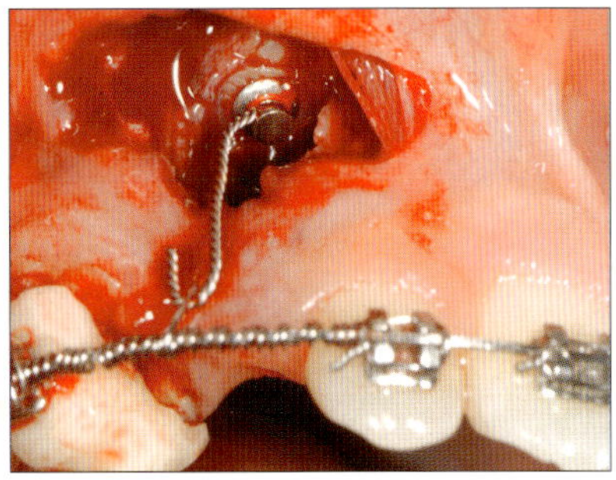

그림 15

수술시 구강내 소견

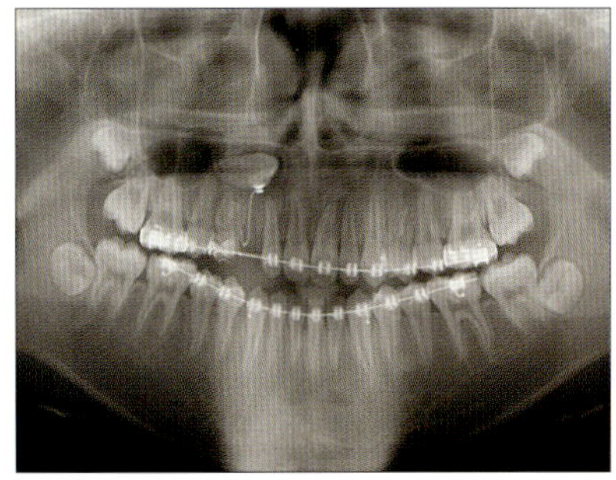

그림 16

수술후 방사선 소견

증례 4 상악동 골이식술을 위해 레이저를 이용

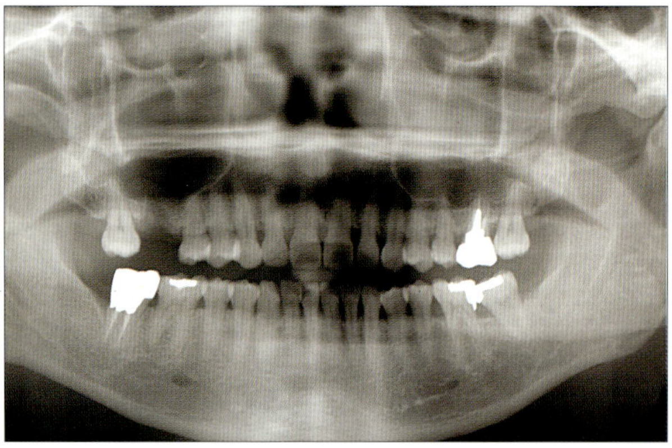

그림 17

우측 상악동 거상술전의 방사선 소견

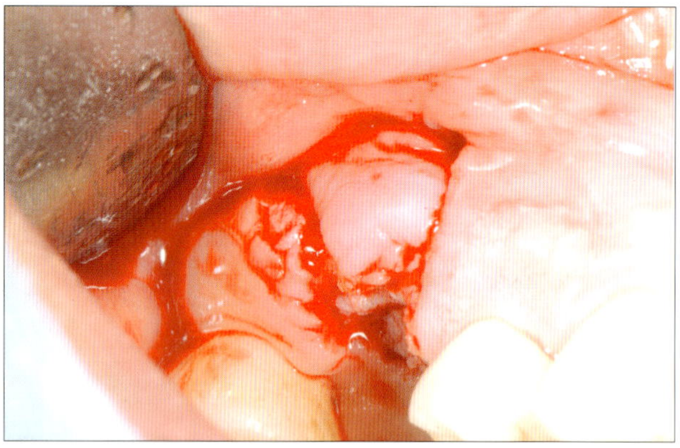

그림 18

절개 후 구강내 소견

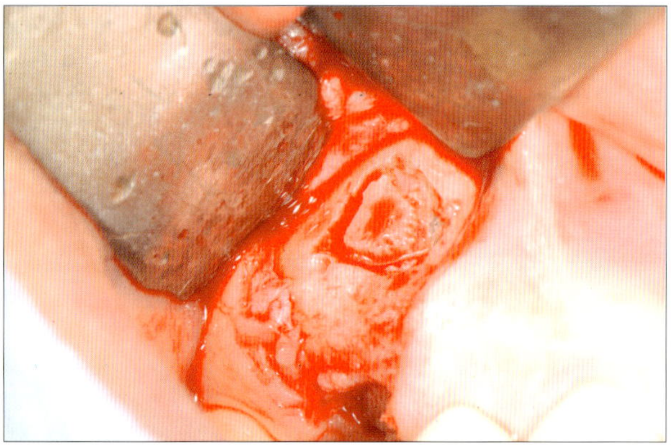

그림 19

Er:YAG 레이저(5W)를 이용한 우측 상악동거상술을 시행

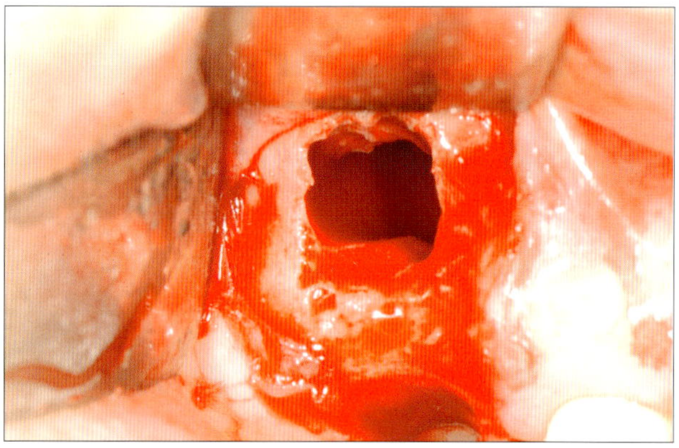

그림 20

우측 상악동 측벽 개창 후 상악동 점막의 박리 및 거상

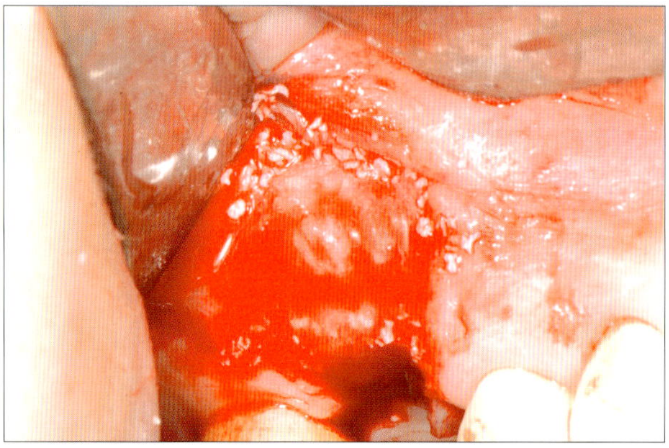

그림 21

우측 상악동저에 형성된 틈새에 이식재를 전입한 후 소견

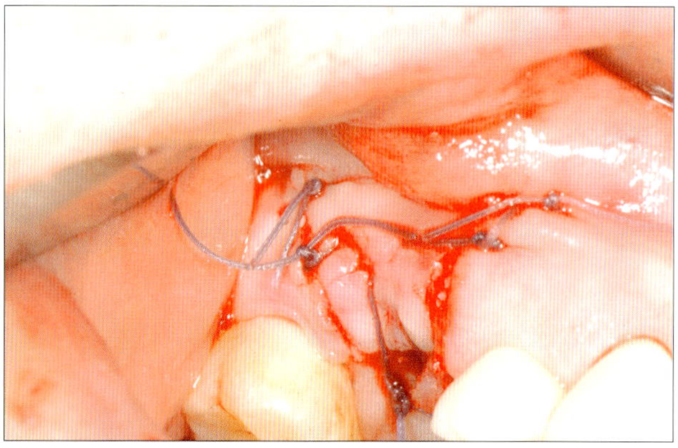

그림 22

봉합후 구강내 소견

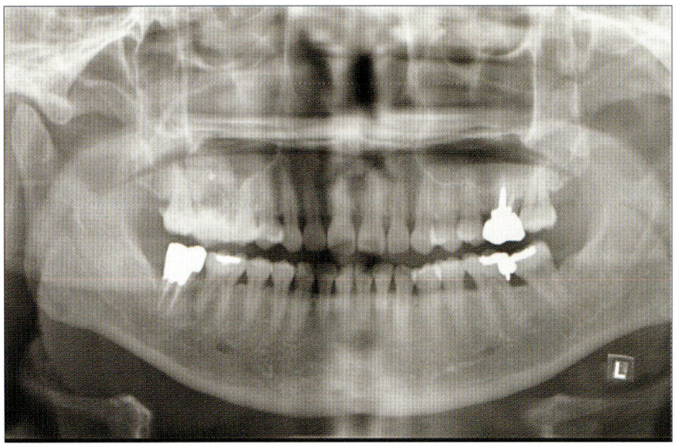

그림 23

우측 상악동 거상술 후 방사선 소견

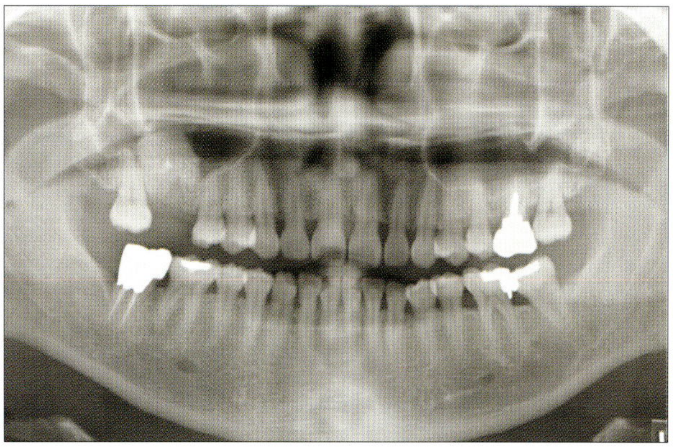

그림 24

우측 상악동 거상술 3달 후 방사선 소견

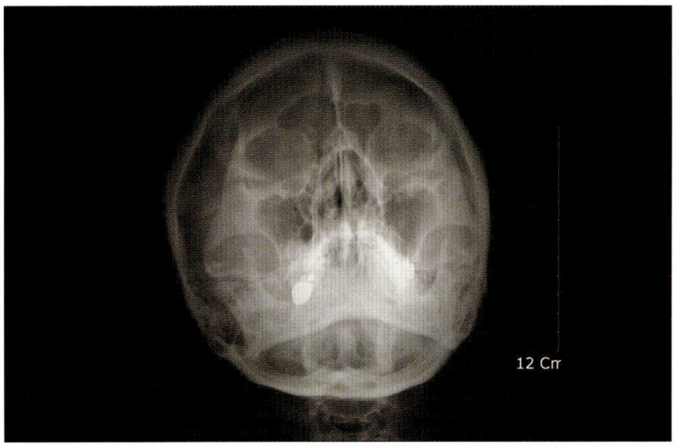

그림 25

우측 상악동 거상술 3달 후 Water's view 사진

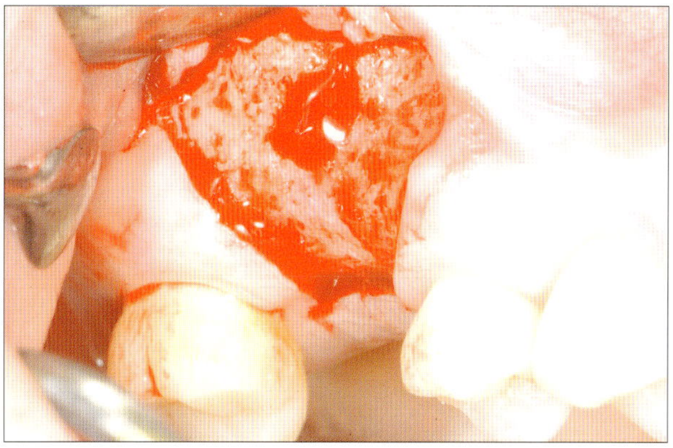

그림 26

우측 상악동 거상술 10달 후 절개후 상악동 측벽을 노출시킨 후 구강내 소견

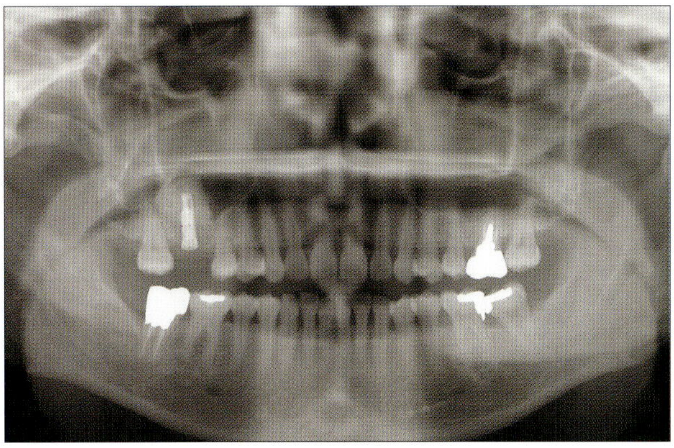

그림 27

우측 상악동 거상술 10달 후 Brånemark(직경 4mm, 길이 13mm) 임프란트를 식립한 후 방사선 소견

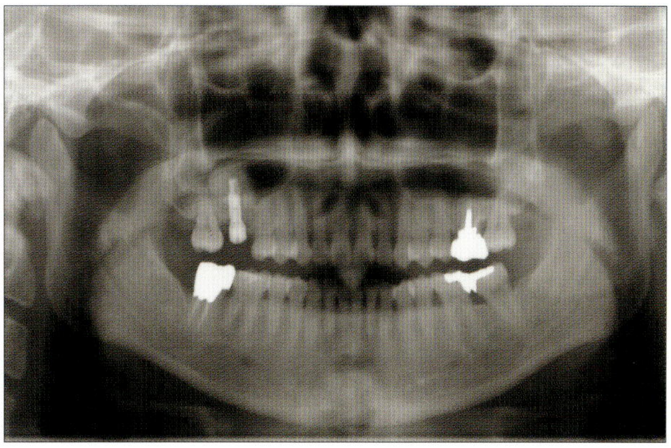

그림 28

우측 상악동 거상술 10달후 Brånemark(직경 4mm, 길이 13mm) 임프란트 2차수술 후 방사선 소견

11

CHAPTER

임프란트 술식에서 레이저의 역할

1. 임프란트 술식과 레이저

2. 임프란트 술식에 있어서의 레이저의 역할

11 CHAPTER 임프란트 술식에서 레이저의 역할

1. 임프란트 술식과 레이저

대부분 사람들은 "치과용 드릴과 주사 때문에 치과에 가기가 두렵다."라고 말한다. 환자들이 원하는 것은 편안하고 부담없는 치과진료이다. 이것은 통증이 없는, 주사바늘이 없는, 드릴(drill)이 없는, 출혈이 없는 등과 같이 환자에게 두려움을 줄 수 있는 것을 배제한 치과진료를 의미하는 것이다. 이에 치의학 분야에서의 레이저에 대한 연구는 치과용 드릴을 대체할 수 있으리라는 기대를 가지고 시작되었으나 치수에 대한 손상, 치아 경조직의 균열과 탄화, 기술의 부족 등으로 초기의 연구자들은 많은 실망과 좌절을 경험했다. 하지만 최근 Erbium 계통의 레이저가 도입되면서 치아우식의 제거와 와동 형성에 대한 성과가 있었고 임프란트와 골 수술시에도 차츰 적용 범위가 폭발적으로 증가하고 있어 치과용 드릴을 대체하겠다는 초기의 기대에 점차 접근하고 있다.

1990년대 초부터 여러 파장의 치과 전용 레이저가 본격적으로 소개되었고, 치과 진료 목적에 맞게 레이저 에너지 전달법과 적용법이 다양하게 개발되었다. 레이저의 발전으로 치과 진료에서의 활용이 많아져 다양한 부분에서 폭넓게 적용되고 있고, 특히 임프란트 시술 영역에서는 연조직 처치에 CO_2 레이저와 diode 레이저를, 그리고 연조직과 골조직 처치에는 Er:YAG 레이저, Er,Cr:YSGG 레이저가 사용된다. 그러나 임프란트 본체 및 주위조직에 열손상과 임프란트 표면 변화를 방지하기 위해 레이저 출력인자와 적용법에 주의를 기울여야 한다. 특히 Nd:YAG 레이저는 다른 레이저와는 달리 임프란트 본체 성분인 티타늄 금속에 대한 흡수도가 높아 임프란트 본체의 온도 상승과 표면 변화를 야기함으로써 임프란트 시술 적용에 제한이 따른다.

치과용 레이저의 응용은 임프란트와 심미치료 영역에서도 조심스럽게 시도되고 있고, 기존 술식과 비교할 때 임상적으로 보다 긍정적인 결과를 보이는 술식이 소개되고 있다. 임프란트 영역에서 레이저의 응용은 다양하다. 골 성형술이나 식립을 위한 드릴링, 2차 수술, 치은의 성형, 임프란트 주위염, 섬유아세포의 증식 등이 있다. 그것들의 응용에 관해 다양한 각도에서 검토할 필요가 있다고 생각된다.

임프란트 시술에 대한 레이저 적용은 다음과 같다(그림 1 ~ 16).

1) 임프란트 1차 수술시 연조직 절개

임프란트 1차 수술 시의 레이저를 이용한 연조직 절개는 절개 시 출혈이 적어 시야 확보가 우수하며 정밀한 수술이 가능하다. 연조직 절개를 위해 사용하는 레이저는 골조직에 손상을 초래하지 않는 조건으로 절개를 시행해야 하므로 대부분의 레이저가 사용이 가능하나 치과 영역 에서는 CO_2 lasers, Nd:YAG laser, Er:YAG laser, Er:YSGG laser, diode laser (파장 819nm~10,600 nm 사이)가 사용되고 있으며, 연속파보다는 펄스파(superpulse, free rrunning pulse)가 적합하며 비접촉방식보다는 접촉방식의 사용이 가능한 광섬유 전달방식의 레이저를 사용하는 방법으로 치은 하방의 골조직의 손상을 예방할 수 있다.

임프란트 시술 시에 사용할 수 있는 여러 레이저 중 하방의 골조직에 대한 열손상의 가능성을 가장 줄일 수 있는 어비움 계통의 레이저(Er:YAG laser, Er:YSGG laser)가 임상적으로 많이 사용되고 있으나 지혈효과는 다른 레이저보다는 떨어진다.

2) 임프란트 1차 수술시 골조직 절제 및 삭제

경조직인 골에 대한 대부분의 레이저 치료는 열손상 등을 초래하여 유해하나 현재 어비움레이저의 경우 (Er:YSGG , Er:YAG laser) 사용이 가능하다는 보고를 볼 수 있다.

골조직 삭제 시의 레이저의 작용기전은 아직 명확하지 않다. 가설에는 1) photoablation 작용으로 레이저가 조사된 조직이 기체나 프라즈마 형태로 변화되는 non-linear, photo-thermic reaction, 2) cavitation effect, 3) hydrokinetic effect 등이 있다.

골삭제 시 가장 중요한 것은 열손상을 줄이는 것으로 47℃ 이상의 경우에는 골세포의 손상이 초래되므로 사용 시 주의를 해야 한다. 열에 의한 조직 손상 정도는 매우 낮아 창상치유는 일반적으로 주수하에 사용하는 수술용 버나 톱과 유사한 정도를 보인다. 즉 어비움 레이저는 주위 조직에 열손상 없이 골을 삭제할 수 있다.

3) Ridge expansion

술전 CT 소견에서 좁은 골폭을 확인한 후 기존의 드릴에 의한 방법으로 initial guttering을 시행할 경우에는 많은 골조직 소실이 발생하므로, Er:YAG 레이저의 가는 300um tip을 이용하여 치조골의 정상 부위에 initial guttering을 시행한다.

증례 1

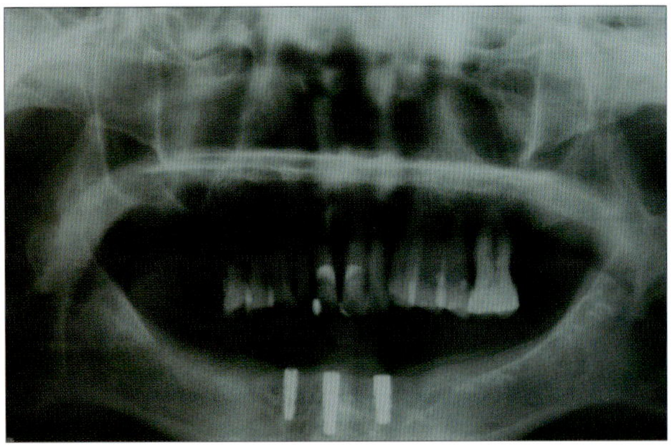

그림 1

Overdenture를 위해 하악 전치부에 임프란트가 식립된 상태

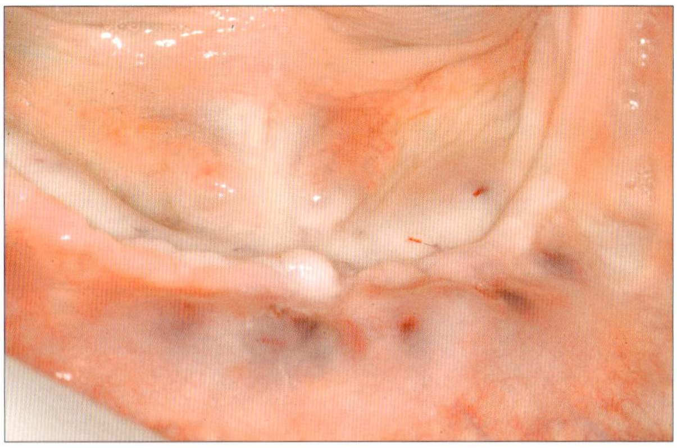

그림 2

시술 부위에 침윤마취를 시행

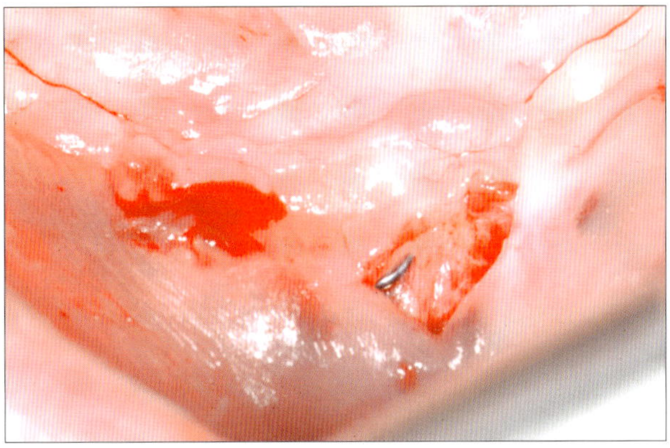

그림 3

레이저를 이용하여 fixture가 노출될 때까지 표층부터 치은을 제거

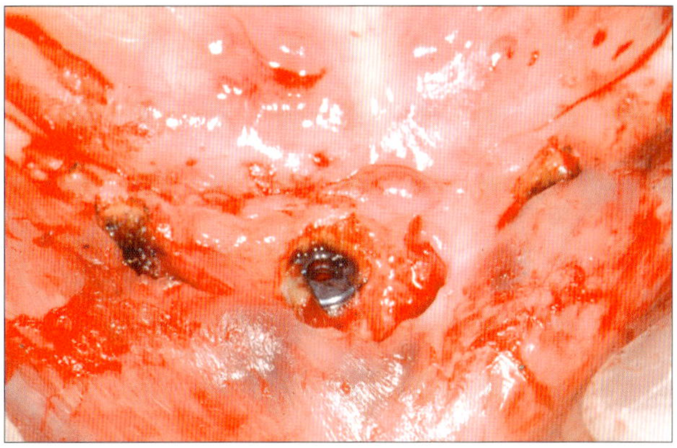

그림 4

노출된 fixture

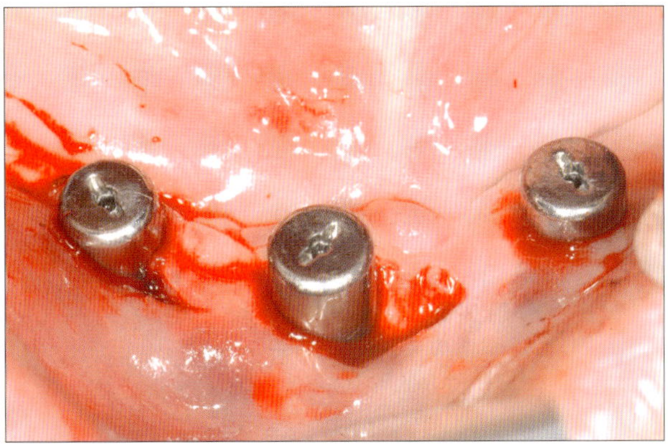

그림 5

Healing abutment의 장착

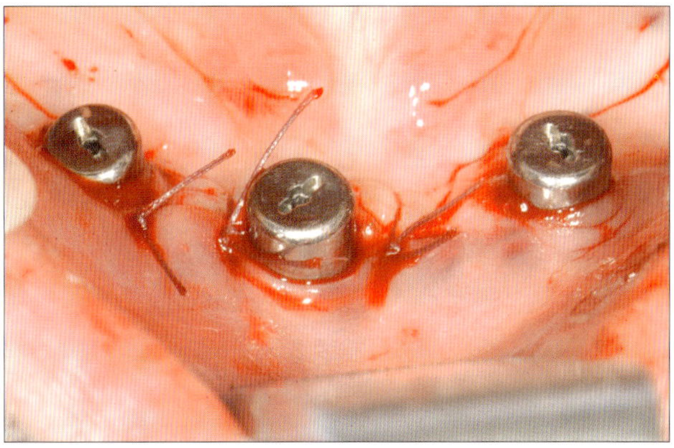

그림 6

봉합후 소견

증례 2

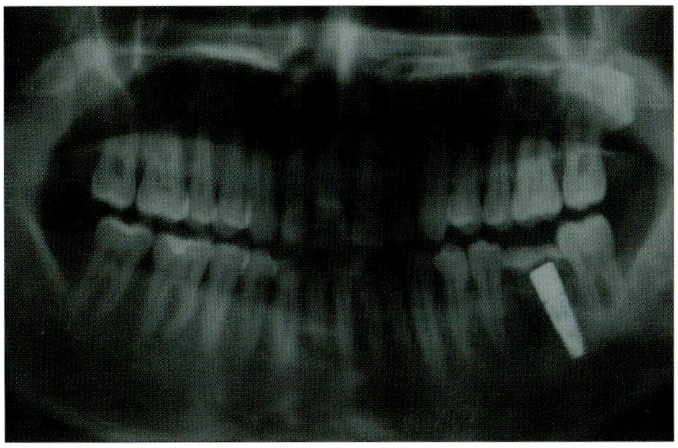

그림 7

하악 구치부에 식립된 external type의 임프란트

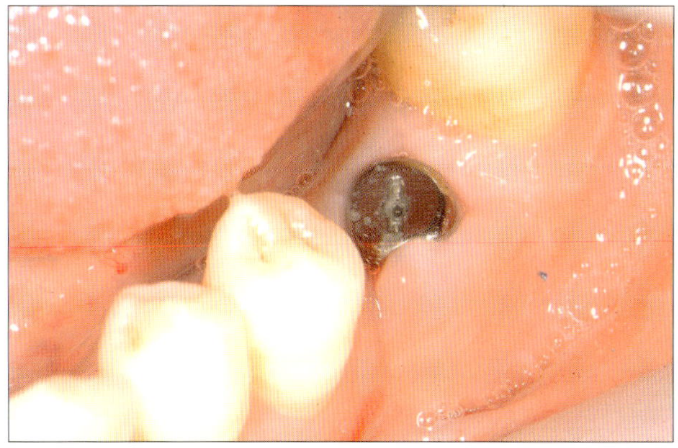

그림 8

주변의 과잉 증식된 치은

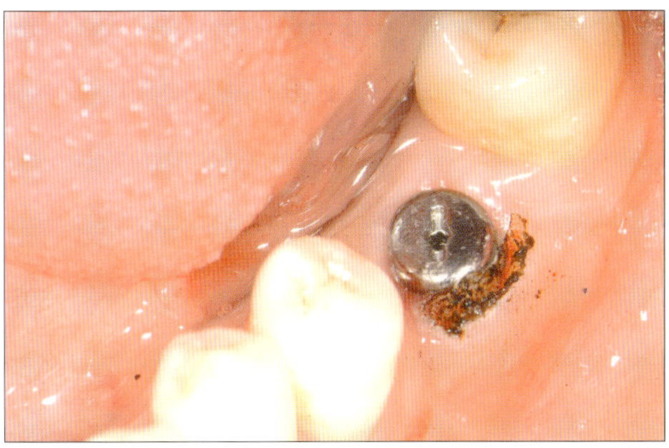

그림 9

레이저를 이용한 gingivoplasty

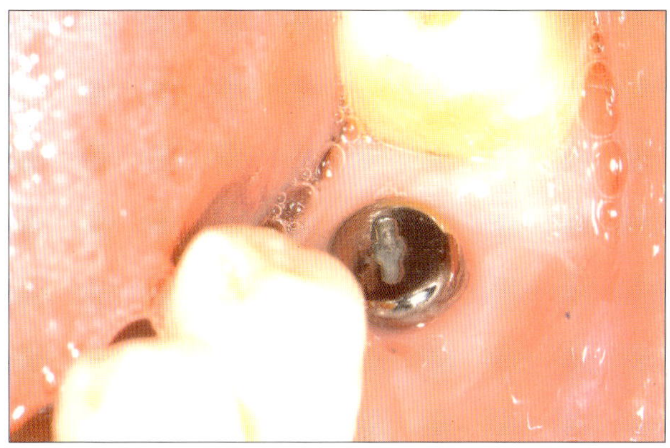

그림 10

2주후 소견으로 양호한 치유상태

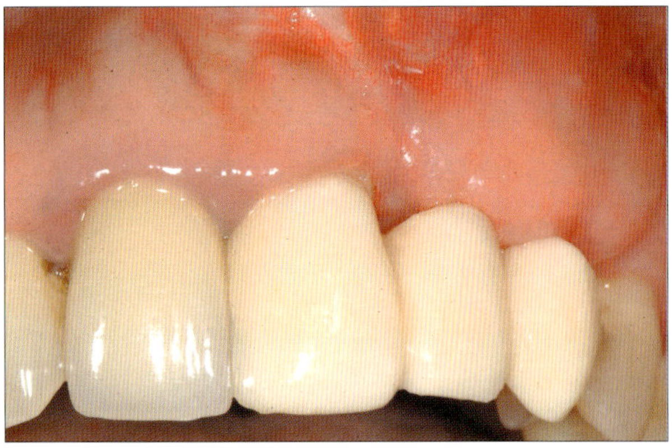

그림 11

상악 전치부에 식립된 임프란트

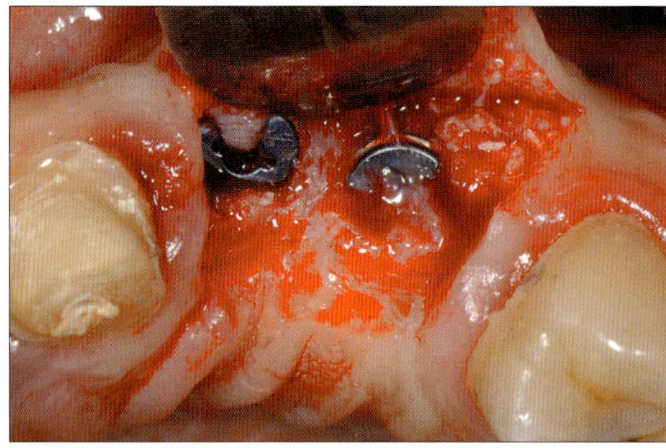

그림 12

2차 수술을 위해 판막 형성 및 거상

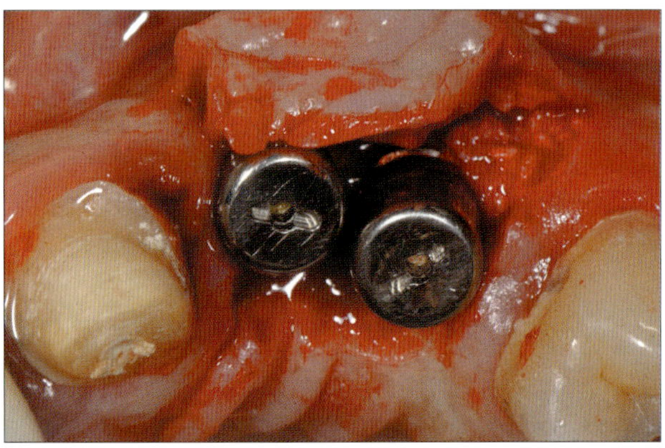

그림 13

Healing abutment의 장착

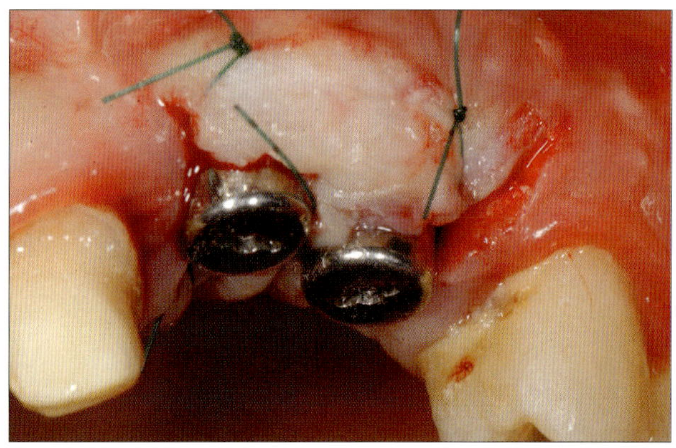

그림 14

판막을 치근단 측으로 변위하여 봉합한 모습으로 치은이 다소 두꺼워짐

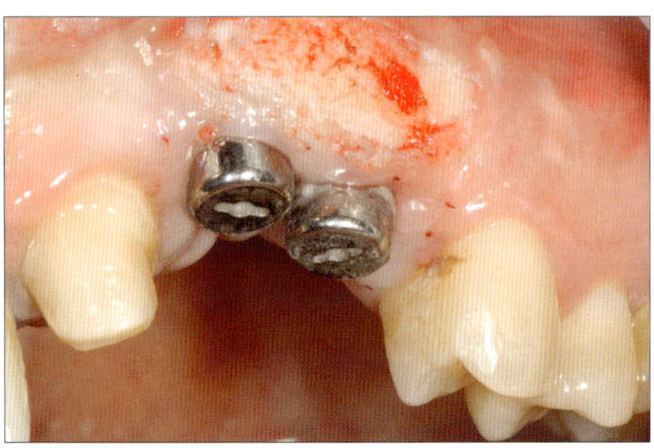

그림 15

레이저를 이용하여 gingivoplasty를 시행한 모습

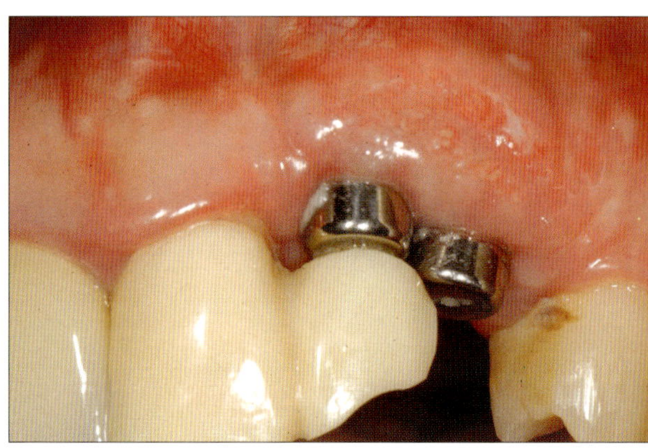

그림 16

3주후 소견으로 양호한 치유상태가 관찰됨

4) 임프란트 2차 수술시 치은 성형후 cover screw 노출 및 과잉 치은의 제거

임프란트 2차 수술시 cover screw 노출을 위한 연조직의 제거에 사용할 수 있다. 연조직의 두께에 따라 얇은 경우 CO_2 혹은 diode 레이저를 사용하고, 두꺼운 경우에는 Er:YAG 레이저 혹은 Er,Cr:YSGG 레이저를 사용한다.

CO_2 레이저의 경우, 임프란트의 2차 수술시에 단독 또는 여러 개의 fixture에도 매우 좋은 효과를 발휘한다. 임프란트의 표층에 덮혀 있는 치은을 3W 출력의 CO_2 레이저를 사용하여 healing cap에 도달할 때까지 CO_2 레이저로 상부에 있는 조직을 단순히 증산시키는데 이 때 탄화조직이 발생한다. 탄화조직을 술식하는 동안 제거하지 않으면 레이저 에너지가 흡수되지 못하고, 산란되어 임프란트 주위 조직을 과열시킬 가능성이 높기 때문에 레이저를 사용하는 동안 발생하는 즉시 바로 제거해야 한다. 다시 말해 임프란트 상부가 노출될 때까지 계속 조사하여 레이저가 치은 조직의 하부에 도달될 수 있도록 탄화조직을 제거하면서 치은을 증산한다. 2차수술 시 레이저 사용의 장점은 기존의 메스 사용 시의 인접 치아의 치간유두까지 절개가 확장되는 것을 피할 수 있다는 점이다.

또한 2차 수술에 레이저를 이용함으로써 마취의 필요성을 최소화할 수 있으며, 지혈효과가 있고 bacteriocidal effect로 수술 후 항생제의 사용을 줄이거나 사용하지 않을 수 있으며, 치유촉진을 기대할 수 있는 장점이 있다.

5) 수술후 동통 처치

저출력레이저치료는 동양의학적으로 발통점(trigger point)이나 경혈점(acupuncture point)에 조사함으로서 다양한 질환을 치료하는 데 사용할 수 있다. 또한 동통성 관절, 근육, 인데, 손상 부위, 궤양, 염증 부위, 혈종 등 국소적으로도 다양하게 사용할 수 있다. 어떠한 경우이든 저출력레이저치료는 피부나 점막에 probe를 사용하여 직접 접촉식으로 조사하거나 3~50cm 떨어진 상태에서 조사하여 치료할 수 있다.

생체자극효과를 야기하는 레이저는 다양한 생물학적 효과를 나타낸다. HeNe LLLT는 창상과 궤양 치료에 탁월하며, GaAs는 심부조직의 동통 완화에 추친되며, GaAlAs는 좀 더 표층 병소에 추천된다. 적절한 효과를 얻기 위해서는 레이저 형태에 따라 다양한 에너지가 필요하다.

6) 임프란트 주위의 부착치은 형성

임프란트 주위에 부착치은의 폭이 좁은 경우에 장기적으로 임프란트 관리에 어려움이 생길 수 있다. 레이저를 이용하여 임프란트 주위의 구강전정 부위를 deepening시키고 scar band를 형성시켜줌으로써 부착치은 역할을 할 수 있도록 비가동 점막을 얻을 수 있는 구강전정성형술을 시행할 수 있다. 기존의 술식에 비해 술식이 비교적 간단하며,

술후 봉합이 필요 없고, 술 후 부종과 통증이 적다는 장점을 가진다. 본 술식은 상악에서 주로 시행되며, 하악 구치부에서 시행할 때에는 재부착에 의한 비가동점막의 획득이 어려워지므로 상악과 유사한 구강전정성형술 후에 골막을 1mm 정도 폭으로 제거하는 puncture technique을 시행하면 비가동점막을 얻을 수 있다. 환자에게 술 후 하순을 외방으로 당기는 훈련을 시킴으로써 약 10일간 훈련을 행하면 봉합술을 시행할 필요가 없다.

7) 임프란트 식립술 후에 발생된 삼차신경 손상의 처치

하악의 매복 3대구치 및 낭종 적출술 등 하치조신경에 근접한 부위의 수술 시, 동신경 장애를 초래하여, 지배 영역의 하순, 하악 부분의 지각 마비가 생기는 경우가 있다. 출혈, 국소 부종이나 수술 시의 신경 고리 견인, 신경 주위 조직의 일과성 압박이 원인인 경우에서는 증상도 경미해서 비교적 조기에 자연 회복되는 경우가 많다. 그러나 신경에 직접 손상이 초래된 예에서는 마비가 후유증으로 남아 증상이 만성화될 확률이 높다.

최근 임프란트 치료가 보급됨에 따라, 식립 수술 후에 신경 마비가 병발되어 그 대처법으로 어려워지는 증례들이 많다.

삼차신경 마비의 신경 부활 치료는 X선 사진 소견에서 임프란트 식립체가 명백하게 하악관에 영향을 미치고 있다면 제거한다. 그러나 발생된 마비 증상의 자연 소실 여부는 예견이 불가능하므로 소염을 도모하며 이학 요법, 복합 비타민 B, ATP제제 등 약물 투여에 의한 요법이 시도된다. 경과에 따라 불쾌한 이상감각(dysesthesia)의 증상이 있고, 완고한 통증이 수반되는 경우에는 계속 동통 클리닉의 단계적인 치료를 요하는 경우도 있다.

보존적인 요법을 시행하고 3개월 정도 경과해도 증상 개선의 징후가 보이지 않는 경우에는 예후가 불량한 경우가 많다. 신경 손상 부분에 형성된 신경종(neuroma)의 절제 등은 microsurgery가 적절하다는 보고도 있지만, 지각 장애가 초래된 데다 치료 목적이라고는 해도 또 다시 외과적 치료에 대해 제시해도 그것을 선택, 희망하는 환자는 적다.

저출력 레이저 광 조사에 의한 신경 부활 치료는 비침습적인 요법이며, 마비 발생 후 일시적으로 선택가능한 요법이라 할 수 있다.

임프란트 식립 수술시의 하순 및 하악 영역의 지각 장애 증세 발생의 원인들에는

① 임프란트 체에 의한 하악관의 손상

② 점막 골막 변(弁)의 형성 및 박리 시의 메스와 기구에 의한 신경분지의 손상

③ 국소마취 시의 주사침에 의한 신경 손상

등을 생각할 수 있다.

시술자가 세심한 주의를 기울여 시술한다 하더라도, 이런 원인에 의해 뜻밖의 사태

를 만나는 경우가 있으며, 임프란트 체의 제거 등 직접적인 원인의 제거를 포함해서, 동 증상을 개선 및 치료할 필요성이 생기게 된다.

과거의 문헌 보고에서 지각 장애가 판명되고 나서 가능한 한 조기에 무엇인가 신경 부활 치료를 시행하는 편이 회복까지의 기간 및 예후가 양호하다는 견해를 많이 볼 수 있다. Miloro 등은 하악지 시상 분할 수술 후에 보인 하치조 신경 지배 영역의 지각 장애에 대해 저출력 레이저 조사 치료를 시행해서 회복 과정에 대해 검토한 바, 과거의 문헌 보고와 비교해서 조기에 개선을 볼 수 있었다고 보고했다.

Khullar 등도 마찬가지로 환자에게 파장 820nm의 저출력 반도체 레이저 조사를 20회 시행하고 플라시보 군의 환자와 비교한 바, 레이저 조사 군에서는 지각 회복 정도가 뛰어났다고 보고했다. 또 이 임상연구에서는 수술 후 2년이 경과되어 마비 증상이 후유증으로 남은 환자를 대상으로 하였으며, 마비 증상 발생 후에 일정 기간이 경과된 증례에서도 저 출력 레이저 조사에 의한 신경 부활 치료가 증상 개선에 효과적이라는 흥미로운 결과를 얻었다.

즉 지각 회복의 정확한 예지성은 곤란하나, 마비 증상발생 후 조기에 적절한 부활 치료를 시작한 경우 예후가 양호하다는 보고가 많아, 저출력 레이저 조사에 의한 요법도 선택해야 할 요법의 하나로 그 유용성이 인정된다.

8) 임프란트 주위 gingivitis 처치 및 임프란트 주위에 발생하는 peri-mucositis 처치

임프란트 환자의 follow-up 과정에서 peri-mucositis로 인한 치은 부종이 관찰되는 경우에는 임프란트 주위에 깊은 pocket 형성과 함께 임프란트 주위의 골파괴로 이어질 수 있다. 임프란트 주위의 깊은 pocket을 줄여주고 pocket내 세균 감소의 목적으로 레이저가 응용될 수 있다.

9) 임프란트 주위염(peri-implantitis) 처치를 위한 임프란트 detoxification (표 1, 2, 그림 17 ~ 39)

임프란트 주위염은 임프란트 주위 골의 골파괴가 동반되고 임프란트 표면의 노출을 야기시킨다. 노출된 표면에 골이식을 시행하기 위한 임프란트 표면 detoxification에 레이저를 이용할 수 있다. CO_2 혹은 diode 레이저의 경우에는 표면의 세균 제거 효과가 보고되어 있으며 Er:YAG, Er,Cr:YSGG 레이저의 경우에는 세균 제거 및 표면의 오염물 제거 효과가 보고되고 있다. 그러나 임프란트 표면의 성상 변화를 야기할 수 있고, 온도 상승을 유발할 수 있으므로 레이저 출력과 적용에 주의를 기울여야 한다.

반도체 레이저는 다른 기기와 비교시(특히 980nm), 열의 상승이 적고, 살균성도 있으며 금속에 영향을 주지 않고 우수한 지혈 작용을 가지는 등 다른 레이저와 비교해서 많은 우위성을 갖는다.

표 1 peri-implantitis와 peri-implant mucositis

- peri-implantitis의 정의 : Defined as an inflammatory process that involves the mucosa as well as the peri-implant bone and may result in advanced loss of tissue support in the affected implant site
- peri-implantitis는 Microbial plaque-induced inflammatory process로, 원인균으로는 G(-) pathogen인 P. gingivalis, P. intermedia, A. actinomycetem-comitans, Fusobacterium 등이 있다.
- peri-implant mucositis는 임프란트 주위의 연조직에 집중된다.

표 2 peri-implantitis의 치료

* 오염된 임프란트 표면의 소독과 세척

- 화학요법
  - Detoxification agent : TC, Citric acid, CHX
- 기계적 요법
  - Implantoplasty (fixture modification)
  - Laser
  - Air abrasion

- GBR
  - 심각한 골소실(수평 및 수직적)을 방지하기 위해 membrane과 여러 이식재료를 사용한 GBR이 효과적인 것으로 보고되고 있다.

- Implantoplasty (fixture modification)
  - 임프란트 표면을 modify함을 목적으로 함
  - 표면처리된(textured) 임프란트의 경우, 이 방법은 임프란트 표면에 plague 부착을 저하시켜 progressive한 crestal bone loss를 줄여줄 수 있는 희망이 있다.

- CO_2 laser
  - 10,600nm wave length
  - Gas laser
  - continuous, gated or pulsed
  - non-contact mode : 3~5mm from target tissue

  Focused, defocused
  - 조직내 수분에 의해 최대 흡수되며 최소 침투

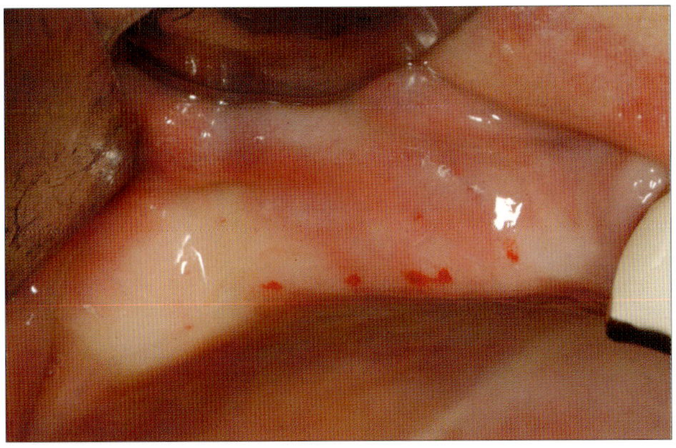

그림 17

상악 무치악부

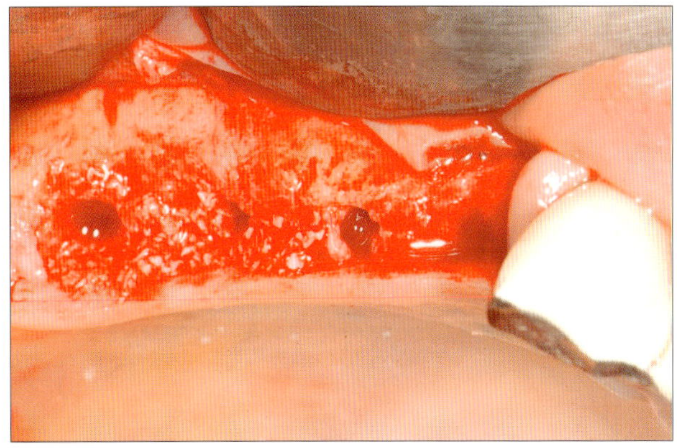

그림 18

Fixture 식립을 위한 hole 형성

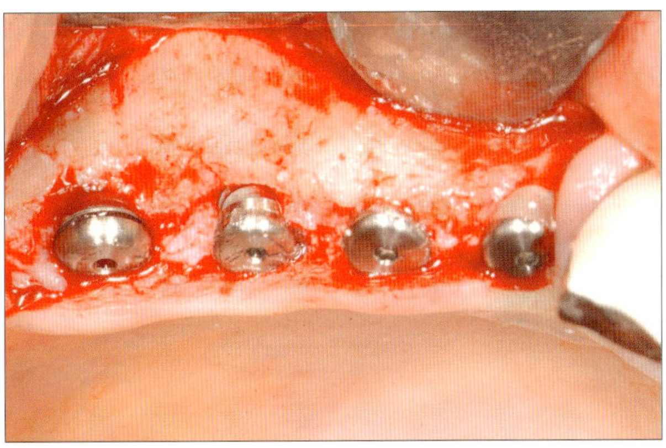

그림 19

임프란트 식립, 골폭이 약간 부족하여 협측의 thread가 노출된 상태

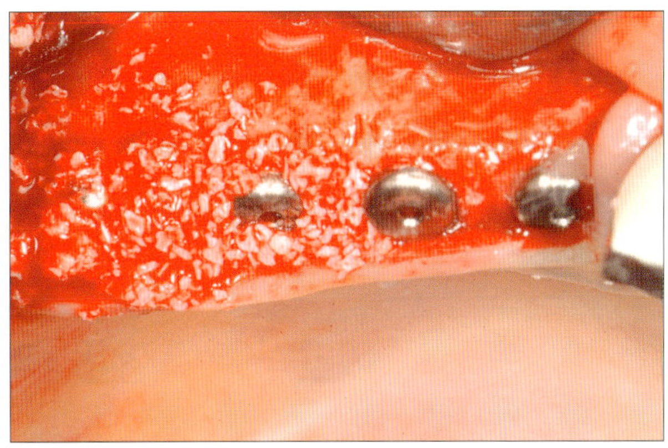

그림 20

GBR을 위해 이식재를 위치시킨 상태

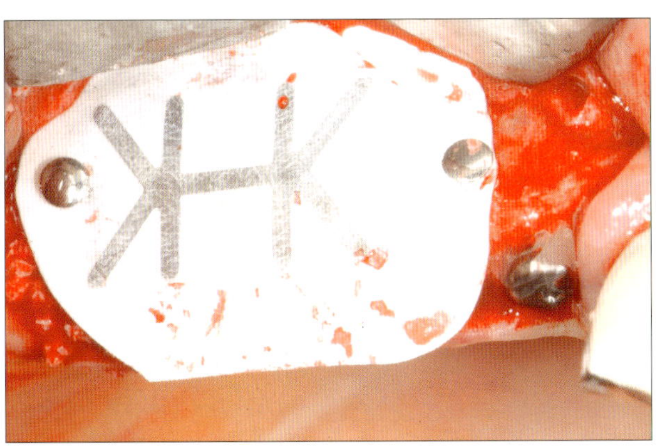

그림 21

비흡수성 차단막의 적용

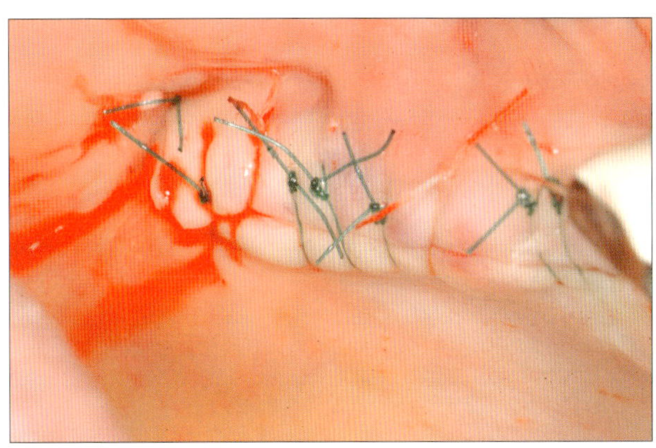

그림 22

봉합후 소견

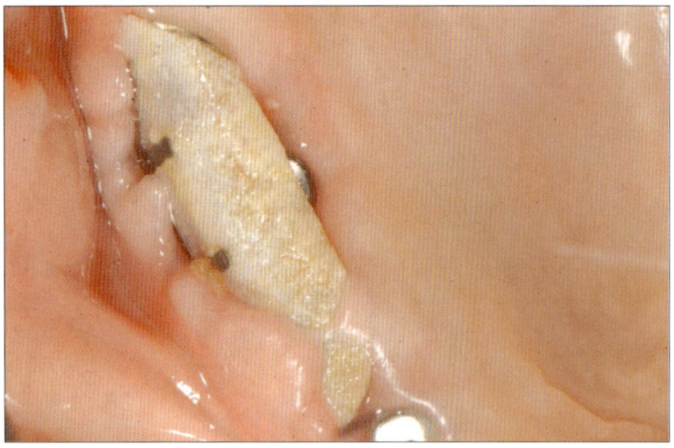

그림 23

4주후 소견으로 차단막의 노출이 관찰

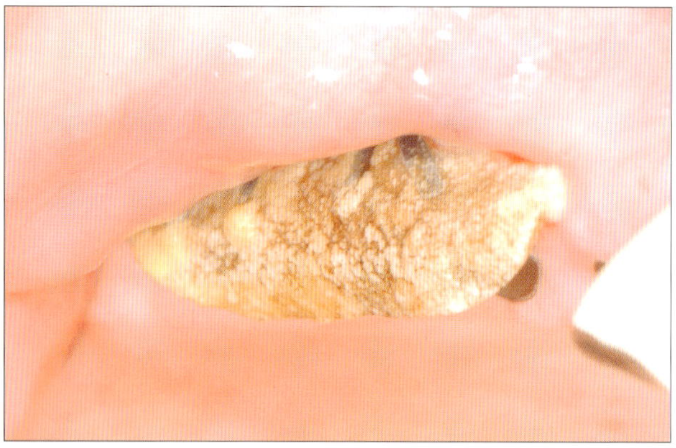

그림 24

8주후 소견으로 차단막을 제거할 예정

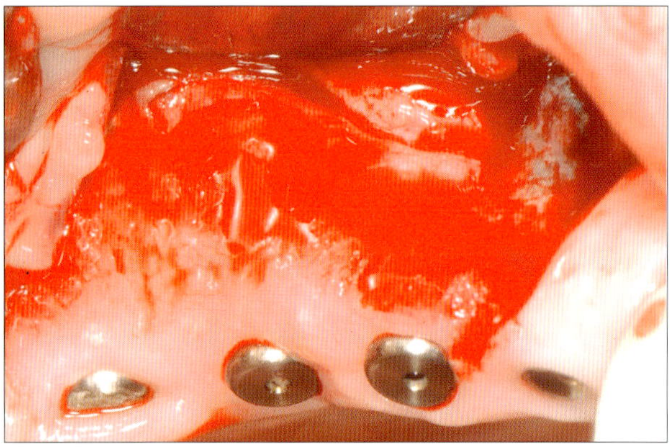

그림 25

차단막이 제거된 모습으로 육아조직과 thread의 노출이 관찰됨

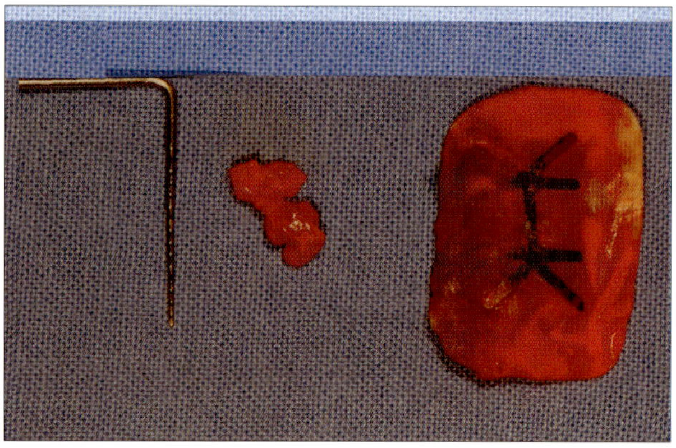

그림 26

제거된 차단막 및 육아조직

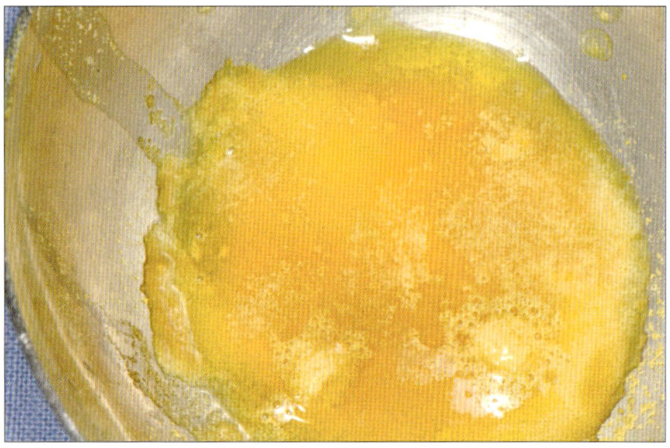

그림 27

Detoxification을 위한 tetracycline의 준비

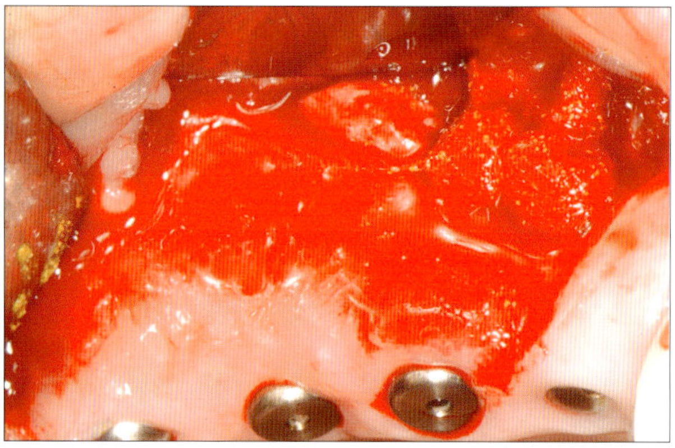

그림 28

Tetracycline을 이용한 detoxification을 시행

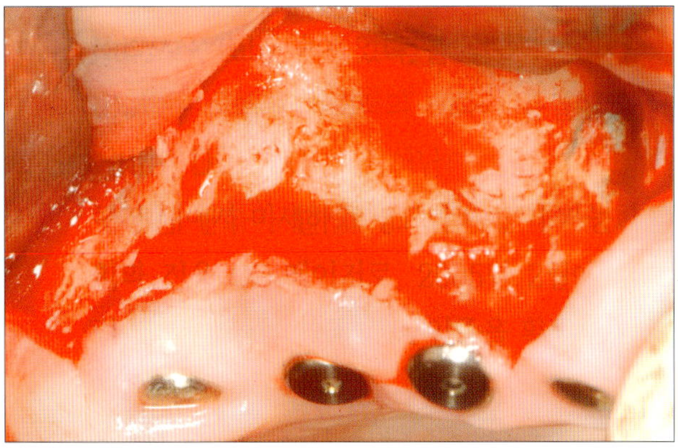

그림 29

CO_2 레이저를 이용하여 1W 출력으로 노출된 thread에 detoxification을 시행

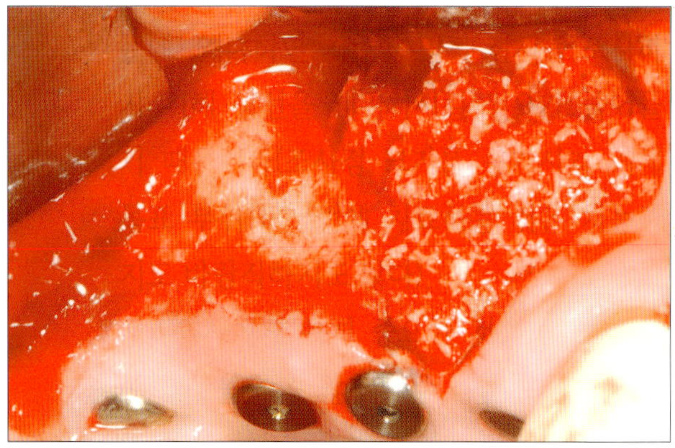

그림 30

결손 부위에 골이식을 시행한 모습

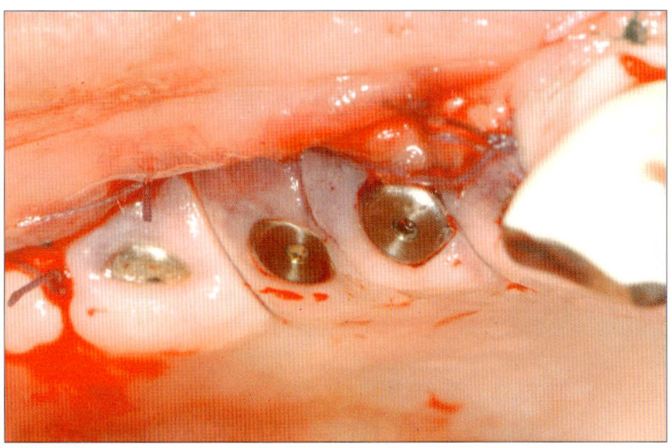

그림 31

봉합후 소견으로 전정부위가 다소 낮아진 소견이 관찰됨

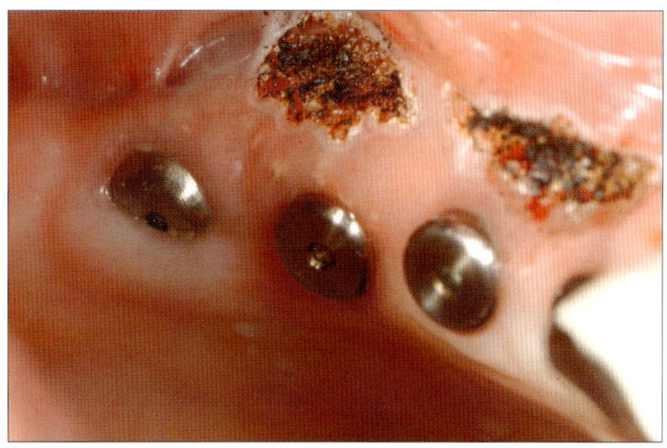

그림 32

레이저를 이용하여 구강전정성형술을 시행

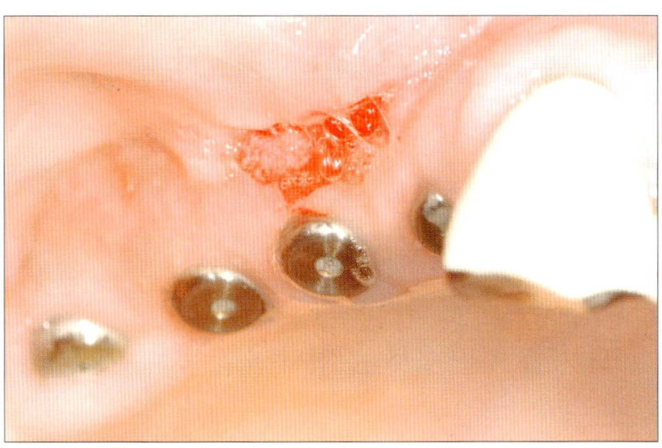

그림 33

1주 후 소견으로 치유되고 있는 양상이 관찰됨

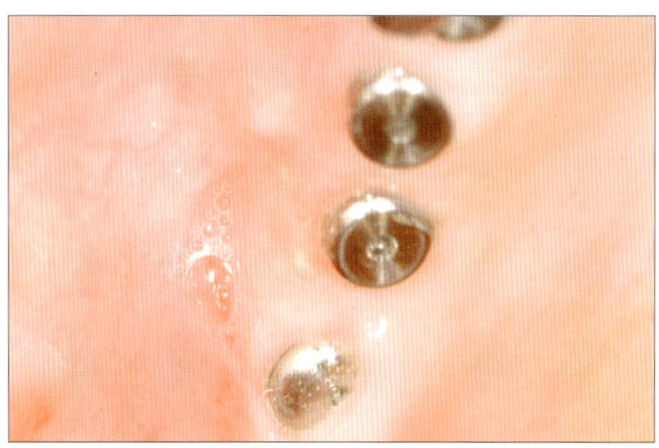

그림 34

3주 후 소견으로 양호한 치유상태가 관찰됨

현재 주로 사용되고 있는 반도체 레이저는 파장이 810nm와 980nm의 두 종류가 있다. 기본적으로 연조직에 약하게 흡수되고, 접근했을 때의 레이저 열에 의한 괴사 범위는 약 0.5mm 지름으로 Nd:YAG(파장 1,064nm)의 부위에 가깝다. 이 파장이 바이러스, 미생물질에 의한 오염물을 파괴한다. 지혈 효과가 좋고 대부분은 마취의 필요성도 없다. 이 때문에 수술 부위의 시야가 향상되고 수술을 원활하게 할 수 있다.

980nm의 반도체 레이저는 물을 뿌리면서 시술을 할 수 있기 때문에 장시간의 치료도 가능하다. 금속에 별로 흡수되지 않기 때문에 접촉 모드에서의 치료는 임프란트 영역에 대한 응용이 충분히 가능하며, 주위 조직에 대한 영향이 최소한이라는 특징을 가진다. 또 열에 의한 절개라기보다 광 화학 반응에 의한 절단, 응고이기 때문에 탄화나 투과가 일어나지 않는다는 특징을 가진다.

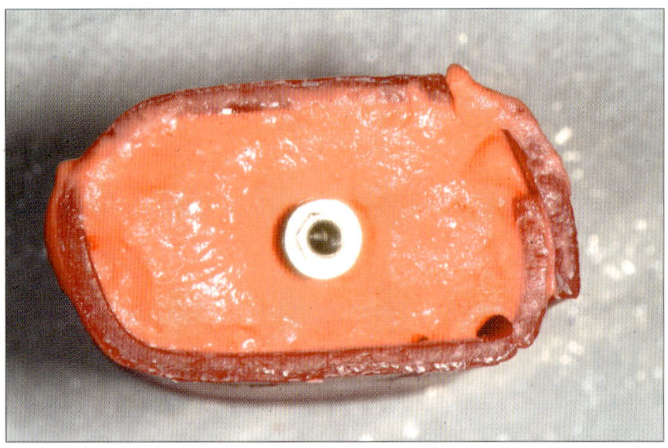

그림 35

임프란트 thread 부분이 노출되도록 하여 알지네이트 몰드에 식립

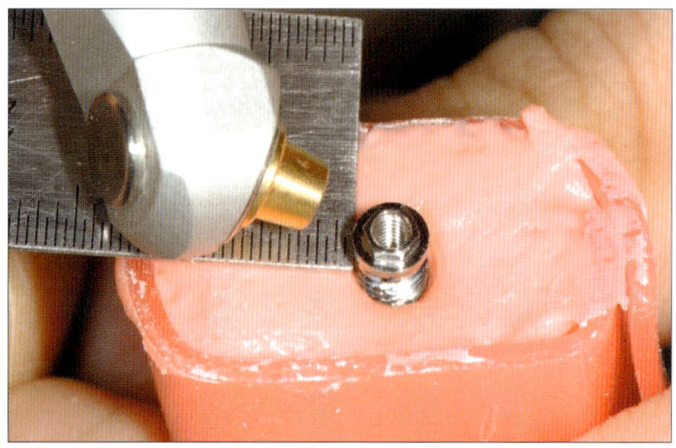

그림 36

레이저 조사는 각각의 임프란트 표면에 10초간 thread의 2-3번째 부위에 조사하였다

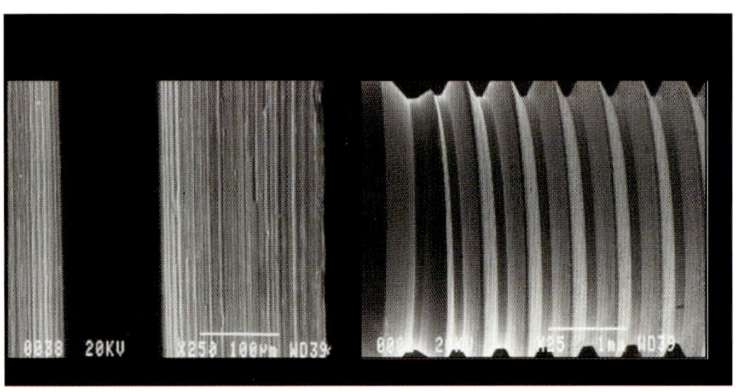

그림 37

대조군의 임프란트 표면은 매우 규칙적이고 평활한 표면을 관찰할 수 있었다 (좌 X25, 우 X250).

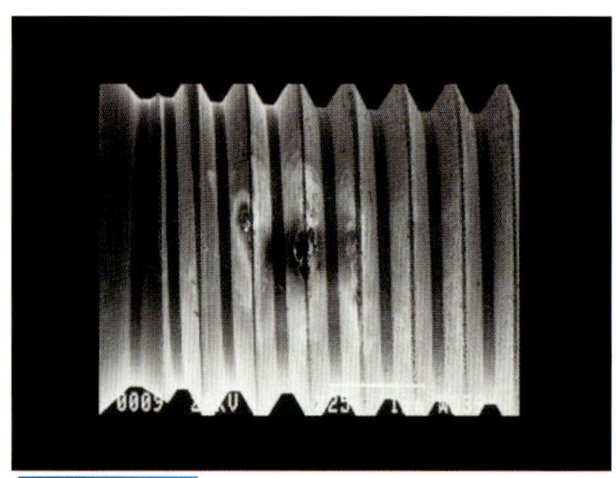

그림 38

Nd:YAG 레이저 조사시 가장 낮은 건에서도 임프란트 표면의 melting과 carbonization이 관찰되었다 (Nd:YAG, 1 W, 10 sec).

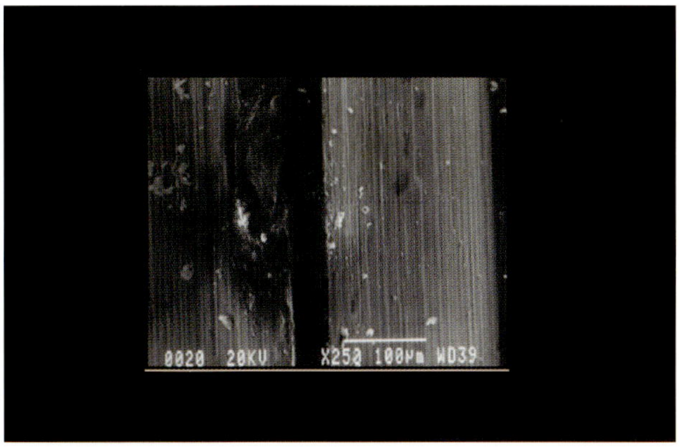

그림 39

Melted area의 leaf-like appearance (NdYAG, 1 W, 10 sec)

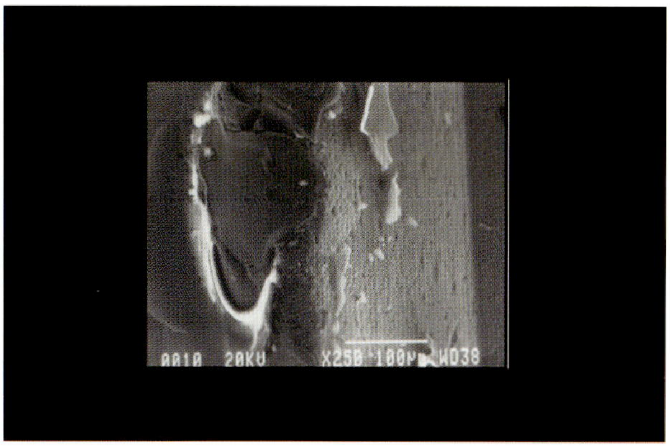

그림 40

RBM 표면처리된 임프란트의 광범위한 melting과 coagulated appearance (NdYAG, 1 W, 10 sec)

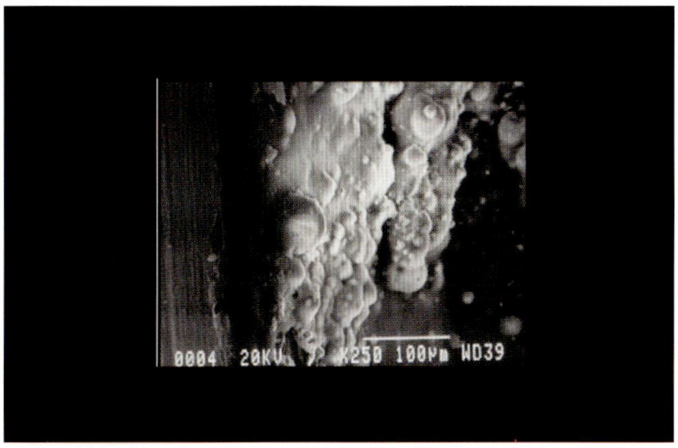

그림 41

그림 39보다 더 심한 melting과 깊은 구멍이 관찰되었다 (NdYAG, 2W, 10 sec)

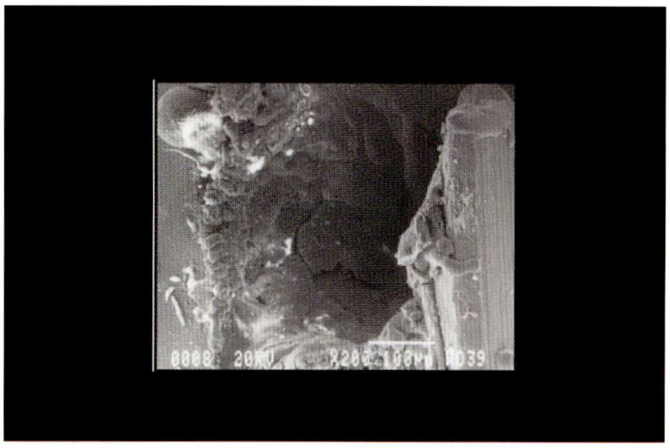

그림 42

작은 구멍들과 광범위한 melting이 관찰되었다(NdYAG, 3.5 W, 10 sec)

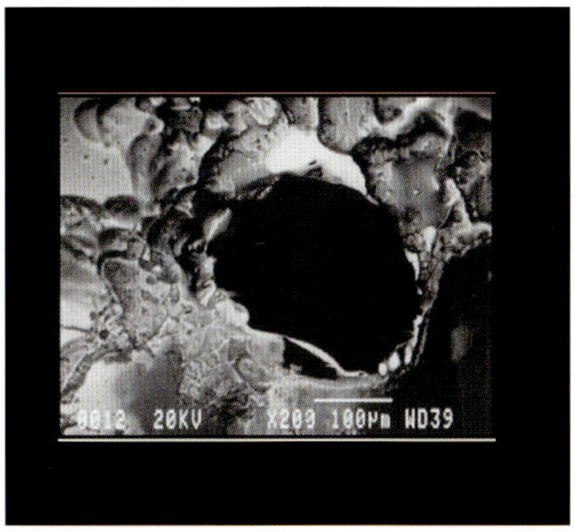

그림 43

구멍과 광범위한 melting이 관찰되었다 (Nd:YAG, 5 W, 10 sec). 이는 micromachined groove의 파괴와 gas 형성을 의미한다.

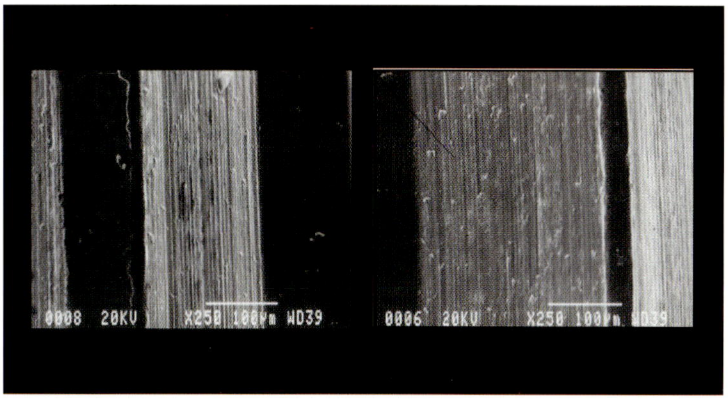

그림 44

Micromachined surface의 불규칙성과 약간의 melting은 있으나 원래의 texture를 유지하고 있다. 불규칙성은 우측에서 보다 더 현저하다(좌: CO_2, 3.5 W, 10 sec, 우: CO_2, 5W, 10 sec (X250)).

다양한 에너지에 의한 Nd:YAG 레이저와 CO_2 레이저 조사가 임프란트 표면에 미치는 효과 (Park CY, Kim SG, Kim MD, Eom TG, Yoon JH, Ahn SG : Surface Properties of Endosseous Dental Implants after Nd:YAG and CO_2 Laser Irradiation at Various Energies. J Oral Maxillofac Surg 63:1522-1527, 2005.)

본 연구의 목적은 에너지와 조사시간에 따른 Nd:YAG 레이저와 CO_2 레이저 조사가 티타늄 임프란트의 표면에 미치는 효과를 비교, 평가하는 데 있다.

사용된 티타늄 임프란트는 smooth surface 임프란트 10개와 RBM(resorbable blasting media) 표면 임프란트 직경 4.0 mm, 길이 11.5 mm 10개가 사용되었다. 각 표면의 2개의 임프란트를 대조군으로 설정하였으며, 실험군의 임프란트들은 임프란트 thread 부분이 노출되도록 하여 알지네이트 몰드에 식립하였다(그림 35). 레이저 tip의 직경은 0.8 mm이며, 약 2 mm의 거리를 두고 임프란트 표면에 조사하였다. 레이저 조사는 각각의 임프란트 표면에 10초간 thread의 2~3번째 부위에 조사하였다(그림 36). 제1군은 smooth surface 임프란트에 pulse형 Nd:YAG 레이저를 접촉 방식으로 1W, 2W, 3.5W, 5W의 출력으로 조사하였고, 제2군은 같은 조건을 RBM 임프란트 표면에 조사하였다. 제3군은 smooth surface 임프란트 표면에 CO_2 레이저를 비접촉 방식으로 각각 1W, 2W, 3.5W. 5W의 출력으로 조사하였고, 제4군은 같은 조건으로 RBM 임프란트 표면에 조사하였다. 조사후 각각의 임프란트는 주사전자현미경을 사용하여 표면을 관찰하였다.

대조군의 임프란트 표면은 매우 규칙적이고 평활한 표면을 관찰할 수 있었다(그림 37). Nd:YAG 레이저 조사시 가장 낮은(1 W) 조건에서도 본 실험에서는 표면의 변화를 관찰할 수 있었고, 또한 임프란트의 타입에 관계없이 변화가 나타났다(그림 38 ~ 43). CO_2 레이저 1W와 2W에서는 어떠한 변화도 보이지 않았고 3.5W와 5W로 조사한 후의 original texture의 변화는 관찰되지 않았지만 약간의 micromachined groove의 불규칙성은 관찰되었다(그림 44).

본 연구결과로 보아 임프란트 주변의 연조직 처치에 Nd:YAG 레이저 보다는 CO_2 레이저가 더 유용하며, 그 조사조건은 본 실험에서 어떤 변화도 보이지 않았던 1W 또는 2W, 10초가 적당하리라 사료된다.

2. 임프란트 술식에 있어서의 레이저의 역할

이제는 일반적인 치과치료가 되어버린 임프란트 시술시에도 레이저를 유용하게 사용할 수 있다. 이미 알고 있듯이 레이저에는 소염, 진통, 살균, 나아가서는 마비작용이 있다고 알려져 있다. 임프란트의 증례에 응용하는 경우에는 이 효과를 잘 이용하여 응용하도록 한다.

레이저를 이용한 flapless surgery를 통해 시술 시간과 환자의 통증을 많이 줄일 수 있을 뿐만 아니라 2차수술이 필요하지 않은 경우도 많아 환자들의 만족도가 높다. fixture를 노출시키는 2차수술시에도 역시 flap을 만들지 않아도 되므로 시간과 노력을 절약할 수 있다. 그러나 bone graft나 block bone graft, 상악동 window를 형성하는 등의 골수술시에는 아직 불충분하다.

최근 들어 peri-implantitis에 대한 연구가 활발하게 이루어지고 있으며 다소 엇갈리는 결과가 있긴 하지만 fixture에 열적 손상을 영향을 주지 않으며 임프란트 주위 염증 등을 제거할 수 있으며, 표면 형태에 변형을 주지 않으면서도 임프란트를 decontamination시킬 수 있다.

1차 수술에 대한 레이저의 적용은 실험적으로 시행되어 보고되고 있으나 주로 임프란트 2차 수술과 임프란트 주위에 발생된 gingivitis 혹은 peri-implantitis 처치에 대해서 긍정적인 결과가 보고되었고, 임상에서 편리하게 사용되고 있다. 최근 시도되고 있는 레이저에 의한 무마취 임프란트 식립과 레이저에 의한 식립 와동 형성, 상악동 측벽 개창 등은 시술의 당위성과 효율성 면에서 보다 많은 검증이 필요하리라 생각된다.

심한 소음, 온몸에 전해지는 진동, 치아를 삭제할 때 느껴지는 통증과 불안감의 상징인 치과용 핸드피스를 레이저로 대체하겠다는 초기 레이저 연구자들의 꿈이 아직 실현되지는 않았지만 레이저 치의학은 레이저 기술의 발달과 함께 나갈 것이다.

12

CHAPTER

치의학에서의 레이저의 발전 방향

12 CHAPTER

치의학에서의 레이저의 발전 방향

1. 서론

레이저는 텔레비전, 컴퓨터와 함께 20세기 10대 기술로 꼽을 수 있다. 눈에 잘 띄지 않지만 레이저 기술이 쓰이지 않는 곳이 없기 때문이다. 대형 백화점이나 슈퍼마켓의 모든 물건에 바코드가 붙어 있다. 이를 읽는 장치를 살펴보면 레이저를 이용하고 있다. 또한 음악을 담는 CD, 컴퓨터 저장장치인 CD롬, 영화 등 비디오를 기록하는 LD(레이저디스크) 등도 모두 레이저를 이용하여 정보를 읽어 들인다. 이와 같이 레이저에 대한 지속적인 연구와 활용에 더불어 그 사용영역이 점차 넓어지면서, 레이저는 현재 일상생활은 물론 의학분야에 있어서도 필수불가결한 도구로 자리 잡았으며 치의학 분야에서 역시 메스와 드릴을 대치할 수 있으리라는 기대를 모으며 집중적으로 연구되고 있다.

2. 초기의 치과용 레이저 연구

레이저(laser)는 복사의 자극 방출에 의해 증폭된 빛(Light Amplification by Stimulated Emission of Radiation)'이라는 복잡한 이름의 영어 표기를 줄인 말이다. 레이저의 역사는 Albert Einstein으로부터 시작된다. 그는 1917년 레이저의 기본 원리인 복사유도방출이론을 발표하였으며, 이 원리에 따라 레이저의 전단계인 Maser (Microwave Amplification by Stimulated Emission of Radiation)의 발견을 기본으로 Maiman에 의해 최초의 레이저이면서 0.694㎛ 파장의 빛을 방출하는 루비 레이저가 개발되었다. 루비 레이저가 개발된 이후, 다른 종류의 매질 즉, 고체(Nd:YAG, Er:YAG 등의 결정체)는 물론 액체(염료 등) 및 기체(이산화탄소(CO_2), 아르곤(Ar) 등), 반도체 등 다양한 물질이 레이저 발생 매체로 활용되며 오늘에 이르고 있다.

치과 레이저에 대한 초기 연구는 루비 레이저를 치아 경조직과 수복재료에 사용시 발생되는 열작용에 관한 것으로 Sterm과 Sognnaes에 의해 시작되었다. Goldman은 생체의 치아에 2 pulse의 루비 레이저를 조사하여 통증없이 치관에 표면적인 손상을 일으켰다고 최초로 보고하였다. 그러나 대부분의 초기 치과 레이저 연구가들은 치아 조직을 제거하기 위해서는 아주 높은 에너지가 필요하며, 이러한 에너지는 구강내 생체조직에 열손상을 야기할 수 있다고 보고하였다. 파장 10.6㎛의 이산화탄소(CO_2) 레이저를 치아 경조직에 적용했을 때 법랑질에 잘 흡수되어 치아의 표면에 적용시 치면열구전색, 도재와 법랑질의 납착, 치아우식증의 예방 및 제거 등에 적절히 이용될 수 있을 것으로 보고되었다.

구강 연조직의 레이저 수술에 대하여 Lenz 등이 아르곤(Ar) 레이저를 사용하여 비상악동창(nasoantral window)을 형성한 예를 처음 보고하였으며, Fisher 등, Frame 등이 이산화탄소 레이저를 이용한 구강 내 양성 및 전암 병소의 치료에 관한 다수의 논문을 보고하였다. 이산화탄소 레이저 사용시 우수한 지혈 효과, 향상된 수술 시야, 최소의 인접 조직 손상, 수술 후 부종, 동통 및 감염의 감소 등 그 효용성이 매우 높다고 하였다.

3. 최근 동향

최근에는 새로운 레이저 장비의 개발과 상품화, 다양한 임상 증례의 보고, 환자들의 기대도의 증가에 따라 레이저의 치과 영역에서 레이저 사용이 점차 증가하고 있다.

치의학에서 사용되는 레이저의 장점들에는 우수한 지혈 효과로 수술 시야가 좋고 수술 시간이 단축되며, 인접 조직 손상의 최소화, 수술 후 동통이 없거나 감소, 림프관을 봉쇄하여 수술 후 종창을 감소시킬 수 있고, 세균을 감소 또는 멸균시켜 수술 후 감염 발생 가능성이 감소하며, 반흔 조직 및 창상 수축의 감소, 상악 정중부 소대 절제술시 임상적 효과가 좋으며, 또한 수술 후 통증이 거의 없고, 과도한 치은 조직으로 흉한 미소선(smile line)을 가진 환자에게 조직 피판이나 봉합의 필요없이 쉽게 조직을 제거한다는 점 등이 있다.

또한 연조직 뿐만 아니라 경조직에 보다 광범위하게 사용될 수 있는 레이저에 대한 욕구가 커짐에 따라 경조직 적용에 대한 많은 연구가 시행되었으며, 치아 경조직 처치, 골 절제술에도 그 적용이 점차 증가하고 있다.

Dederich 등은 Nd:YAG 레이저를 근관벽에 적용한 후 그 변화를 조사하였고, Harris와 Wigdor는 Q-switched Nd:YAG 레이저를 법랑질에 적용하여 열적 손상이 없다는 것을 보고하였다. 하지만 Koort와 Frentzen은 치아 경조직에 적용된 여러 레이저의 효과를 비교한 결과 상아질과 법랑질에 균열을 발견하였다. 경조직 절제에 이용되는 다른 레이저로는 excimer, Er:YAG, Er:YSGG 레이저 등이 있다. Er:YAG(파장 2.94㎛)과 Er:YSGG(파장 2.79㎛)은 물과 OH^- 흡수곡선의 적외선 정점에 근접하므로 조직에 강력하게 흡수되어 온도 상승과 압력 증가로 폭발이 일어나 조직이 제거된다. 이런 특성이 치아경조직 제거 및 골처치에 가장 유망한 레이저로 대두되게 하였다.

레이저를 사용하는 증례가 증가함과 동시에 많은 치과의사가 레이저를 임상에 도입해왔다. 비록 환자의 치과용 레이저 치료에 대한 요구가 많지는 않다 하더라도 이 새로운 기술에 대한 환자의 수요만으로도 레이저 치과를 추진하기에는 충분한 힘이라고 생각된다. 의료에서의 레이저 외과학, 특히 안과에서의 유익함을 이미 이해했던 일반 대중의 감각은 새로운 하이테크(high-tech) 양식에 대해 무통일 뿐만 아니라 현행 방법보다 뛰어나다는 것을 이해하는 데 그다지 시간이 걸리지 않았다. 사실 여부는 별도로 하고, 레이저 치과학에 대한 환자의 수용이 그 발전에 중요한 역할을 수행했던 것이다.

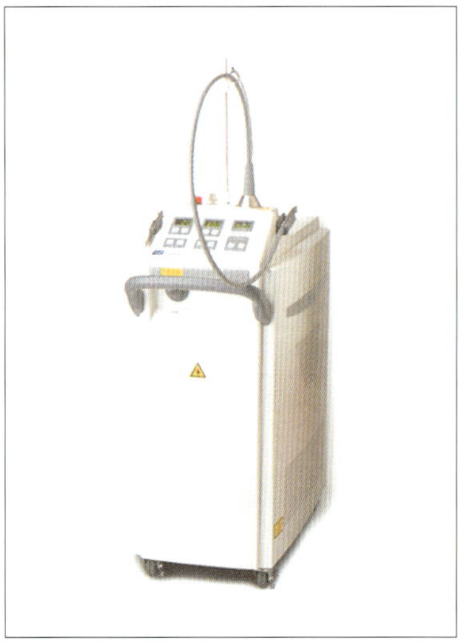

그림 1
SDL-3300EN

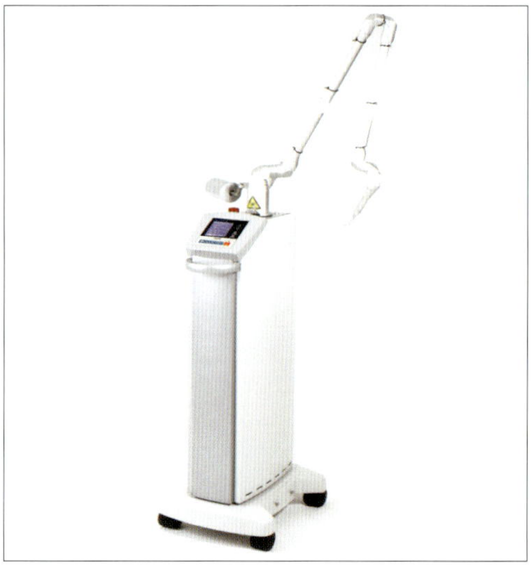

그림 2
Spectra DENTA

4. 치과에서 레이저의 임상 응용

현재 레이저는 치과 영역에서 연조직의 절개, 절제 및 응고 등의 외과적 용도 이외에 치주낭 내 조사, 치석 제거, 멜라닌 색소 제거 등 치주병에 대한 응용, 근관 치료에 대한 응용, 치아우식증 예방에 대한 응용, 치아 삭제나 치아우식증 제거 등에 이용되고 있다. 또 구내염, 상아질 지각 과민증, 턱 관절증 등의 동통 완화, 창상 치유 촉진 등에도 널리 사용되고 있다. 일반적으로 절제와 삭제 등 조직에 불가역적 변화를 가져올 목적으로 사용하는 레이저를 경레이저, 동통 완화 등 비침습적으로 사용하는 레이저를 연레이저라 부르고 있다.

5. 경레이저

경레이저 혹은 고출력 레이저는 광열 반응이나 이온화/비선형 작용에 의해 조직을 파괴한다. 연레이저 혹은 저수준 레이저(LLL, low level laser)는 매우 낮은 출력 밀도로 방출되는 특징이 있으며, 최악의 경우에도 열이나 다른 이유로 조직이 결코 파괴되지 않는다. 이 경우 출력 밀도는 500mW/cm^2 이하이다. 이 수준에서는 절단이나 가열이 일어나지 않고 조직에 자극만 주는 효과를 나타낸다. 이러한 효과는 실제적으로 광화학 효과(생체 자극과 광동력학)이다.

6. 연조직에 대한 효과

CO_2 레이저가 가장 높은 절단력을 보이지만, 전통적인 수술도를 이용한 경우 보다 치유기간이 더 오래(4~5일) 걸리는 반면, 술 중 우수한 지혈효과로 수술시야가 향상되며, 술후 동통 및 종창은 감소하는 장점을 갖는다.

7. 경조직에 대한 효과

레이저를 이용하여 다룰 수 있다면 치과용 임프란트 치료에 도움이 될 것이다. 출혈이 없이 절단하거나, 접촉하지 않고 초정밀도로 골 절제술을 시행하거나, hole을 형성할 때, 오염되지 않게 시술하는 것 등의 이점을 기대할 수 있다.

통상적인 골 절제술에 비해 5~10J의 파동에너지를 사용한 레이저 수술이 더 심한 탄화와 함께 수술 시야가 가려졌으며 신생 층판골의 형성도 지연되었고 창상 치유에도 더 많은 시간(2~4주)이 소요되었다.

아직까지는 경레이저를 이용하여 일상적으로 경조직을 처리하는 것은 과학적 근거가 부족하지만, 미래에 열 스트레스를 획기적으로 감소시킬 수 있게 된다면 경조직의 수술에도 널리 활용될 수 있을 것이다.

8. 저출력 레이저 처치

연조직과 경조직에 대한 저출력 레이저(연레이저) 치료법(low-level laser therapy,

LLLT)은 생체 자극과 광동력학의 두 가지 광화학적 효과에 기인한다. 그러나 연구 보고의 재현성이 떨어져서 주관을 배제하고 객관적으로 적절히 평가했다고 생각되지 않기 때문에 저출력 레이저의 치료는 널리 사용되지 못하고 있는 실정이다.

연조직과 경조직에 미치는 LLLT의 유용한 효과는 복합적이어 골 생성능이 있는 세포들만의 단독 작용이라 할 수 없다. 골 세포의 자극 효과나 골 형성능의 증가는 레이저 조사에 의해 야기되는 혈류의 증가, 증가된 신생 혈관조직 및 내피 조직의 재생 등 다양한 요소들이 함께 작용하여 나온 결과로 생각된다. 현 시점에서, 임프란트 치과 영역, 특히 골질이 나쁜 상황에 LLLT의 적용 가능성은 정확하게 평가하기 어렵다. LLLT에 의해 얻어지고 있는 초창기 연구 결과는 고무적이다. 따라서 장래에는 임프란트 치과에 널리 사용될 수 있을 것으로 기대되며, 불량 골질에 이로운 효과가 있다고 판단할 수 있을 것이다.

치과에서 현재 사용되고 있는 레이저는 모두 본질적으로 광열적인 생체조직에 대한 작용을 낳는다. 레이저는 생체조직을 절단, 증산, 그리고 응고시 발생하는 열에 의한 창상을 만들기 위해서 사용하고 있다. 생물학적, 생체조직 작용은 많은 요소에 의해 영향을 받는데, 주로 파워 밀도, 파장, 생체조직의 광학적 특성, 그리고 적용 기간의 결과에 따라 영향을 받는다. 파워 밀도는 사용하는 파워, 화이버의 직경과 생체조직에서의 거리에 의해 결정된다. 사용하는 파장은 특정 파장을 가장 잘 흡수하는 재질인 흡수 모델을 결정한다. 또한 적용 시간도 결과적으로 생체조직에 영향을 준다.

파워 설정은 일반적으로 생체조직의 두께와 술자의 기술(technique)에 따라 다양하게 사용하며, 그 범위는 2~12W이다. 온도는 화이버 칩에 의해 긴밀하게 접근하면, 최고로 높아져서 생체조직에 보다 깊이 투과되면서 감소한다. 적용이 접촉인가 비접촉인가로 시행되는지의 여부에 따라 각 파장과 생체조직에 관한 독특한 양식(pattern)이 있다. 접촉 모드는 2가지 다른 원칙이 있다. 하나는 핫 칩 작용이며, 사파이어 코트 형성 칩에 의하거나 피복이 없는 화이버 칩에 탄화 조직 잔존물을 퇴적시키는 것이다. 또 다른 하나는 청결한 칩이 생체조직에 접촉해서 놓이고, 또한 레이저 에너지를 흡수하기 위해 생체조직 속의 색소 반 및 수분과 관계가 있다. 양쪽 기술은 모두 화이버 칩 상의 탄화된 조직 또는 조직 표면에 생긴 탄(炭)의 존재로 레이저 에너지의 흡수와 결과적으로 발생하는 생체조직의 작용을 증가시킨다. 탄은 워터 스프레이로 제거할 수 있으며, 그 후 시간을 효율적으로 사용하기 위해 조금 더 많은 에너지가 필요하게 된다. 화이버가 생체조직과 접촉해 있을 경우, 촉지(觸知) 제어의 피드백이 있는 것이 장점이다.

9. 전기 메스와 레이저의 차이

레이저의 장점을 한 마디로 말한다면 생체에 친화적인 침습이 적은 치료가 가능하다는 점이다. 예를 들면, 출혈 없이 병소를 절제, 응고하거나 통증의 억제와 완화, 치료 촉진을 기대할 수 있다. 레이저는 현재 종전의 치료법을 하나의 방법으로는 정립시키지는 않았지만, 치료하는 측과 치료받는 측 양쪽에게 스트레스가 적고 질이 높은 치료를 가능하게 만든다.

전기 메스(전기 수술기)와 레이저 메스의 차이는 고 정밀도 치료의 가능성에 있다. 레이저의 경우에는 조직 고유의 흡수계수가 레이저 광의 파장에 극히 강하게 의존하기 때문에, 대상이 되는 생체조직에 대해 흡수계수가 큰 파장을 골라 치료를 표층 부분으로 한정할 것인가 아니면 흡수가 작은 파장에 의해 심부까지 상호작용 영역을 확대할 것인가를 임의로 바꿀 수 있다.

반면, 전기 메스에서는 접촉 저항의 대소가 치료 영역을 결정하는데, 접촉 저항치는 대부분의 생체조직에 대해 유사한 수치를 취한다. 따라서 레이저 메스처럼 대상에 맞춰 작용 영역을 임의로 바꿀 수는 없다.

레이저는 치료 행위 별로 조사 조건을 최적화함으로써 건전 조직에 대한 부작용을 줄이고 치료의 저 침습화를 실현할 수 있다는 가능성이 있다.

전기 메스에서는 메스 끝과 생체와의 사이에서 일어나는 방전에 의한 발열을, 레이저 메스에서는 광 흡수에 의한 발열을 치료에 사용한다. 전기 메스에 의한 절개는 효율적인 절개가 가능한데, 절개 후 깊은 절개 창상을 보이며, 희게 보이는 두터운 열 응고 및 변성층을 보인다. 이러한 층에 의해 강한 지혈작용이 생기는 반면 치유 시간은 지연된다.

레이저를 이용한 연조직 수술 후 형성된 창상의 치유를 일반 수술용 칼에 의해 형성된 창상과 비교하면 초기 3일간은 치유 속도가 느리지만 7일째에는 창상의 표면에 상피화가 일어나고, 2주가 경과하면 두 창상이 거의 치유된다. 즉 레이저 창상은 초기 3일간은 치유가 다소 느리지만 1주일이 경과하면 거의 비슷한 치유 양상을 보인다.

10. 레이저와 연조직 외과학

치의학자들이 경레이저 치과학의 문을 열기 위한 이상적인 파장 또는 새로운 가능성의 탐구를 하는 동안 구강 내 연조직의 치과 레이저 외과학 분야에서는 많은 진보가 이루어지고 있었다. 1970년대 중기에 의료 분야에서 레이저 외과학은 통상 방법은 아니라 하더라도 보다 보편적으로 적용되었다.

구강악안면외과 영역의 연조직 처치시 레이저 도입은 구강악안면외과의사와 이비인후과 그리고 다른 두개 및 경부 외과의사 사이에서 시행되었다. 그 최초의 응용은 Lenz에 의한 것으로, 아르곤 레이저를 antrostomy에 사용하였다.

11. CO_2 레이저

구강 연조직 처치에 있어서 CO_2 레이저에 대한 연구가 많이 이루어졌는데 이에 의하면 CO_2 가스 레이저의 응용을 통해 도출된 장점은 특히 구강 내의 외과적 치료에서 극히 광범위하다는 것으로 우수한 지혈, 치료 중의 보다 양호한 가시성, 주위 조직에 대한 손상 감소, 부종 감소, 동통, 그리고 수술 후의 감염, 반흔 형성과 창상 수축이 거의 없다는 점이다(Hall, 1971; Fisher 등, 1983; Pecaro & Garehime, 1983; Frame 등, 1984; Frame, 1985). CO_2 가스 레이저의 유효성은 모세혈관과 림프선을 폐쇄하고, 그에 의해 창상 치유에서 생기는 염증 경과의 초기 발현을 막는 능력이 뛰어나다고 생각되고 있다. CO_2 가스 레이저에 의한 조직 절단에 의해 생긴 양호한 지혈 작용의 특성은 최초로 Pick에 의해 치주치료에 응용되어 보고되었다.(Pick 등, 1985). 출혈 장애를 가진 환자에 대한 거의 무혈 상태의 치은 절제를 위해 그가 개발한 기술은 앞서 언급한 대로 어쩌면 일반 치과 진료에서 보다 일상적으로 만나는 치료 중에서 레이저가 사용되는 첫걸음을 내딛는 계기가 되었다.

12. Er:YAG laser

Er:YAG 레이저는 2,960nm의 파장이 있으며, 비접촉 및 접촉의 양 기능을 가진 레이저이다. 이 레이저는 최근 치은의 절제, 골의 제거 등에 사용되고 있다. 수분 흡수율이 높아 워터 스프레이 없이 치은 절개를 할 수 있고, 또 워터 스프레이와 함께 골을 제거할 수 있다. 특정 외과 요법은 Er:YAG 레이저의 다양한 특성 때문에 술자에 따라 크게 변화된다. Non-water spray에서 약 250mJ, 15Hz로 구강 내 연조직에 접촉해서 놓인 경우에는 중등도의 속도로 생체 연조직을 절제할 수 있다. 경조직에서 비접촉인 것도 연조직에서는 접촉 모드로 절단할 수 있는 것이 대부분이다. 또 워터 스프레이가 없는 조사는 지혈 작용이 있다. 특히 연조직에서 그 효과가 충분하다. 워터 스프레이가 없는 경우 지혈 작용은 감소하나 그만큼 치유는 빠르다. 어느 쪽을 선택하는가는 술자에 달려 있다. 연조직만이 아니라 골과 같은 조직에서는 부골(腐骨)을 만들지 않기 위해 냉각이 필요하다. 이전에는 주파수가 낮아 10Hz 이하에서 시술했던 것이 현재는 25Hz 이상인 것이 출현해서 그 제거 속도는 빨라지고 있다.

13. 반도체 레이저

반도체 레이저는 기본적으로 연조직에 약하게 흡수되고, 접근했을 때의 레이저 열에 의한 괴사 범위는 약 0.5mm 지름으로 Nd:YAG(파장 1,064nm)와 비슷하다. 이 파장이 바이러스, 미생물에 의한 오염물을 파괴한다. 지혈 효과가 우수하고 대부분은 마취의 필요성이 없다. 이 때문에 수술 시야가 개선되고 수술을 원활하게 할 수 있다. 980nm의 반도체 레이저는 물을 뿌리면서 시술을 할 수 있으므로 장시간의 치료도 가능하다. 금속에 별로 흡수되지 않기 때문에 접촉 모드에서의 치료는 임프란트 영역에 대한 응용이 충분히 가능하며, 주위 조직에 대한 영향이 최소한이라는 특징을 가진다. 또한 열에 의한 절개라기 보다 광화학 반응에 의한 절단 및 응고이므로 탄화나 투과가 일어나지 않는다는 특징을 가진다.

레이저는 연조직 외과 수술에서 응용할 수 있는 별도의 바람직한 효과를 가질 가능성을 가지고 있다. 이런 가능성은 단백질 변성, 모세혈관이나 림프선의 봉쇄에 의해 초래된 응고 효과의 응용, 즉 보다 나은 지혈, 상처의 소독, 조직의 결합이 포함되는데, 이들은 모두 레이저와 생체조직간의 열 작용의 결과이다. 지혈 작용은 조직과 레이저 상호 작용의 바람직한 특성이다. 혈액과 조직 단백질의 응고는 지혈이 일어남에 따라 수반되는 기전이다. 지혈은 혈액 성분의 가열 그리고 혈관벽의 건조와 수축에 의한 모세혈관의 직접적인 봉쇄를 위해 일어나므로, 다수의 레이저 장치로 가능하다.

조직 표면의 멸균 또는 살균은 레이저 사용의 부가적인 효과이다. 레이저가 조직 절제에 사용될 때 표면 온도는 미생물을 살균시키는 데 적절한 레벨까지 올라간다. 연조직 수술에서의 CO_2 레이저를 사용한 항균 효과는 이미 확립되어 있다(Pick 등, 1985). 비접촉 레이저 외과 수술은 박테리아의 열에 의한 감소에 기인하는 작용과 함께 창상 오염의 잠재성을 분명히 감소시키는데, 그것은 비교적 낮은 파워 밀도에서 발생한다(Madden 등, 1970). 근관치료에서의 잠재적인 응용을 위한 상아질 표면의 멸균 효과(Hardee 등, 1990; Miserendino, 1988), 치주과학(Pick & Miserendino 1989), 그리고 치아우식증의 제거를 위한 치과 보철학(Miserendino 등, 1988; Stabholz 등, 1993)이 검증되어 양호한 결과를 얻고 있다.

연조직 수술시 레이저의 장점들

- 우수한 지혈 효과

- 수술시 우수한 시야 확보
- 인접 조직 손상의 최소화
- 술 후 종창 및 동통 감소
- 술 후 감염 감소
- 반흔 조직 및 창상 수축의 감소
- 봉합의 불필요
- 균혈증의 가능성 감소

14. 치과 임상에서 연조직에 적용 가능한 술식

- 구강 연조직 병소의 수술 : 섬유종이나 유두종과 같은 양성 종양의 완전 절제(excision), 편평태선의 표면 제거, 생검(biopsy)
- 아프타성 궤양의 치료
- 치은 열구 소파술(sulcular debridement) : 치은염이나 치주염이 존재하는 경우 치석제거 후 치은 열구내 존재하는 염증성 상피 조직을 선택적으로 제거할 수 있으며 열구내 살균 효과(bactericidal effect)도 기대할 수 있다.
- 치은 성형술(remolding of thickened marginal tissues, gingivoplasty), 치은 절제술(removal of hyperplastic tissue, denture hyperplasia), 치관 연장술(soft tissue crown lengthening)
- 인상을 위한 치은 열구 확장술(troughing prior to taking impression) : 치관 형성후 인상 채득을 위한 출혈 조절 및 margin 노출을 위한 방법인 gingival cord를 삽입하는 술식을 대신하여 레이저를 사용할 수 있다.
- 소대 절제술(frenectomy), 전정확대술(vestibuloplasty)
- 혀의 병소
- 응고
- 지혈(hemostasis)
- 피개 치은이나 점막의 제거 : operculectomy, second stage (recovery) of implant
- 기타 적응증 : 농양의 절개 및 배농 (incision & drainage of abscess), 육아종의 제거(control of granulation), 조직 이식편의 접합(welding of graft to place, welding of flaps in difficult access area) 등

다양한 응용범위에 따른 조사조건의 예

- 치은 소파술(Laser curettage), 치은 성형술, 치은 절개/절제술, 설소대 및 치은 소대 절제술
  시술 파장 : 1.32um(very good), 1.06um
  조사 조건 : 1) 무마취시 : 10Hz, 200mJ
  2) 마취시 : 20Hz, 100-150mJ

- 구강염의 처치 (아프타성 궤양)
  시술 파장 : 1.06um, 1.32um
  조사 조건 : 10-20Hz, 100mJ, 1mm 정도 띄우고 2-5분 정도 조사

- 레이저 마취
  시술 파장 : 1.06um
  조사 조건 : 10Hz, 200mJ/20Hz, 100mJ로 치은을 2-3분 조사

- Laser troughing (인상 채득을 위한 sulcus 내측 Lining Epithelium)
  시술 파장 : 1.06um, 1.32um
  조사 조건 : 10-20Hz, 100mJ

- 발치 후 Coagulation
  시술 파장 : 1.06um
  조사 조건 : 20Hz, 100-150mJ, 3-5분 조사

- Abscess cavity의 소독
  시술 파장 : 1.06um
  조사 조건 : 20Hz, 100mJ, 부은 부위에 3분 정도 비접촉으로 조사 후 구멍 내에 레이저의 화이버를 밀어넣고 1mm 정도 띄워서 2-3분간 조사

- 치은 미백
  시술 파장 : 1.06um
  조사 조건 : 20Hz, 100mJ (2W)

- 악관절 동통 감소
  시술 파장 : 1.06um

조사 조건 : 20Hz, 100mJ(2W), 동통 부위에서 10mm 떨어진 거리에서 수 분간 조사

● 치주질환이 있는 보철 환자

시술 파장 : 1.06um

조사 조건 : 20Hz, 100mJ(2W), 보철과 치은 사이에 광 화이버를 1mm 정도 넣고 보철 주위를 돌며 2바퀴 조사

15. 레이저의 경조직 응용

FDA는 치과의사와 일반의사가 특정 목적을 위해 사용하는 레이저 장치의 판매 허가를 함으로써 규제 기관으로서 기능을 수행하고 있다. 이전에는 경조직에 대한 레이저 응용의 안전성과 유효성을 입증함에 필요한 정보를 수집할 목적에서 극히 한정된 수의 조사적 사용이 승인되었다. 예전에는 치과영역에서 특정치료시 레이저의 적절한 사용을 결정하기 위해 엄중한 감시가 있었으나 현재는 많은 연구에 의해 그 성과가 확인되고 있다.

미국에서 치과 진료의 규제는 일반적으로 주의 치과면허위원회 또는 지방 정부기관에 의해 총괄되고 있다. 그 때문에 치과의사들은 그들이 놓여 있는 특정 사정에 따른 규제를 이해해야 하는 의무를 가진다. 치아 경조직에 대한 많은 레이저 임상 응용이 현재 진료에 사용되고 있을 뿐만 아니라, 보다 새로운 레이저의 파장과 조사(照射) 방법이 치과 영역에서 응용되도록 계속 개발되고 있다.

CO_2 가스 레이저를 법랑질이나 상아질에 응용하는 초기 시도는 치과 처치시 경조직에 적용하기 어렵다는 것을 밝힌 것이었다. 법랑질이나 상아질을 제거 또는 절단하는데 충분한 에너지 수준에서의 루비 레이저와 CO_2 가스 레이저와 같은 적외선 범위의 조사 에너지의 열 효과는 경조직에 광범위한 손상을 주고, 치수에 대해서도 손상을 준다고 보고되었으며(Taylor 등, 1965). 다른 저 에너지 CO_2 가스 레이저 조사의 시도에 의한 작은 와(窩)나 열구의 전색(Stewart 등, 1985), 치아우식증의 방지(Nelson 등, 1986), 법랑질의 산부식(Cooper 등, 1988; Leiberman 등, 1984)과 같은 표면 처치와 상아질 탈 감작(感作)은 일반 치과의사의 임상에서 레이저에 대한 관심을 증폭시키지는 못했다.

Er:YAG, Er,Cr:YSGG, Nd:YAG, 그리고 excimer 레이저 등 현행 레이저 장치는 몇 가지 용법에서 치과용 드릴을 대체할 잠재적인 가능성이 숨어 있다는 것을 예측함에 충분한 연구가 시행되고 있다. 그러나 아직 속도에서는 터빈을 상회하지는 못하고, 또

치아 형성은 할 수 없다. 그러나 치아 경조직에 대한 레이저의 잠재적인 임상 응용의 예는 치아우식증의 검진 및 예방, 제거, 법랑질, 상아질, 그리고 골의 삭제, 상아질 탈 감작, 법랑질의 산부식, 골 성형이나 골 절제에만 한정되지 않고 확대해 가는 경향이 있다. 레이저의 사용은 치과학의 많은 면에서, 특히 근관치료학, 구강악안면외과학, 치주과학, 그리고 보존학에서 유익할 것이다.

치아 삭제에서 중요한 것은 환자가 치료 중 불쾌감을 느끼는지의 여부, 치수에 대한 영향 및 삭제 속도 등이 있다. 증가 일로인 다양한 유형의 레이저가 치과 연구에서 사용되고 있다.

치과 임상에서 경조직에 적용 가능한 술식들은 다음과 같다.

- 레진 광중합 : Argon 레이저로 짧은 시간에 대량의 레진을 경화시킬 수 있다.
- 치아 미백(bleaching)
- 와동 형성 : Er:YAG 레이저는 고속 핸드피스에 비해 법랑질의 삭제 효율이 낮지만, 상아질은 비슷한 정도를 보인다. 레이저 와동 형성은 마취의 필요성이 없으므로 특히 소아 환자의 치료시 장점으로 나타난다.
- 법랑질 표면 변화 : 법랑질과 상아질의 표면변화를 통하여 레진 결합력이나 표면의 경화를 얻을 수 있다.
- 상아질의 지각과민 치료
- 치아우식증 검사를 위한 광원 : 강력한 빛을 통하여 초기 우식을 검사할 수 있으며 특히 육안으로 볼 수 없는 치아우식증의 진단에 효과적이다.
- 치아우식증의 제거 : 선택적인 우식 제거와 우식제거 후 이차 우식의 예방 효과를 기대할 수 있다.
- 근관치료 : 근관 내 잔사와 smear layer의 제거, 근관 내 살균효과 등을 기대할 수 있다.
- 치관 치수의 제거, 치수 용종(pulp polyp)의 제거
- 치석의 제거
- 골 삭제

16. 장래 전망

치의학에서 레이저의 응용은 이미 상당 부분에서는 현저한 진보가 있었으나, 장비에서의 더욱 큰 개발의 잠재적인 가능성이 지금보다 더 존재하고 있다. 의학에서는 이미 치과학에서의 응용보다 훨씬 능가해서 진단학과 치료학에서 레이저를 사용하고 있다. 레

이저에 대해 한편으로 대수롭지 않은 하나의 장치에 불과하다는 사람들이 있으며, 또한 어떤 다른 사람들은 레이저의 한계라는 것은 그 사용자의 상상력 부족이 초래한 산물에 불과하다고 반론하고도 있다. 향후 치과 레이저 산업이 성장하고 지속적으로 발전을 계속하려면 모든 유형의 레이저에 대한 보다 많은 임상 연구가 필요할 것으로 생각된다.

즉 레이저의 출력 변경, 적용 방법, 냉각법 등에 대한 지속적인 연구로 열 손상을 개선하는 것이 필요하며, 골의 구성 성분, 구조, 수분 함량, 조직혈관 분포, 표면적 등에 따른 레이저 파장에 따른 흡수 특성을 이용하여 치료에 적용할 수 있도록 절제율(ablation rate), 형태(morphology), 온도 측정(temperature measurement) 등을 평가하여 가장 적은 열적 부작용과 정확하고 효율적인 조직 절제능을 가지는 레이저가 되도록 이를 연구하고 개발하여 임상 적용이 필요하리라 생각된다.

이와같은 연구의 진행에 따라 레이저의 급속한 발전 및 광범위한 활용이 있을 것이며, 보다 안전하고 안정적인 수술이 가능하며 경조직 처치시 시술 소요 시간을 현저하게 단축시키는 레이저가 개발되어 나오리라 생각된다.

부록

레이저 용어 소사전

부록 레이저 용어 소사전

국문

■ **가시광선**
(可視光線, Visible rays, Visible light)

전자기파(電磁氣波) 중에서 사람의 눈에 보이는 범위의 파장을 가지고 있는 것으로, 파장의 범위는 사람에 따라 다소 차이가 있으나, 대체로 380~770nm(0.4~0.7㎛)의 파장을 가지며, 초당 600조의 아주 높은 진동수를 가진다. 그것은 상당히 빠른 속도인 초당 30만 킬로미터로 이동한다. 가시광선 내에서는 파장에 따른 성질의 변화가 각각의 색깔로 나타나며, 빨강색으로부터 보라색으로 갈수록 파장이 짧아진다. 단색광인 경우 700~610nm는 빨강, 610~590nm는 주황, 590~570nm는 노랑, 570~500nm는 초록, 500~450nm는 파랑, 450~400nm는 보라로 보인다.

빨강보다 파장이 긴 빛을 적외선, 보라보다 파장이 짧은 빛을 자외선이라고 한다. 대기를 통해서 지상에 도달하는 태양복사의 광량은 가시광선 영역이 가장 많다. 사람의 눈의 감도(感度)가 이 부분에서 가장 높은 이유이다.

일곱가지 색으로 나타나는 광을 모두 합치면 흰색으로 보이는데, 이러한 이유 때문에 태양이 희게(白光) 보이는 것이다. 태양광선 아래에서 하얀 색깔의 종이가 하얗게 보이는 이유는 일곱가지 색을 모두 반사하기 때문이고 파란색의 종이가 파란 것은 가시광선 중에서 파란색만을 반사하여 그 색깔만 눈에 감지되기 때문이다.

■ **간섭광(Coherent light)**

레이저에서는 많은 원자들이 같은 위상의 파로 된 광자를 방출할 수 있도록 되어 있다. 이러한 종류의 빛을 간섭광(coherent light)이라고 한다.

■ **개폐형 펄스(Gated pulse)**

레이저의 발생을 셔터 등의 기계적 장치, 또는 전원의 개폐를 통해 비교적 긴 펄스파형으로 단속하는 방식

■ **고체 레이저(Solid-state laser)**

레이저 에너지를 생산하는 성분으로 도포된 특수 막대가 섬광등에 노출되어 활성화되는, 즉 고체 물질이 도포된 보통 미량 원소로 결정 소주를 활성 매질로 사용하는 레이저이다. 2극 진공관 또는 반도체 레이저는 보통 고체 레이저라는 정의에 적합하지만, 이 군에서 제외된다. 이런 예에는 Nd:YAG, ruby 등이 있다.

■ 광선

광선은 반사나 굴절시키는 물체에 도달하여 흡수하는 물체에 부딪힐 때까지는 직선으로 주행한다. 실용적이기 위해서는 레이저 광선이 멈춰지는 부위에서 레이저 에너지가 즉시 순간적으로 나타나야 하며, 의학용에서 이 부위는 치료하려는 조직부이다.

■ 광역동요법 (Photodynamic therapy, PDT)

질환을 치료하기 위해 조직 내 반응을 유도하는 레이저의 치료적 사용 형태이며, 선택적으로 종양세포에 흡수되는 특정 광감각제가 레이저 빛에 의해 활성화되어 종양세포, 혈관 등을 선택적으로 파괴하는 작용이다. 피하혈관, 동맥경화증 치료를 위한 혈관성형술 등에 이용된다.

■ 광열적(Photothermal) 상호작용

레이저 치료에서 가장 널리 사용되는 상호작용이다. 즉 열 에너지의 이용이다. 다소 높은 에너지 밀도(1~10,000J/cm^2)와 짧은 노출시간(1~10^{-6}초)에 의해 발생되며, 방사광 에너지가 조직 성분과 분자에 흡수되어 열 에너지로 전환되고 이것이 조직에 영향을 미친다. 수술용 레이저 적용의 기본이 되는 상호 작용 형태이며, 같은 에너지(1J)로 조사할 경우, 펄스 지속시간이 길면(1초 이상) 짧은 펄스(10^{-3}초)보다 인접 조직에 대한 조직 손상 정도가 더 크다. 대부분의 구강 연조직은 수분 함량이 많아 적외선 영역의 에너지를 광범위하게 흡수한다.

광열적 상호작용에 의해 임상적으로 나타나는 현상에는 조직액의 기화 및 과열에 의해 조직이 제거되는 광제거(photoablation), 응고(coagulation), 지혈(hemostasis), 조직을 태워 없애는 광열분해(photopyrosis) 등이 있다.

■ 광원형질분리(Photoplasmolysis)

반기체 및 고에너지 상태로 존재하는, 전기를 띠는 이온과 입자(particles)를 형성하면서 조직이 제거되는 광전기적(photo-electrical) 상호작용이다.

■ 광음성적(Photoacoustic) 상호작용

아주 높은 에너지 밀도를 가진 초단파(10^{-6}초)에 의해 특징적으로 발생되며, 충격파 발생으로 조직을 제거하는 비열적 상호작용 형태이다.

■ 광응고(Photocoagulation)

광응고에 의한 손상은 열손상의 일종이며, 단백질 변성 및 효소 불활성과 관련이 있다. 수술에서 혈액 단백질의 변성화와 헤모글로빈에 대한 열적 효과에 의해 지혈을 시키기 위해 레이저를 사용하는 것으로, 이러한 조직 반응의 형태는 안과에서 아르곤, 크립톤, 염료 레이저로 광응고를 유발할 때 적용된다. 또한 레이저 에너지의 흡수를 촉진하는 멜라닌, 헤모글로빈, 염료액과 같은 색소포(chromophore)의 존재에 따라 가시영역 파장의 레이저에 의한 조직 반응은 달라진다. 이러한 물질이 없으면 가시광선 에너지는 조직에 거의 또는 전혀 영향을 주지 못하고 반사되거나 투과된다. 그러나 많은 에너지가 충분히 흡수되면 온도가 국소적으로 매우 높아져서 가시영역 파장의 레이저로도 조직을 기화(vaporization) 시킬 수 있게 된다. 작은 혈관의 봉합은 또한 응고와 조직 접착 효과에 의해 나타난다.

■ 광절제(Photoablation)

광에너지와 상호작용에 의한 물질의 제거를 의미한다. 스펙트럼 중 자외선(ultraviolet) 영역의 레이저(excimer)를 적용하면 모든 조직은 생활력을 상실하게 될 것이다. 자외선중 특히 파장이 350nm보다 더 짧을 경우에는 일반적으로 생체에 비-열반응을 야기하여 광절제(photoablation)를 초래한다. 즉 조직에 고에너지 밀도의 자외선파를 매우 짧은 간격으로 쪼이면, 표면은 매 펄스마다 한 겹씩 제거될 것이다.

■ 광파(Light waves)

전기와 자기 성분을 동시에 가지므로 전자기 파(electromagnetic waves)로 표현된다. 눈으로 볼 수 있는 가시광선은 400~700 나노미터(nm) 범위의 파장을 지니며, 이는 전자기 파의 일부분에 속한다. 가시광선보다 파장이 긴 쪽을 적외선, 마이크로파, 라디오파 영역이라고 하고, 짧은 쪽을 자외선, X선, 감마선 영역이라 한다.

■ 광파괴(Photodisruption), 광해리(Photodisassociation)

레이저 광에 의해 조직 구조가 분리되어 파괴된다. 입사광의 광에너지가 표적 조직의 원자결합 에너지나 분자결합 에너지 보다 클 때 항상 광파괴가 발생되며 이 작용은 비열적 파괴 작용이다.

■ 광화학적(Photochemical) 상호작용

일반적으로 낮은 강도와 긴 지속 시간의 레이저 광 방출은 세포나 분자 수준에 파괴적인 영향이 덜하며, 치유 및 회복과 같이 조직 내에서 정상적으로 일어나는 생화학적 분자 과정에 대한 레이저광의 자극 효과라고 설명할 수 있는 생체자극(biostimulation) 효과를 일으킨다. 자연에서 일어나는 흔한 광화학 반응의 한 예로 광합성(photosynthesis)을 들 수 있는데, 광자가 색소포(chromophore)인 클로로필에 흡수되어 빛에너지를 아데노신삼인산염(adenosine triphosphate, ATP)으로 전환시킨다.

■ 근관치료

근관치료용으로 적합한 200micrometer, 400micrometer정도의 레이저 팁의 개발로 근관치료영역에서도 CO_2, Nd:YAG나 diode, Er:YAG 레이저를 이용한 많은 치료 방법들이 소개되고 있고 우수한 효과를 보이고 있다. 이러한 여러 종류의 레이저를 사용해서 pulp chamber open, pulpotomy, pulpectomy, apicoectomy 등 근관치료 영역에서도 다양하게 사용되고 있다.

레이저가 근관 내에 조사되어질 경우에는 우수한 지혈효과, 근관 내 세균의 감소, 근관 내의 debridment, dentinal tubule의 폐쇄, 적은 횟수의 내원 등 레이저가 가지는 여러 가지 특성으로 인해서 근관치료 분야에서도 많은 장점이 있다. 근관 내에 레이저를 적용할 경우에는 적절하게 조절된 출력을 사용해서 레이저의 팁을 근관내에서 circular movement로 근관 내에서 바깥쪽으로 천천히 움직여서 사용하게 된다. 그렇지 않으면 주위 치근 조직에 열의 발생으로 인해 열 손상이 가거나 apical seat가 파괴될 위험성이 있다.

■ 근적외선(近赤外線, Near infrared ray)

빛의 스펙트럼에서 적색 바깥쪽을 적외선이라 한다. 적외선은 가시광선보다 파장이 긴데, 그 중에서 파장이 가장 짧은 0.75~3㎛인 것을 근적외선이라 한다. 햇빛이나 발열체로부터 방출되는 빛을 스펙트럼으로 분산시켰을 때 적색 스펙트럼의 끝보다 바깥쪽에 있는 것이 적외선이며, 이 가운데 파장이 가장 짧은 것이 근적외선이다. 적외선은 일반적으로 가시광선이나 자외선에 비해 강한 열작용을 지니고 있어 공업용이나 의료용으로 많이 이용된다.

근적외선은 전자 스펙트럼을 포함하여 열작용 외에 감광작용, 광전작용(光電作用), 형광작용(螢光作用)을 나타내므로 검출기에는 사진건판 · 광전지 · 광전관 · 열전대(熱電對) · 인광체(燐光體) 등이 쓰인다. 사진건판과 광전관은 1.2㎛의 파장만이 검출이 가능하다.

소독이나 멸균, 관절과 근육 치료에 쓰이며, 텅스텐 필라멘트 전구는 3.5㎛까지의 근적외선이 사용된다.

■ 기체 레이저(Gas laser)

활성 매체로써 기체를 사용하는 레이저로, 전기 에너지가 기체를 펌핑하여 레이저 에너지를 생산한다. 이런 예에는 argon, CO_2, 그리고 helium = neon, excimer 등이 있다.

■ 냉각장치(Cooling system)

레이저 출력원에 의해 활성 매질에 투입된 힘(power) 모두가 레이저 광으로 전환되지는 않는다. 나머지는 열로 전환되어 활성 매질의 온도를 높인다. 적절하게 작동되기 위해서 열은 활성 매질에서 제거되어야 하며, 온도는 최대 작동 온도로 유지되어야 한다. 열 조절은 레이저의 냉각장치로 이루어지며, 레이저의 종류와 에너지 용량에 따라 다르다. 저출력 레이저는 공기 냉각만으로 충분하지만, 고출력 레이저는 물이나 에틸렌 글리콜 열 교환기를 이용하는 유체 장치를 필요로 한다.

■ 다이오드 레이저(Diode laser)

방사를 위한 근원으로 반도체를 사용한 레이저로, 파장은 812nm~980nm인 근적외선 영역의 고체 레이저이다. 광섬유로 전달되며, 연속파 또는 펄스 방식이다.

800nm 주변 파장대를 이용한 다이오드 레이저가 저출력 레이저 치료에 응용되었고, 생체자극 효과에 의한 치유 촉진, 통증 감소 등의 목적으로 사용되어졌다. 980nm 파장은 다른 다이오드 레이저 파장에 비해 색소, 물과 헤모글로빈에 대한 레이저 에너지 흡수도가 높아 연조직 절제와 지혈에 보다 효과적인 것으로 알려졌으며 연조직 적용에 있어서 펄스형 Nd:YAG 레이저와 유사한 경우가 많다.

반도체를 이용한 다이오드 레이저는 다른 파장대의 레이저 기기에 비해 소형화된 구조로 이동 및 설치가 용이하고 비교적 가격이 저렴한 장점이 있다. 다이오드 레이저는 치아미백시 미백제를 활성화시킬 수 있는 열원으로 사용될 수 있으며, 이에 대한 FDA 승인을 얻었으며, 연조직 수술, 생체자극(biostimulation) 등에도 사용할 수 있다. 다이오드 레이저의 특이한 응용 형태로써 치아우식증 검사에 사용될 수 있다. 655nm 파장의 다이오드 레이저 광이 우식부위에 조사될 때 발생되는 형광현상을 측정하여 치아우식증의 정도를 측정한다.

■ 대한레이저치의학회 (Korean Academy of Laser Dentistry; KALD)

레이저 치의학에 관한 학문을 연구, 발전시키고 레이저의 치의학적 응용과 개발에 근거가되는 과학적 원칙을 설정 교육시키며, 회원의 권익 옹호 및 상호 친목을 도모함을 목적으로 1997년에 창립된 학회로, 매년 정기적인 치과 레이저와 관련된 학술대회의 개최, 연구 논문 및 임상 증례 발표회의 개최를 통해서 레이저 치의학의 기본을 마련하고, 또한 산학 협동을 통해 치과용 레이저의 국산화를 이루어 치과에서의 레이저 사용을 실질적으로 임상에서 널리 사용되어질 수 있는 귀중한 학술적, 기술적 업적을 쌓아오고 있다.

■ 레이저 발진(Lasing)

밀도 반전 상태가 되면 많은 수의 여기상태 원자 중 한 개가 외부 광원 등으로부터 광자를 흡수하여 빛을 방출하게 되고, 이것이 주변의 다른 여기상태의 원자를 자극하여 두 개의 광자를 방출시키고 이 두 개의 광자가 또 다시 주변의 두 원자를 자극하여 네 개의 광자를 방출시키게 된다. 이러한 과정이 연쇄적으로 일어나 기하급수적으로 파장 및 위상이 일치하는 광자의 수가 증가하게 되는데, 이를 레이저 발진(lasing)이라 한다.

■ 레이저 치의학

기존의 치과 치료에 레이저를 적용하여 보다 효율적인 치료 과정과 좋은 예후를 얻거나 레이저를 이용한 새로운 치료 술식을 개발하고 임상에 활용하는 학문이라고 할 수 있다. 따라서 레이저 기기의 발전과 레이저 술식에 적합한 치과재료의 도입이 밑거름이 되어 레이저 술식을 개발하고 연구하는 치과의사에 의해 레이저 치의학은 더욱 발전하게 될 것이다.

■ 레이저력(Laser power)

레이저력이란 레이저 기기에 의해 발생된 에너지의 율(rate)이며, 단위는 와트이다. 1와트(W)의 레이저력은 1초간 발생한 1주울(J) 에너지, 즉 0.5초간 발생한 0.5J, 0.1초간 발생한 0.1J 에너지 등이다. 발생된 레이저 에너지의 실제량은 1W 출력에서 레이저가 방출되는 시간 즉, 펄스 지속기간에 좌우된다. 즉, 100W 출력에서 0.1초간 방출되는 레이저는 100W×0.1초=10J의 에너지를 생산하며, 0.2초 동안에는 20J이 생성된다.

펄스형 레이저의 경우, 단일 펄스에서 발생하는 펄스 에너지는 펄스 지속 기간(폭)(pulse duration(width))과 펄스 방출 중 출력에 좌우된다.

■ 레이저 메스

생체 내에서의 광 흡수에 의한 발열을 치료에 이용한다. 레이저 메스에서는 조직 고유의 흡수 계수는 레이저 광의 파장에 매우 강하게 의존하기 때문에, 대상이 되는 생체조직에 대해 흡수 계수가 큰 파장을 골라 치료를 표층 부분으로 한정할 것인가, 아니면 흡수가 작은 파장에 의해 심부까지 상호작용 영역을 확대할 것인가를 임의적으로 바꿀 수 있다.

■ 멜라닌 색소제거

CO_2, Diode, Nd =YAG, Er =YAG, Er,Cr =YSGG 레이저를 이용하여 치은에 침착된 멜라닌 색소를 제거할 수 있다. 치은이나 골의 두께가 얇은 부위는 치아에 열손상이 발생될 수 있으므로, 한번에 멜라닌 색소 침착을 다 제거하려 하지 말고 단계적으로 나누어 제거할 것을 권장한다. 또한 레이저 조사도 한 곳에 집중하지 않도록 주의해서 조사한다.

■ 미세조절기(Micromanipulor)

미세조절기는 시술(operating) 현미경에 부착하는 장치로서 광섬유나 접힘팔에서 나온 레이저 에너지를 현미경의 시야내로 집중시킨다. 조정장치를 이용하여 술자는 레이저 광선을 제한된 범위 내에서 조정할 수 있다. 미세 조절기를 이용하여 술자는 필요에 따라 광선을 초점화 혹은 비초점화한다. 기기의 형태는 매우 다양한데, 가장 중요한 차이점은 미세 조절기가 에너지를 조직에 반사시키는 데 광선 분할기(beam splitter)를 사용하는가 아니면 거울(solid mirror)를 사용하는가이다.

■ 반사(Reflection)

빛에너지가 조직의 표면에서 반사되어 조직에 아무런 영향을 주지 않는다.

■ 발산(Divergence)

레이저 광진은 평행한 방향으로부터 벗어나는 광속의 편위 혹은 산란 시준된 광 속에서 편향 또는 멀어진다. 즉 레이저 광선은 기기로부터 멀어짐에 따라 차츰 발산되는데, 이는 광선의 직경이 기기로부터 멀어짐에 따라 증가함을 의미한다. 즉 카드나 어떤 납작한 물체를 레이저 광선에 수직되게 위치시키고, 카드를 기기에서 점차 멀리하면 카드상에 나타나는 둥근 레이저 조사점 직경이 점차 커지는 것을 관찰할 수 있을 것이다. 직경이 증가된 양으로 광선의 발산 정도를 알 수 있다.

■ 빛(Light)

입자이면서도 파동성을 지니고 있으며, 파(waves)는 파의 정점간의 거리인 파장(wave length), 초당 일정 지점을 지나는 정점의 수 (또는 초당 싸이클)인 진동수(frequency), 파의 높이인 강도 또는 진폭(intensity or amplitude)으로 구성되며, 일정한 속도 즉 빛의 속도인 초당 30만 킬로미터로 움직인다.

■ 산란(Scatter)

레이저가 일정하지 않은 방향으로 조직내 침투하여 뚜렷한 효과가 없이 흩어져(재방출되어) 원하는 부분보다 더 넓은 표면에 흡수되어 강도와 정확도가 낮은 분산된 열효과를 나타낸다. 상호작용의 범위는 조직이 얼마나 특정 파장을 흡수하는 가에 달려 있다.

■ 에너지(Energy)

레이저 방출(radiation)의 기본 단위는 레이저이다. 투입된 에너지로 상호작용 효과의 크기가 결정된다. 에너지의 단위는 주울(J)이나 밀리주울(mJ)이다. 출력 1와트(W)는 초당 1J의 에너지를 전달하는 것과 같다.

■ 에너지 밀도(Energy density)

레이저 광의 에너지 밀도란 목표 조직에 쪼인 광선에 존재하는 광자의 강도(intensity of the photons)를 나타내는 기준으로, 표면 영역 혹은 부피에 분포되는 에너지의 양이다.

에너지 밀도가 높을수록 단위 면적당 더 많은 광자가 존재하며, 상호작용(inter-action)은 더 강해진다. 에너지 밀도의 단위는 J/cm^2 (또는 watt-seconds/cm^2)이다.

■ 원적외선(遠赤外線, Far infrared ray)

파장이 25㎛ 이상인 적외선이다. 가시광선보다 파장이 길어서 눈에 보이지 않고 열작용이 크며 침투력이 강하다. 또, 유기화합물 분자에 대한 공진 및 공명 작용이 강하다. 이러한 특성을 살려서 다양한 산업, 의료 분야에 응용되고 있다.

적외선 중 파장이 긴 것을 말한다. 적외선은 가시광선의 적색 영역보다 파장이 길어 열작용이 큰 전자파의 일종으로, 파장이 짧은 것은 근적외선이라 한다. 눈에 보이지 않고 물질에 잘 흡수되며 유기화합물 분자에 대한 공진(共振) 및 공명(共鳴) 작용이 강한 것이 특징이다. 또 빛은 일반적으로 파장이 짧으면 반사가 잘 되고, 파장이 길면 물체에 도달했을 때 잘 흡수되는 성질이 있으므로 침투력이 강해서 사람의 몸도 이 적외선에 의해 따뜻해진다. 예를 들어 30℃의 물 속에서는 따뜻한 기운을 거의 느끼지 못하지만, 같은 온도의 햇볕을 쬐고 앉아 있으면 따스함을 느낄 수 있는데 그 이유는 햇볕 속에 포함되어 있는 원적외선이 피부 깊숙이 침투하여 열을 만들기 때문이다. 이러한 열작용은 각종 질병의 원인이 되는 세균을 없애는데 도움이 되고, 모세혈관을 확장시켜 혈액순환과 세포 조직 생성에 도움을 준다. 또 세포를 구성하는 수분과 단백질 분자에 닿으면 세포를 1분에 2,000번씩 미세하게 흔들어 줌으로써 세포 조직을 활성화하여 노화 방지, 신진대사 촉진, 만성 피로 등 각종 성인병 예방에 효과가 있다. 그 밖에도 발한작용 촉진, 통증 완화, 중금속 제거, 숙면, 탈취, 방균, 곰팡이 번식방지, 제습, 공기 정화 등의 효과가 있어 주택 및 건축자재, 주방기구, 섬유 · 의류 · 침구류, 의료기구, 찜질방 등의 여러 분야에 쓰이고 있다.

■ 임프란트 2차 수술시 cover screw 노출

임프란트 2차 수술시 cover screw 노출을 위한 연조직 제거에 사용될 수 있다. 연조직의 두께에 따라 얇은 경우에는 CO_2 혹은 Diode 레이저를 사용하고, 두꺼운 경우에는 Er:YAG 혹은 Er,Cr:YSGG 레이저를 사용한다. 2차 수술에 레이저를 이용함으로써 얻을 수 있는 장점으로는 마취의 필요성을 최소화할 수 있으며, 지혈 효과가 있고 bacteriocidal effect로 술 후 항생제의 사용을 줄이거나 사용하지 않을 수 있으며, 치유 촉진을 기대할 수 있다.

■ 자외선(Ultraviolet rays)

태양광의 스펙트럼을 사진으로 찍었을 때, 가시광선보다 짧은 파장으로 눈에 보이지 않는 빛으로, 자외선은 파장이 약 397~10nm인 전자기파의 총칭으로서, 극단적으로 파장이 짧은 자외선은 x선과 거의 구별되지 않는다. 적외선을 열선이라고 하는데 대응하여 자외선은 화학작용이 강하므로 화학선이라 하기도 한다. 또 파장의 길이에 따라 근자외선(파장 290nm 이상), 수정 범위(水晶範圍)의 자외선(수정을 투과하는 290~190nm), 슈만선(190~120nm), 라이만선(120~60nm), 밀리컨선(60nm 이하) 등으로 세분하거나, 190nm 이하의 파장을 가지는 자외선을 원자외선(遠紫外線)이라고도 한다.

태양은 광범위한 스펙트럼을 가진 파장으로 에너지를 방출한다. 가시광선의 파란색이나 보라색 광선보다 더 짧은 파장을 가진 자외선 복사는 피부를 태우고 건강에 해로운 영향을 준다.

■ 자유방출형 펄스(Free running pulse)

전원의 공급을 통해 매우 빠른 펄스파형을 얻는 방식

■ 저출력 레이저

저출력으로는 화학적, 신진대사 반응용으로, 중간 출력으로는 열파괴를 이용한 수술용으로, 마지막으로 매우 높은 출력을 이용하여 비열적, 기계적 파괴용으로 적용한다. 임상에서 흔히 사용하는 저출력 레이저에는 632.8nm 파장의 적색광을 가지는 He-Ne (helium-neon) 레이저, 904nm 파장의 GaAs(galium arsenide) 다이오드 레이저, 820nm파장의 GaAlAs(galium alu-minium arsenide) 다이오드 레이저 등이 있으며, 수술용 레이저인 Nd=YAG 레이저, Argon 레이저, CO_2 레이저 등도 출력을 낮추어 구강악안면영역의 전 분야에서 광범위하게 사용되고 있으며, 각종 치료의 보조적 역할 뿐만 아니라 특히 연조직 질환, 통증치료(근육통, 구강악안면통증 등), 각종 항염증치료(염증성 질환 등), 생체자극 요법 등에 적용한다.

■ 적외선레이저(Infrared ray laser)

파장 0.8~1,000㎛ 범위의 빛을 발진하는 레이저이다. 단색성과 강도가 좋으며, 출력이 크거나 변조가 쉬운 것과 같은 특징이 있는 것이 많으며, 대표적인 것으로 파장 0.9㎛의 갈륨-비소 반도체 레이저, 파장 1.06㎛의 유리레이저 및 YAG 레이저, 파장 1.15㎛ 및 3.39㎛의 헬륨-네온 레이저, 파장 10.6㎛의 이산화탄소 레이저, 파장 337㎛의 시안 레이저 등이 있다.

■ 전기 메스

전기 메스는 효율적인 절개가 가능한데, 희게 보이는 두꺼운 열 응고 및 변성층이 특징적이다. 이 응고 및 변성층에 의해 강한 지혈작용이 생기는 반면 치유에 시간이 걸린다.

■ 전치부 레진수복

전치부 diastema나 절단면 파절이 발생한 경우에 전치부 레진 수복을 시행할 경우 Er:YAG 혹은 Er,Cr:YSGG 레이저를 이용하여 표면을 레이저 에칭하면 레진의 결합력을 높일 수 있다. 레이저 에칭 후 치아 표면에 거칠기가 형성되고 상아세관이 열리며 smear layer가 제거된다. 레이저 에칭 이후 산에 의한 에칭을 더하여 준다. 레이저를 이용한 전치부 수복시 필요한 경우에는 출혈이 없이 치은 성형을 동반할 수 있는 장점도 추가적으로 가질 수 있다.

■ 조사점 크기(Spot size)

레이저 광선의 직경을 조작함으로써, 한번 레이저의 사용으로 동시에 조사 또는 치료되는 조직의 면적을 조절할 수 있다.

레이저 기기의 출력이 충분하다면 조사점을 더 크게 하여 더 넓은 범위의 조직을 한번에 치료할 수 있다. 조사점 크기(spot size)란 레이저 광이 집중되는 표면적을 측정하는 기준이다. 조사점의 크기는 인접 조직에 영향을 주지 않고 치료하려는 부위로 레이저 에너지의 국소화시키는 것을 일부 결정하므로 정밀도(precision)에 영향을 미친다. 또한 조사점 크기는 방사 레이저 에너지와 조직의 상호작용에 대한 효율과 속도에 직접 관련이 있다.

조사점이 커지면 치료시간은 줄어들 수 있는데, 왜냐하면 치료할 면적 전체를 조사하기 위해 광선을 재위치시킬 필요가 줄어들기 때문이다(조사점 크기를 증가시켜 전체 목표 부위를 한번에 치료하는 것은 가능하지도 바람직하지도 않다).

치과의사에게 특히 중요한 것은 인접 조직에 손상을 주지 않고 아주 작은 부위를 정확하게 제거하기 위해 레이저 조사점의 직경이 작은 것이 이상적이라는 사실이다.

■ 조직표면 흡수형 레이저

레이저 에너지가 조직 액에 의해 매우 효율적으로 흡수되고, 표면 이하에서는 거의 투과되지 않는 레이저를 의미하며, 여기에는 Er:YAG 레이저와 CO_2 레이저가 있다.

■ 조직투과형 레이저

조직투과형 레이저에는 Nd:YAG 레이저, 반도체 레이저, He-Ne 레이저, Argon gas 레이저 등이 있다.

■ 지혈

조직에 90도로 향하고 레이저가 조사될 조직면에서 약 3mm정도를 유지한다. 고여있는 혈액은 씻어내고 흡인한다. 펄스위치로 작동하면서 섬유를 전 지역위를 “평행선을 그리듯이” 움직인다. 지혈은 수초 내 이루어진다. 이 시술의 제한점은 조사점 크기에 대한 혈관 크기이다. 일부 지혈이 곤란한 경우에는 레이저 조사 후 압박을 가하는 것이 효과적이다.

이 시술에서는 높은 출력에 낮은 Hz를 선택하는 것이 레이저 조사 시간을 최소로 하는데 중요하다.

■ 초점거리(Focal length)

집광 렌즈로부터 최대 초점 위치까지의 거리를 의미한다. 양성 혹은 집중 렌즈(positive or focusing lens)는 렌즈로부터 일정 거리까지 멀어짐에 따라 광선의 직경을 감소시키거나 집중시킨다. 이런 일정거리는 렌즈의 초점거리(focal length)라고 하며, 광학적 형태에 따라 광선의 직경이 최소가 되는 거리이다. 일단 광선이 초점을 지나면 계속해서 외방으로 다시 발산된다.

■ 최대 출력(Peak power)

최대 출력은 개개 레이저 펄스 동안의 출력 정도를 의미한다. 최대 출력은 레이저가 야기하는 조직 효과의 형태, 예를 들면 조직 응고(tissue coagulation), 기화(vaporization), 분절(fragmentation) 등을 결정한다.

■ 출력 밀도(Power density)

출력 밀도란 해당 부위내 레이저력의 집중 정도를 의미하며, 조직에 대한 레이저의 효과와 관련이 있다. 일정 표면에 대한 레이저 출력의 밀도를 위한 단위는 전형적으로 일정 표면 혹은 초점 크기에 대한 $1cm^2$당 watt로, 출력 밀도를 측정하는 표준 단위는 $watt/cm^2$이다. 조사점 크기(spot size)를 증가시키고 출력(power level)을 동일하게 유지하면 출력 밀도(power density)는 감소된다. 즉, 출력을 일정하게 유지하면서 조사점 크기를 반으로 줄이면 출력 밀도는 네배로 증가된다. 출력을 줄이고 조사점의 크기를 유지하면 출력 밀도가 감소된다. 조사점 크기를 조정하여 출력 밀도를 조절하는 치과의사의 능력은 전달 방식에 좌우된다. 광섬유 전달식 레이저(fiber optic delivered laser)는 조사점의 크기 조절을 위해 여러 가지 직경 섬유, 즉 200, 320, 400, 500, 600㎛를 사용한다.

■ 치과 영역에서 사용되는 레이저

치과 영역에서 사용되는 레이저는 주로 조직 절제, 출혈 조절 또는 세균 사멸 등을 위하여 레이저 에너지를 흡수함으로써 나타나는 조직의 열적 반응인 광열적 효과를 이용하고 있는데, 조직에 흡수된 레이저 에너지가 열에너지로 전환되어 조직을 파괴하며, 발생되는 열의 강도에 따라 조직의 변성, 응고, 괴사, 건조, 탄화 등의 반응을 나타낸다.

■ 치관연장술

치관연장술에 레이저 사용은 연조직 절제시 치은절제술의 장점과 유사하다. Er:YAG 혹은 Er,Cr:YSGG 레이저는 연조직 뿐만아니라 골조직 삭제가 가능함으로 치관연장술에서 필요한 경우 편리하게 사용될 수 있다.

■ 치아미백

치아미백시 레이저의 역할은 각 레이저에 적합한 catalyst의 역할로 치아표면의 hydrogen peroxide의 화학반응을 더욱 촉진할 목적으로 사용된다. 이를 위해서 480nm의 푸른 빛을 방출하는 Argon 레이저가 hydrogen peroxide에 대한 흡수도가 높아 가장 효율적이고 치수에 대한 열손상 우려가 적은 것으로 알려졌다 그 외에도 CO_2 레이저, 그리고 최근 980nm 파장의 Diode 레이저가 치아미백에 대해 FDA 승인을 얻었다.

■ 치은절제술 및 치은성형술

치은절제술 및 치은성형술을 위한 레이저의 응용은 기존의 방법과 비교할 때 몇 가지 장점을 갖는다. 우선 시술중 출혈이 적어 좋은 시야 확보가 가능하며 마취가 필요없거나 최소화할 수 있으며 술후 통증 및 부종이 적고 치유 촉진을 기대할 수 있다. 삭제량이 적은 경우에는 CO_2, diode, Nd:YAG 레이저를 사용할 수 있으며, 많은 양의 치은을 삭제해야 하는 경우에는 Er:YAG 혹은 Er,Cr:YSGG 레이저를 사용할 수 있다.

■ **치주 소파술**

치주 소파술은 병적인 치은부착을 건강한 상태로 전환하기 위해 치주낭 내벽을 제거하는 술식이다. 즉 병적인 열구 상피를 제거하여 새로운 창상 부위를 만들어 치유를 도모하고 결국 생리적인 건강을 유도한다. 우선 치주팁을 이용하여 치주낭 연조직벽의 제거와 치조정(alveolar crest)에 인접하는 결합조직을 제거한다. 제거하는 방법에는 상피 내면을 따라 광섬유를 붓질하듯이(sweep) 움직이며, 측방으로 압력을 너무 가하면 광섬유가 파절될 위험이 있으므로 주의해야 한다.

■ **투과(Transmission)**

어떠한 상호작용 없이 자유롭게 조직을 통과하여 반사와 같이 조직에 거의 또는 전혀 영향을 주지 못한다. 즉, 에너지의 감쇠없이 조직을 통과한다.

■ **펄스형 엔디야그 레이저**

1,064nm의 근적외선 영역대 파장의 레이저 광을 방출한다. 1064nm의 파장은 조직에 포함된 수분에 대한 흡수도가 매우 낮기 때문에 조직에 조사시 깊이 레이저 에너지가 전달된다(수 mm 깊이). 또한 헤모글로빈이나 멜라닌 혹은 검은 색 색소 등에 높은 흡수도를 보이는 특징이 있다.

펄스형 엔디야그 레이저는 광섬유를 발생된 레이저 광의 전달시스템으로 사용한다. 광섬유를 이용한 전달시스템은 원하는 부위에 접근성을 용이하게 하며 레이저 조사를 접촉식으로 사용할 수 있게 한다. 광섬유를 이용하여 접촉식으로 사용되는 레이저는 hot-tip fiber effect를 이용하여 연조직 절개 및 소산이 가능하다. 이는 광섬유 첨단에서 발생된 고열에 의한 효과로 레이저 파장별 특성에 무관하며, 가는 광섬유 첨단에 의해 세밀한 연조직 절개를 가능하게 한다.

■ **평균 출력(Average power)**

펄스형 레이저에서 와트(W)로 표현되는 레이저의 강도로, 진동에너지(joules)와 진동빈도(hertz)의 곱에 의해 결정된다.

최대 출력이 단일 레이저 펄스의 짧은 지속기간 동안에 얼마나 많은 에너지가 발생되었는가의 측정 기준이라면, 펄스형 레이저의 평균 출력(average power)이란 펄스 지속기간에 상관없이 일정 기준동안(예를 들어, 몇 초간) 발생된 에너지 양을 나타낸다.

일단 레이저의 최대 출력을 원하는 조직 효과를 나타내도록 선택한 후, 펄스형 레이저의 평균 출력은 해당 부위나 조직을 얼마나 빠르게 치료하고자(원하는 조직효과를 내려는) 하는가에 따라 흔히 조정된다.

■ **흡수(Absorption)**

레이저 광의 일부가 조직의 성분에 흡수되어 열에너지를 조직내로 이동(전환)시킨 것이다. 흡수에 관여하는 조건으로는 레이저 파장, 조직의 조성, 물의 함량, 색소의 존재 등이 있다. 조직의 변화는 발생하는 열에 의해 결정된다. 즉, 37℃~60℃에서는 따뜻해지며 육안적으로 변화는 없다. 60℃~100℃에서는 단백질의 변성과 응고가 관찰되고 조직의 수축 및 지혈 효과를 얻을 수 있다. 100℃ 이상에서는 조직의 기화와 분열이 일어나 절개 및 절제가 일어난다. 400℃ 이상에서는 탄화가 발생하고 조직이 타버리게 된다.

영 문

■ **Ablation(제거, 절제)**

기화 혹은 다른 열요법에 의한 조직의 외과적인 제거

■ **Absorption(흡수, 흡착)**

발광에너지가 어떤 물질속으로 통과함으로써 방사선 에너지가 다른 형태로 전환되는 것

■ **Active medium(활성 매질)**

외부 전원에 의해 자극되거나 펌핑되었을 때 고에너지(여기 상태)로부터 저에너지까지의 전환에 의한 방사선 광 에너지를 방출하는 에너지의 광강(optical cavity)내의 물질이다.

출력 파장, 출력, 레이저에 의해 생성된 에너지는 활성 레이저 매질에 의해 결정되며, 특정한 의학적 적용의 필요성에 따라 선택된다. 여러 종류의 레이저는 사용되는 활성 매질에 따라 명명된다. 활성 매질은 4가지(기체, 고체, 액체, 반도체 결정)로 분류할 수 있다.

■ **Amplitude(진폭)**

파의 높이

■ **Angstrom(옹스트롬)**

10^{-10}m와 같은 길이의 단위

■ **Aperture(구멍)**

빛이 지나가는 구멍 혹은 통로

■ **Argon laser(아르곤 레이저)**

파장은 488nm 및 514.5nm로 가시광선 영역에 속하여 파랑(blue) 및 초록(green)의 색을 발하는 기체 레이저이다. 헤모글로빈(hemoglobin)과 색소(melanin)에 흡수가 잘 되며 광섬유를 통하여 전달이 가능하며, 방출 방식은 연속파(continuous wave)이다. 적용 영역은 연조직 수술, 복합레진의 광중합, 치아 미백, 형광을 이용한 우식 검사, 지각과민처치 등이다.

■ **Attenuation(감쇠, 약화, 잦아듬)**

빛이 물질을 통과함으로써 발생하는 광속의 광강도(평균 출력, 평균 세기)의 상실(소멸)

■ **Attenuation coefficient (감쇠 계수, 감약계수)**

레이저 광선이 어떤 특정한 물질을 통과함에 따라 발생하는 레이저 광속의 평균 출력의 상실 혹은 감소율

■ **Average power(평균 출력, 평균 세기)**

펄스형 레이저에서 와트(W)로 표현되는 레이저의 강도로, 펄스의 세기(진동에너지, 줄; joules)와 펄스 파장(진동빈도, 헤르쯔; hertz)을 곱한 값에 의해 결정된다.

최대 출력이 단일 레이저 펄스의 짧은 지속기간 동안에 얼마나 많은 에너지가 발생되었는가의 측정 기준이라면, 펄스형 레이저의 평균 출력(average power)이란 펄스 지속기간에 상관없이 일정 기준동안 (예를 들

어, 몇 초간) 발생된 에너지 양을 나타낸다. 일단 레이저의 최대 출력을 원하는 조직 효과를 나타내도록 선택한 후, 펄스형 레이저의 평균 출력은 해당 부위나 조직을 얼마나 빠르게 치료하고자(원하는 조직효과를 내려는) 하는가에 따라 흔히 조정된다.

■ **Beam(광선)**

단일 방향으로 향한 집중된 빛의 열(列).

■ **Beam of light(광선)**

일련의 파(waves)로 구성된다.

■ **Beam splitter(분광기, 광선 분리기)**

빛을 두 개의 분리된 광선으로 분리시키는 광학 장치.

■ **Birefringence(복굴절, 이중굴절)**

광선이 물체를 관통함으로써 하나의 광속을 두 개의 분산 광선으로 분리시키는 물질의 광학 특성. 이중으로 굴절하는 결정(예; calcitite)은 이중굴절 물질이다.

■ **Carbon dioxide laser (이산화탄소 레이저, 탄산가스 레이저)**

파장은 10,600nm로 원적외선 스펙트럼 상에 속하는 기체 레이저의 일종이다. 물과 hydroxyapatite에 흡수가 잘 되며, 접힘팔이나 파도관을 통하여 전달이 가능하며 방출 방식은 연속파, 개폐형 펄스이다. 구강 연조직의 절제 또는 절개에 주로 사용되며, 평균 출력 설정은 대부분 4~6W이지만 술자의 기술에 따라 다양하게 설정할 수도 있다. 또한 CO_2 레이저는 비접촉식으로 넓고 얕은 연조직 표층부 병소를 박리해내는 데에도 매우 유용하다. 탈초점 방식으로 낮은 출력인 2~3W로 시행하여 조직을 응고 표백시켜 하부 조직과 분리되도록 하여 표층부 조직을 완전 제거하는 데 매우 효과적이다. CO_2 레이저는 지혈 효과와 절개 능력이 뛰어나 구강 연조직의 병소의 치료에 매우 효과적이나 치아 삭제 등 치아와 관련된 치료에는 거의 사용되지 못하고 있는 것이 단점이다.

■ **Charring(탄화)**

연속파나 개폐식 연속파 레이저를 사용할 때 발생하는 조직의 탄화는 진정한 펄스형 레이저를 사용함으로써 상당히 감소될 수 있다.

■ **Chopped operation(단속적인 작동)**

단속적인 작동, 즉 단속적인 펄스를 전달하는 것을 의미한다.

■ **Chromatic(채색의, 크로메틱)**

색의 특성을 지닌 (즉, 색상과 채도) 것을 의미한다.

■ **Coherence(일치성)**

레이저 광선의 한 성질. 파(wave)가 공간적으로나 시간적으로 동일한 위상으로 단계별로 이동하는 방사 에너지. 파사이의 거리가 일정하게 유지되는 방사선을 의미한다.

■ **Coherent light(간섭광)**

레이저에서는 많은 원자들이 같은 위상의 파로 된 광자를 방출할 수 있도록 되어 있다. 이러한 종류의 빛을 간섭광(coherent light)이라고 한다.

■ Collimation(시준)

방사 에너지의 광속을 퍼지지 않고 비분산의 평행한 파로 정렬하는 것을 의미한다. 레이저 공명기(resonator)에서 방출되는 빛에너지는 직경 0.5mm 이상의 시준된(collimated) 광선이다.

■ Color(색깔, 색)

색상, 채도, 명도(물체), 밝기(광원)에 의하여 양이 계량화할 수 있는 어떤 물체나 빛의 가시성.

■ Contact mode(접촉식)

접촉식에서 광섬유의 원심 말단부는 목표조직에 직접 접촉된다. 직접 접촉식 광섬유 전달계는 접촉 보통 섬유(contact plain fiber), 접촉 사파이어 말단부(contact sapphire tips), 혹은 접촉 조각된 섬유 발달계(contact sculptured fiber)로 구분될 수 있다. 접촉 전달의 장점 중 하나는 촉감에 의한 되먹이기(tactile feedback)가 유지된다는 것이다.

■ Continuos wave laser(연속파 레이저)

짧은 펄스 또는 순간적 발산이 아닌 일정한 흐름으로써 방사선을 발산하는 레이저이다.

■ Cooling system(냉각장치)

레이저 출력원에 의해 활성 매질에 투입된 힘(power) 모두가 레이저 광으로 전환되지는 않는다. 나머지는 열로 전환되어 활성 매질의 온도를 높인다. 적절하게 작동되기 위해서 열은 활성 매질에서 제거되어야 하며, 온도는 최대 작동 온도로 유지되어야 한다. 열 조절은 레이저의 냉각장치로 이루어지며, 레이저의 종류와 에너지 용량에 따라 다르다. 저출력 레이저는 공기 냉각만으로 충분하지만, 고출력 레이저는 물이나 에틸렌 글리콜 열 교환기를 이용하는 유체 장치를 필요로 한다.

■ Critical pulse rate(임계 펄스율)

인접한 조직에 대한 열손상은 펄스 레이저를 씀으로써 줄일 수 있다. 하지만 과도하게 높은 펄스율과 평균 출력을 사용하거나, 많은 다수의 레이저 펄스가 동일한 치료 부위에 중첩되면 이런 장점은 상실될 수 있다. 대부분 원하는 조직 효과를 단일 레이저 펄스로 얻을 수 있거나, 광선을 다음 부위로 이동하기 전에 각 치료 부위에 한번의 펄스만 적용한다면 부수적인 열 손상은 최소화될 수 있다. 과도하게 높은 펄스율과 평균 출력은 조직 성분 전체를 과열시킴으로써 과도한 열적 손상을 유발할 수 있다.
해당 조직을 과열시키지 않으면서 사용 가능한 평균 출력의 수준은 사용된 레이저 펄스율(laser pulse rate)에 어느 정도 좌우된다. 예를 들어, 실험실에서 적극적인 냉각을 하지 않고 치아에 레이저를 적용할 때, 측정된 치아의 온도 상승은 전적으로 평균 레이저 출력(average laser power)에 좌우된다.

■ Defocus

거리를 약 5~10cm 정도 떨어뜨려 조사하는 방법으로, 떨어뜨려 조사함으로써 온열 효과 및 마취 효과를 높인다. 현재는 지지부를 슬라이드시켜 디포커스로 개량되어 있는 것도 있다.

■ Delivery system(전달계)

유용한 빛에너지를 발생장치(generator console)로부터 치료 부위로 전달하며, 원하는 수술 효과에 따라 초점이 꼭 맞는 조사점 혹은 넓게 분산된 양상으로 광선의 형태(beam geomerty)를 재형성하는 의료용 레이저의 내부 구성요소이다.

전달계(Delivery system)	레이저의 종류
수정 실리카 섬유	자외선, 가시광선 및 Nd:YAG
저 함수 수정 실리카 섬유	Holmium:YAG
접힘팔이나 파도관에 부착된 짧은 사파이어 섬유	Erbium : YAG
파도관이나 접힘팔	CO_2

■ Desensitization

펄스형 엔디야그 레이저나 다이오드 레이저를 이용한 지각과민처치에 대해 효과적인 것으로 알려졌다. 지각과민 처치 효과는 일반적으로 analgesia의 원리로 설명되고 있다. 펄스형 엔디야그 레이저를 사용하는 경우, 지각과민 치아 주변 연조직에 검은 먹물을 도포하고 레이저를 조사하는 방법을 사용하기도 한다. 검은 먹물이 표면에서 레이저 에너지를 흡수하여, 레이저 에너지가 조직 깊이 침투하는 것을 방지하고 표면에서의 레이저 효과를 높이기 위함이다. 검은 먹물을 사용하는 방법은 치아에 진탕(concussion) 효과를 주어 지각과민 증상을 감소시킨다고 알려져 있다.

■ Diode(2극 진공관, 다이오드)

전류를 오직 한 방향으로만 흐르게 하는 일종의 전자관 혹은 반도체 기구

■ Diode laser (2극 진공관 레이저, 다이오드 레이저)

방사를 위한 근원으로 반도체를 발광원으로 사용하는 레이저로, 파장은 812nm~980nm인 근적외선 영역의 고체 레이저이다. 광섬유로 전달되며, 연속파 또는 펄스 방식이다.

800nm 주변 파장대를 이용한 다이오드 레이저가 저출력 레이저 치료에 응용되었고, 생체자극 효과에 의한 치유 촉진, 통증 감소 등의 목적으로 사용되었다. 980nm 파장은 다른 다이오드 레이저 파장에 비해 색소, 물과 헤모글로빈에 대한 레이저 에너지 흡수도가 높아 연조직 절제와 지혈에 보다 효과적인 것으로 알려졌으며 연조직 적용에 있어서 펄스형 엔디야그 레이저와 유사한 경우가 많다.

반도체를 이용한 다이오드 레이저는 다른 파장대의 레이저 기기에 비해 소형화된 구조로 이동 및 설치가 용이하고 비교적 가격이 저렴한 장점이 있다. 다이오드 레이저는 치아 미백시 미백제를 활성화시킬 수 있는 열원으로 사용될 수 있으며, 이에 대한 FDA 승인을 얻었으며, 연조직 수술, 생체자극(biostimulation) 등에도 사용할 수 있다. 다이오드 레이저의 특이한 응용 형태로써 치아우식증 검사에 사용될 수 있다. 655nm 파장의 다이오드 레이저 광이 우식부위에

조사될 때 발생되는 형광현상을 측정하여 치아우식증의 정도를 측정한다.

■ Divergence(발산, 분기)

평행선상의 방향으로부터 벗어나는 광속의 편위 혹은 산란 시준된 광 속에서 편향 또는 멀어진다. 즉 레이저 광선은 기기로부터 멀어짐에 따라 점차적으로 발산되는데, 이는 광선의 직경이 기기로부터 멀어짐에 따라 증가함을 의미한다. 즉 카드나 어떤 납작한 물체를 레이저 광선에 수직되게 위치시키고, 카드를 기기에서 점차 멀리하면 카드상에 나타나는 둥근 레이저 조사점 직경이 점차 커지는 것을 관찰할 수 있을 것이다. 직경이 증가된 양으로 광선의 발산 정도를 알 수 있다.

■ Doppler effect(도플러 효과)

사물이 움직이는 경우 발생하는 반향되는 방사선에서 진동수의 변화는 도플러 효과의 한 예이다. 발광원으로부터 멀어지는 사물의 움직임은 정지 상태의 물체에 비교해 볼 때 저주파 반사를 초래한다. 방사선의 근원을 향한 운동은 더 높은 반향 진동수를 일으킨다.

■ Dye laser(색소 레이저)

활성 매체로써 다양한 색의 액체를 활성매질로 사용함으로써 진동수의 변화가 가능한 빛을 발하는 레이저이다. 조절이 가능한 색소 레이저는 여러 파장으로 조절이 가능한 레이저를 발생시키기 위해 색소 용액을 사용한다.

■ Efficiency(효율, 효율성, 효율도)

레이저에 있어서 효율성은 기기의 산출된 힘에 대한 투입된 힘의 비율 또는 100분율로 산정된다.

■ Electromagnetic spectrum (전자기 스펙트럼, 전자기파 스펙트럼)

방사 에너지(발광 에너지)의 모든 파장과 진동수의 전 범위이다. 전자기 스펙트럼에는 긴 파장인 라디오파에서 마이크로파, 적외선, 가시광선, 자외선, X선, 그리고 매우 짧은 파장인 감마선까지 포함한다. 레이저 기기가 모두 가시광선을 생성하는 것은 아니다. 레이저 기기는 파장이 약 1mm에서 1/10,000mm까지 이르는 전자기 스펙트럼 영역에서 작동되므로 거의 대부분 육안으로 볼 수 없다.

■ Eletromagnetic waves(전자기파)

전자기파는 일정한 속도로 움직인다. 진동수와 파장과의 관계는 공식 $c = \lambda$(lambda) $\times$ f로 표시된다. 여기서 c는 빛의 속도로 단위는 초당 미터(m)이고, lambda는 파장으로 단위는 미터이며, f는 진동수로 단위는 초당 사이클 (혹은 헤르츠)이다. 빛의 속도(c)는 일정하기 때문에 파장(lambda)이 증가하면 진동수(f)는 감소한다. 그러므로 높은 진동수는 짧은 파장과, 낮은 진동수는 긴 파장과 관계가 있다.

■ Electron probe microanalysis (전자 탐침 미세분석, 전자프로브미량분석)

미세시료의 구성 성분을 분석하기 위해 사용되는 과정 또는 방법이다. 어떤 물질이 전자빔에 노출됨에 따라 발생하는 방출물의 스펙트럼 분석.

■ Emission(방사, 방출)

방사 에너지의 유리 또는 방출.

■ Energy(에너지)

레이저의 경우 에너지(줄; joules)는 힘(와트; watts)에 시간(초; seconds)을 곱한 값이다.

■ Energy density(에너지 밀도)

레이저 광의 에너지 밀도란 목표 조직에 쪼인 광선에 존재하는 광자의 강도(intensity of the photons)를 나타내는 기준으로, 어떤 표면 또는 체적에 분산되어 가해진 에너지의 양이다.

에너지 밀도가 높을수록 단위 면적당 더 많은 광자가 존재하며, 상호작용(inter-action)은 더 강해진다. 에너지 밀도 또는 강도의 단위는 J/cm^2(또는 watt-seconds/cm^2)이다.

■ Er:YAG laser

근적외선 영역(2,790nm, 2,940nm)의 파장을 이용하는 고체 레이저로, 물과 hydroxyapatite, collagen 등에 흡수율이 높아서 관절팔이나 광섬유로 펄스 방식으로 전달된다. 치아우식 제거, 법랑질 삭제, 골삭제시 열적 손상이 적은 장점을 가지고 있다. 반면 물과 함께 사용하므로 연조직 수술시 지혈 효과가 낮다.

■ Esthetic crown lengthening (심미적 치관 길이 확장술)

"웃을 때 드러나는 치은"의 제거는 근심부 치간유두의 양측 치조정에서 시작한다. 섬유를 조직에 60°~90°로 접촉시켜 가볍게 붓칠하는 동작으로, 순측 또는 협측 변연치은에서 치근으로 쓸듯이 움직이고 인근 근심유두로 치관 쪽으로 쓸듯이 이동한다. 올바른 치아-안면 형태를 유지하기 위해 주위를 기울인다.

■ Excimer laser(엑시머 레이저)

자외선 범위(120~560nm)에서 방사선을 방출하는 다양한 가스 할로겐화물 레이저. 이런 예에는 ArCl, ArF, XeCl, XeF 등이 있다.

■ Excited state(여기 상태)

원자 또는 분자의 에너지가 기저 상태 보다 높은 상태. 어떤 체계 내로 에너지를 투입(펌핑)한 경우 에너지의 양자를 흡수함으로써 야기되는 불안정한 상태이다.

■ Exposure time(노출시간)

펄스 레이저는 전형적으로 단일 펄스, 특정한 수의 펄스, 발위치를 뗄 때에만 차단되는 연속 펄스 등으로 전달되도록 작동된다. 이것을 흔히 노출시간이라 부른다. 조직에 대한 레이저 에너지의 노출시간은 매우 중요한 인자인데, 그것은 에너지가 조직에 얼마나 오래 적용되는가를 나타내기 때문이며, sec나 msec 단위로 표시된다. 매우 짧은 펄스는 극히 비 선형적(non-linear)인 흥미로운 효과를 유발할 수 있다. 그러나 치과 적용시, 그 반응은 열적인 양상을 지닌다. 조직이 레이저 에너지에 더 오래 노출될수록(충분한 에너지가 열적 효과를 내기위해 존재한다 할 때), 직접 치료되는 부위로부터 떨어진 곳까지 열 전도가 더 많이 된다. 펄스 레이저는 각각의 에너지 전달 사이에 조직이 식을 수 있게 하며 열전도를 최소화한다.

■ Fiber mode

석영 섬유를 사용하여 레이저 빛을 방출하는 방식으로, CO_2 레이저, YAG 레이저, 반도체 레이저가 이에 해당한다. 가장 큰 차이는 집점 심도(focus)와 집점 직경(diameter)이다.

■ Fiber optic(광섬유)

빛 또는 발광에너지를 전달할 수 있는(along its length) 투명한 섬유가닥 또는 다발로 일반적으로 유리(glass)이다.

■ Flash-lamp(섬광 램프)

고체 레이저를 펌핑하기 위해 사용되는 고강도의 광원이다.

■ Fluence

일정 표면적(cm^2)당 방사 에너지(발광 에너지)의 양(joules)

■ Flux(유동율)

매 초당 joules로 나타내는 방사 에너지의 흐름의 비율(유동 속도).

■ Focal length(초점 거리)

렌즈의 중심축(집광렌즈)으로부터 초점이 맺히는 부분까지의 거리를 의미한다. 양성 혹은 집중 렌즈(positive or focusing lens)는 렌즈로부터 일정 거리까지 멀어짐에 따라 광선의 직경을 감소시키거나 집중시킨다. 이런 일정거리는 렌즈의 초점거리(focal length)라고 하며, 광학적 형태에 따라 광선의 직경이 최소가 되는 거리이다. 일단 광선이 초점을 지나면 계속해서 외방으로 다시 발산된다.

■ Focal point, focal spot, focus(초점)

빛이 집광렌즈를 통과시 광선의 최대 집중 지점.

■ Focused mode(정초점 양식)

레이저 수술에 있어서 레이저 핸드피스를 조직표면 또는 대상물로부터 최고 에너지 밀도에 노출될 수 있는 거리에 위치시킨다. 초점거리에서 또는 최소 반점 직경에서 레이저 핸드피스를 사용한다.

■ Focusing handpiece(집중식 핸드피스)

집중식 핸드피스는 렌즈를 이용하여 광섬유나 접힘팔에서 나온 레이저 에너지를 한 조사점으로 집중시킨다. 이 방식으로 에너지를 집중하면 레이저 에너지의 효율이 매우 증가하여, 더욱 정확한 조직효과를 얻을 수 있다. 에너지는 초점(focal point)이라 불리는 특정 거리에서 최소의 조사점의 크기에 이른 후 다시 외부로 분산된다. 그래서 이 형태의 핸드피스는 그 적용에 따라 집중식 혹은 비집중식으로 사용될 수 있다.

■ **Free running pulse(자유방출형 펄스)**

전원의 공급을 통해 매우 빠른 펄스파형을 얻는 방식

■ **Frequency(진동수)**

초당 일정 지점을 지나는 정점의 수 (또는 초당 싸이클)

■ **Gas laser(기체 레이저)**

활성 매체로써 기체를 사용하는 레이저로, 전기 에너지가 기체를 펌핑하여 레이저 에너지를 생산한다. 활성매질에는 argon, CO_2, 그리고 helium : neon, excimer 등이 있다.

■ **Gated pulse(개폐형 펄스)**

레이저의 발생을 셔터 등의 기계적 장치, 또는 전원의 개폐를 통해 비교적 긴 펄스파형으로 단속하는 방식

■ **Gingival troughing**

치아의 preparation후 인상 채득시 변연부위 노출을 위해 사용될 수 있다. 변연 치은 부위의 상피를 제거하듯이 시행한다. 주변 치아와 연조직에 과도한 열 손상을 주지 않도록 주의한다. 지혈효과를 얻을 수 있어 인상 채득이 용이하도록 치은조직을 퇴축시키거나 최종인상재가 들어갈 "홈(trough)"을 형성하는 것이다.

■ **Gingivectomy(치은절제술)**

치은절제술은 근심측에서 원심측으로 왕복 동작으로 "붓칠" 하듯 움직여서 전체 조직덩어리가 제거될 때까지 시행한다. 절단 깊이와 관련된 치조골능 높이를 파악하여야 알맞은 조직 피개를 남길 수 있다. 조직 덩어리를 제거한 후 간단한 성형술로 형태를 만든다.

■ **Gingivoplasty(치은 성형술)**

섬유를 캐뉼라에서 3~5mm 밀어내고 조직과 60°~90° 각도를 이루면서 협측에서 시작하여 설측으로 끝나는 가벼운 "붓칠" 동작으로 성형이 이루어진다. 왕복 동작은 시술의 효율을 증진시킬 수 있다.

■ **Ground state(기저 상태, 바닥 상태)**

원자, 분자 또는 화합물(system)이 최저 에너지 수준에 놓인 상태.

■ **He : Ne(헬륨 : 네온)**

helium : neon 레이저에 대한 약어. 눈에 보이지 않는 방사선을 방출하는 수술용 레이저에서 He : Ne 레이저는 육안으로 대상 조직에 초점을 맞출 수 있도록 활성빔(active beam)과 함께 방출된다. He : Ne 레이저는 연속성 붉은 단색의 빛을 지속적으로 방출한다.

■ **Ho : YAG laser (Ho : YAG 레이저)**

파장은 2,120nm인 근적외선 영역의 펄스형 고체 레이저로, 저 수산화 수정 광섬유 전달식 기구(low-OH quartz fiber-optic delivery accessories)는 접촉식 혹은 비접촉식으로 쓰인다. 조직 내 수분과 상아질에 흡수가 잘 되며, 광섬유를 통하여 펄스파가 전달된다. 현재 쓰이는 치과용 홀미움 제품은 평균 출력이 5~10W이다. 펄스율(pulse rates)은 대부분 1~10Hz이다. 연조직 수술, 지각과민처치, 골의 삭제, 연골의 재형성(cartilage reshaping) 등에 적용된다. 연조직의 절단, 기화, 응고시, 수술의 정밀도와 지혈성은 CO_2 레이저에 비할만 하다.

■ Hollow waveguide(파도관)

파도관은 때로는 조직에 접촉식으로 쓰이지만 그러한 용도로 고안되지는 않는다. 파도관은 조직 잔사가 파도관의 내면(렌즈)에 부착되지 않도록 CO_2 기체를 파도관의 주변부로 흐르게 한다. 접촉법은 기체의 흐름을 방해하며 파도관의 손상을 야기한다. 어떤 사용자들은 350㎛와 같은 매우 작은 직경의 파도관을 너무 오랫동안 조직에 접촉식으로 사용하면 막히는 경향이 있다고 하였다.

■ Infrared spectrum(적외선 스페트럼)

전자기 스펙트럼 상에서 700~1,000㎛ 파장 사이에 존재하는 방사선.

■ Irradiation(조사)

어떤 물체에 대한 방사 에너지를 노출시킨다.

■ Joule(주울)

1초 동안 출력 1W에 노출시키는 것과 동일한 에너지 혹은 일의 단위이다.

■ KEY Laser

치주치료, 보존치료, 근관치료, 임프란트 수술 등 다양한 분야에 사용할 수 있으며, 통증의 감소, 저소음 등의 특징이 있다.

■ Laser(레이저)

"방사선의 유도 방출에 의한 빛의 증폭(light amplification by stimulated emission of radiation)"의 머릿 글자만을 따서 만든 말. 전원에 의해 더 높은 에너지 수준(여기 상태)으로 유도 자극될 때 어떤 특정한 파장의 방사 에너지를 방출하는 물질(고체, 액체 혹은 기체)을 내부에 장착하고 있는 광강(optical cavity)을 가지는 기구. 방출된 빛 또는 발광 에너지는 광강 내의 진동으로 인해 강도를 더하게 되며 특유의 단색성과 집광성을 띠며 위상이 고르다(monochromatic, collimated, and coherent).

레이저에 의해 생성되는 빛의 파가 모두 같은 상이므로, 서로 강화되거나 증폭이 된다. 그리고 유도된 원자나 분자들에 의해 증폭된 광파가 동일한 광자를 방출하는 과정에서 레이저, 'Light Amplication by stimulated Emission of Radiation' 라는 이름이 나오게 되었다.

■ Laser energy(레이저 에너지)

레이저에 있어서 에너지(joules)는 시간(seconds)과 힘(watts)의 곱과 같다. 레이저 에너지는 광섬유, 파도관 혹은 거울이 달린 접힘 팔을 통해 치료 부위에 전달된다. 특정한 레이저에 사용될 수 있는 전달계(transportation)의 종류는 생성된 에너지의 파장에 달려 있다.

■ Laser mode(레이저 방출양식)

레이저는 빛에너지를 연속파(continuous-wave)나 펄스(pulsed) 형태로 방출한다. 연속파(CW) 광원의 예는 전구(light bulb)이다. 전구는 빛 스위치를 켜면 빛을 비추기 시작하여 스위치를 끌 때까지 지속된다. 비슷하게 연속파 레이저는 처음 켰을 때 레이저 에너지를 방출하기 시작하여 끌 때까지 지속된다. 의학용 레이저의 경우, 수술의사는 대개 발 스위치를 밟거나 뗌으로써, 혹은 레이저 조절 계기판을 이용해서 자동 노출시간을 선택함으로써 레이저의 방출을 개시하고 차단한다.

■ Laser power(레이저력)

레이저력이란 레이저 기기에 의해 발생된 에너지의 율(rate)이며, 단위는 와트이다. 1와트의 레이저력은 1초간 발생한 1주울 에너지, 즉 0.5초간 발생한 0.5주울, 0.1초간 발생한 0.1주울 에너지 등이다. 발생된 레이저 에너지의 실제량은 1와트 출력에서 레이저가 방출되는 시간 즉, 펄스 지속기간에 좌우된다. 즉, 100와트 출력에서 0.1초간 방출되는 레이저는 100와트×0.1초=10주울의 에너지를 생산하며, 0.2초 동안에는 20주울이 생성된다.

펄스형 레이저의 경우, 단일 펄스에서 발생하는 펄스 에너지는 펄스 지속 기간(폭), pulse duration, width과 펄스방출중 출력에 의해 좌우된다.

■ Light intensity(광강도)

빛의 강도는 광파의 진폭과 관계가 있다. 광파의 진폭이 클수록 광선이 더욱 강해 진다.

■ Light waves(광파)

전기 및 자기 성분을 동시에 가지므로 전자기파(eletromagnetic waves)로 표현된다.

■ Maser(메이저, 분자증폭장치)

"방사선 유도 방출에 의한 초단파의 증폭(microwave amplification by stimulated emission of radiation)"의 머릿 글자만을 따서 만든 말. 메이저는 레이저의 초기 장치로 레이저와 같은 원리로 작동한다.

■ Manipulator mode(조절 모드)

굴절하는 곳에 거울을 사용하여 빛을 이끄는 방식으로, 특히 CO_2 레이저에 많이 사용되고 있다.

■ Medium(매체, 매질)

방사 에너지를 방출할 수 있도록 유도할 수 있는 레이저의 광강(optical cavity)내에 포함된 어떤 물질 혹은 소재.

■ Micromanipulor(미세조절기)

미세조절기는 시술(operating) 현미경에 부착하는 장치로서 광섬유나 접힘팔에서 나온 레이저 에너지를 현미경의 시야내로 집중시킨다. 조정장치를 이용하여 술자는 레이저 광선을 제한된 범위내에서 조정할 수 있다. 미세 조절기를 이용하여 술자는 필요에 따라 광선을 초점화 혹은 비촛점화한다. 기기의 형태는 매우 다양한데, 가장 중요한 차이점은 미세 조절기가 에너지를 조직으로 반사시키는데 광선 분할기(beam splitter)를 사용하는가 아니면 거울(solid mirror)를 사용하는가이다.

■ **Micrometer or micron(㎛)**

10^{-6}m를 나타내는 측정 단위.

■ **Monochromatic(단색성의, 단일 파장의)**

단일 또는 짧은 파장으로 구성된 방사광 에너지. 한 색깔 혹은 한 개의 파장 방사선.

■ **Nanometer(㎚)**

10^{-9}m를 나타내는 측정 단위.

■ **Nd:YAG laser(엔디:야그 레이저)**

yttrium-aluminum-garnet으로 구성된 고체의 결정 소주를 가지며, 활성매질로써 neodymium으로 도포된 고체 크리스탈 막대가 내장된 레이저이다. 파장은 1,064nm인 근적외선 영역의 고체 레이저로, 색소(melanin)에 흡수가 잘 되며, 물, 상아질, 헤모글로빈 등에 약하게 흡수된다. 광섬유를 통하여 펄스파가 전달되며 연조직 수술, 지각과민처치, 근관치료, 마취, 치아미백, 선택적인 우식제거, 합금의 용접(welding) 등에 적용된다.

■ **Non-contact delivery system (비접촉식 전달계)**

이 범주에는 자유광 광섬유(free beam fiber optics), 집중식 핸드피스(focusing hand-piece), 미세조절기(micro-manipulator), 스캐너(scanner)를 포함한 많은 종류의 전달계가 있다.

■ **Operculectomy**

operculum의 두께가 얇은 경우에는 치은을 소산시킬 수 있다. 그러나 치은이 두터운 경우에는 Er:YAG 레이저나 CO_2 레이저를 사용하여 조직을 절제하는 것이 유리하다.

■ **Optical cavity(광강, 광학 공동)**

양 끝에 반사경 또는 반사면을 가지며, 고체, 기체 혹은 액체 물질을 함유한 원통형의 공간으로, 광강은 강내의 가로축을 따라 광자가 반사됨으로써 공진기(resonator)역할을 수행한다.

■ **Opus Aquasonic Laser**

골접촉식 경조직 레이저로 미국 FDA의 승인을 받았으며, 경조직, 연조직, 골, 임프란트 등에 임상 적용이 가능한 레이저이다. 빛을 이용하기 때문에 인체에 전혀 무해하고, 터치 스크린 방식으로 모든 임상이 원터치로 조작이 가능하다. 고출력을 전달할 수 있는 hollow wave guide fiber 방식으로, 빠른 삭제 속도 및 유지비가 저렴한 HPX contact tip과 주파수를 자유롭게 조절할 수 있는 디지털 모니터를 탑재하고 있다.

■ **Panalas $CO_5\Sigma$**

치과용 탄산가스 레이저로, 다양한 절개, 지혈, 미백, 멜라닌 제거, 살균은 물론 인체에 보다 부드러운 시그마(Σ) 모드를 추가해 지각과민 또는 구내염까지 다양한 임상적용이 가능하다. 원터치 방식으로 사용하기 편리하며, 치아의 연조직 절개시 출혈이 없어 수술 시야 확보가 용이하고, 크기가 작고 가벼워 이동성이 뛰어나 시술 환경을 혁신적으로 개선할 수 있는 장점이 있다.

■ Peak power(최대 출력)

최대 출력은 개개 레이저 펄스 동안의 출력 정도를 의미한다. 최대 출력은 레이저가 야기하는 조직 효과의 형태, 예를 들면 조직 응고(tissue coagulation), 기화(vaporization), 분절(fragmentation) 등을 결정한다.

■ Photoablation(광증발, 광제거, 광절제)

광에너지와 상호작용에 의한 물질의 제거를 의미한다. 스펙트럼중 자외선(ultraviolet) 영역의 레이저(엑시머)를 적용하면 모든 조직은 생활력을 상실하게 될 것이다. 자외선 중 특히 파장이 350nm보다 더 짧을 경우에는 일반적으로 생체에 비-열반응을 야기하여 광절제(photoablation)를 초래한다. 즉 조직에 고에너지 밀도의 자외선파를 매우 짧은 간격으로 쪼이면, 표면은 매 펄스마다 한 겹씩 제거될 것이다.

■ Photoacoustic effect(광음파효과)

물질내로의 레이저 에너지 흡수를 통해 일어나는 가청 충격파의 발생. 흡수된 빛 에너지는 물질 내에서 기계적 운동에너지로 전환되며, 이는 아주 미력한 가청 폭발을 수반하는 고속 확장을 초래한다.

■ Photochemical effect(광화학 효과)

레이저 빛과 물질간의 상호작용에 의해 생성되거나 촉진되는 화학 반응.

■ Photocoagulation(광응고, 광응고법, 광응고술, 광선요법)

광응고에 의한 손상은 열손상의 일종이며, 단백질 변성 및 효소 불활성과 관련이 있다. 수술에서 혈액 단백질의 변성화와 헤모글로빈에 대한 열효과에 의해 지혈을 시키기 위해 레이저를 사용하는 것으로, 이러한 조직 반응의 형태는 안과에서 아르곤, 크립톤, 염료 레이저로 광응고를 유발할 때 적용된다. 또한 레이저 에너지의 흡수를 촉진하는 멜라닌, 헤모글로빈, 염료액과 같은 색소포(chromophore)의 존재에 따라 가시영역 파장의 레이저에 의한 조직 반응은 달라진다. 이러한 물질이 없으면 가시광선 에너지는 조직에 거의 또는 전혀 영향을 주지 못하고 반사되거나 투과된다. 그러나 많은 에너지가 충분히 흡수되면 온도가 국소적으로 매우 높아져서 가시영역 파장의 레이저로도 조직을 기화(vaporization) 시킬 수 있게 된다. 미세혈관의 봉합은 응고와 조직 접착 효과에 의해 일어난다.

■ Photodisruption(광파열, 광붕괴)

광학에너지가 기계적인 힘 또는 고압의 음파로 전환시켜 대상조직을 분열 또는 분리시키는 것. 고펄스에너지 (즉, Q-switched YAG)와 초단폭(10-9초) 레이저의 한 특성으로, 비열적, 비특이적인 조직 상호작용이다.

■ Photodynamic therapy (광역동요법; PDT)

질환을 치료하기 위해 조직 내 반응을 유도하는 레이저의 치료적 사용 형태이며, 선택적으로 종양세포에 흡수되는 특정 광감각제가 레이저 빛에 의해 활성화되어 종양세포, 혈관 등을 선택적으로 파괴하는 작용이다.

피하혈관, 동맥경화증 치료를 위한 혈관성 형술 등에 이용된다.

■ **Photon(광자)**

방사 에너지 단위 혹은 양자. 양자 역학에 따르면 광자는 질량과 에너지를 가지는 방사 에너지의 최소 수량 또는 입자이다.

■ **Picosecond(피코세컨드, 피코 초)**

레이저에서 10^{-10}부터 10^{-13}초까지 시간 혹은 간격의 시간. 1 picosecond는 1×10^{-12}초와 동일하다.

■ **Plasma(플라스마)**

고도의 에너지를 흡수하여 기체 상태에 있는 전자, 이온 및 자성 입자로 구성된 물질의 상태이다.

■ **Polarization(편광, 분극화, 양극화)**

삼차원 공간 내에서 단일 평면이나 방향으로 광속이 전파되도록 하기 위해 어떤 정해진 형태로 광파의 방향을 정하는 것

■ **Population inversion(밀도 반전)**

레이저의 활성 매질이 낮은 또는 기저 에너지 수준으로부터 에너지가 높은 상태인 활성 상태로 전환되는 것. 유도 방출이 나타나기 위해 요구되는 조건

■ **Power density(출력 밀도)**

출력 밀도란 해당 부위내 레이저력의 집중 정도를 의미하며, 조직에 대한 레이저의 효과와 관련이 있다. 일정 표면에 대한 레이저 출력의 밀도를 위한 단위는 전형적으로 일정 표면 혹은 초점 크기에 대한 $1cm^2$당 watt로, 출력 밀도를 측정하는 표준 단위는 watt/cm^2이다. 조사점 크기(spot size)를 증가시키고 출력(power level)을 동일하게 유지하면 출력 밀도(power density)는 감소된다. 즉, 출력을 일정하게 유지하면서 조사점 크기를 반으로 줄이면 출력 밀도는 네배로 증가된다. 출력을 줄이고 조사점의 크기를 유지하면 출력 밀도가 감소된다. 조사점 크기를 조정하여 출력 밀도를 조절하는 치과의사의 능력은 전달 방식에 좌우된다. 광섬유 전달식 레이저(fiber optic delivered laser)는 조사점의 크기 조절을 위해 여러 가지 직경 섬유, 즉 200, 320, 400, 500, 600㎛를 사용한다.

■ **Pulse duration(펄스 지속시간)**

펄스형 레이저에서 레이저 방출이 일어나는 시간상의 간격을 의미한다.

■ **Pulse frequency (펄스 빈도수, 진동 횟수)**

pulse repetition rate(펄스 반복률)를 참고한다.

■ **Pulse repetition rate (PRR; 펄스반복률)**

펄스형 레이저에서 hertz 혹은 1초당 펄스 수(PPS; 진동수)로 표현되는 펄스의 빈도. 펄스 빈도에 대한 다른 용어이다.

■ **Pulsed mode (펄스 형식, 펄스모드, 비연속적 파형)**

연속적인 레이저 방출과는 다르게 에너지의

순간적인 발산으로 인해 간헐적으로 방출되는 레이저의 방사를 의미한다. 펄스파 광원의 예는 섬광등(strobe light)이다. 섬광등은 작동단추를 누르고 있는 동안 특정한 비율로 펄스가 방출된다는 점에서 반복되는 펄스형 광원으로 사용된다. 같은 개념이 펄스 레이저에 적용되어, 역시 발스위치를 밟는 동안 연속적인 펄스로 빛을 방출한다.
펄스 레이저는 전형적으로 단일 펄스, 특정한 수의 펄스, 발위치를 뗄 때에만 차단되는 연속 펄스 등으로 전달되도록 작동된다. 이것을 흔히 노출시간(exposure time)이라 부른다.
펄스 레이저는 단일 레이저 펄스로도 바람직한 조직효과를 낼 만큼 충분한 레이저 에너지를 전달할 수 있고 매우 짧은 펄스 지속기간을 지닌다.

■ **Pluse width(펄스 폭, 진동폭)**

펄스 지속기간(pulse duration)과 펄스 폭(pulse width)은 동의어로서 레이저가 켜져 있는 시간 길이(레이저 펄스의 발생 시간 혹은 지속시간)를 말하며, 실제로 에너지는 각각의 레이저 펄스 동안(섬광등의 짧은 지속기간과 같은)에 방출된다. 레이저의 종류와 펄스 방출 양상에 따라, 레이저의 펄스 지속기간은 seconds, milliseconds, microseconds, nanoseconds, picoseconds의 단위로 불린다.

■ **Pumping(펌핑)**

레이저를 방출하기에 충분한 정도로 활성매질을 자극하거나 높은 에너지 준위로 올려놓는데 사용되는 과정. 에너지를 레이저 매질로 전이시키는 모든 방법

■ **Q**

레이저의 공진기 또는 광강 내의 에너지 세기를 나타내는 표현 또는 용어

■ **Q-switched laser(Q 스위치 레이저)**

셔터장치를 사용함으로써 고에너지의 나노시간 단위의 초단펄스를 방출할 수 있는 레이저

■ **Quantum(양자)**

방사 에너지의 최소치 또는 최소량

■ **Quantum mechanics(양자 역학)**

물리학에서 원자 입자와 방사선의 특성을 좌우하는 물리 법칙

■ **Quartz(석영)**

레이저 광의 전파용 렌즈나 광섬유를 생산하기 위해 이용되는 자연적으로 발생하는 결정(크리스탈) 물질

■ **Radiation(방사, 발산)**

파동이나 입자 형태로 공간이나 물질을 통과하는 에너지의 전파(전달)

■ **Recrystallization(재결정화)**

비금속의 경우 크리스탈 물질이 용용 상태에서 고체 상태로 복귀되는 것. 녹은 결정물질의 재고체화에 수반되는 열처리 과정

■ **Reflection(반사, 반향)**

빛이 물체의 표면에 닿을 경우 이를 통과하

지 않고 그 방향이 변화되는 것

■ Resonator
(공명기, 공명체, 공진기, 레조네이터)

일반적으로 실린더 형태의 모습을 띠며, 양 끝에는 완전 반사와 부분 반사가 가능한 반사경이 부착되어 있는 레이저의 광강(optical cavity)이다.

활성 매질은 레이저 공명기라고 부르는 레이저의 광학기기내에 위치한다. 공명기는 빛을 좁은 경로로 활성 매질내를 여러 번 통과시켜 광자 에너지를 집중시킴으로써 유도 방출을 증폭하는데 사용된다. 가장 간단한 형태의 레이저 공명기는 활성 매질의 양 끝에 위치한 두 개의 거울로 구성된다. 거울은 반사면이 서로 맞보며 평행하게 놓인다. 레이저 매질의 측면으로 나오는 자연 방출된 광자는 소실되지만, 거울에 수직으로 향하는 빛은 거울 사이를 수없이 왕복할 것이다. 광이 활성 매질을 지날 때마다, 그 힘은 커지고, 증폭된다. 광이 활성매질을 여러 번 지나야만 유용한 높은 출력을 만들 수 있다. 공명기 거울의 한쪽은 대부분의 빛을 활성 매질쪽으로 다시 반사시키는 부분 반사경이다. 즉 내부 빛에너지의 방출은 극히 일부만이 허용되며, 여기서 방출되는 빛은 단색광(monochromatic)이며, 직진광(directional beam)이다.

■ Ruby laser(루비 레이저)

1960년에 Maiman에 의해 개발된 최초의 레이저로, 가시광선 영역(694.3nm)에서 빛을 방출하는 고체의 광학적 펌핑 레이저

■ Scatter(산란, 분산)

상호작용이 없이 어떤 표면과 접촉하거나 어떤 물질속으로 진입하는 경우 나타나는 방사 에너지의 광파나 광속의 방향 전환

■ Semiconductor(반도체)

전도체와 전열체 사이의 전도물질. 부분적으로 전도성을 띠는 물질로서 불순물을 추가함으로써 전도성의 세기를 조절하는 물질

■ Semiconductor laser(반도체 레이저)

집광성이 강한 발광에너지의 공급원이며, 활성 매질인 발광 다이오드를 함유한 레이저(2극 진공관 레이저를 참고한다).

■ Short pulse(짧은 펄스)

조직의 종류와 레이저 파장에 따라 다양하지만, 약 1msec 이하의 펄스로 1J까지의 펄스 에너지를 생성할 수 있는 레이저는 대개 CO_2 레이저와 같은 연속파 레이저에 비해 부수적인 열손상을 상당히 줄이면서 조직을 절단하거나 기화시킬 수 있다.

■ Shutter(셔터, 누름단추)

레이저 방사 에너지를 방출시간을 조절하는 기구 혹은 기계 장치. 펄스형 레이저의 경우 에너지의 간헐적인 방출을 제어(조절)하는데 사용되는 기계 장치

■ Solid-state laser(고체 레이저)

일반적으로 미량 원소(trace elements)를 도프 처리한 크리스탈 막대와 같은 고체를 활성 매질로 사용한 레이저이다. 다이오드(2극 진공관) 또는 반도체 레이저는 정의상 고

체 레이저이나 일반적으로 지칭되는 고체 레이저에는 포함되지 않는다. 이런 예에는 Nd:YAG, ruby 등이 있다.

■ **Spectra DENTA**

구강 내에서 미세하고 정교한 시술이 가능한 치과 전용 CO_2레이저로, 2005년 2월에 유럽 CE, 5월에는 미국 FDA 인증을 획득했다.

■ **Spontaneous emission (자가 방출, 자발적 방출)**

하나의 원자, 이온 혹은 분자가 고에너지 상태(여기 수준, 들뜬 상태)로부터 저에너지 상태로 전환될 때 발생하는 에너지의 방출로, 대부분 각 원자는 자발적으로 다른 원자와 무관하게 광자를 방출한다. 이러한 자발적 방출은 각 원자로부터 나온 개개 파들이 서로 다른 위상(phase)에 있다는 것을 의미한다.

■ **Spot size(조사점 크기)**

레이저 광선의 직경을 조작하므로서, 한번 레이저의 사용으로 동시에 조사 또는 치료되는 조직의 면적을 조절할 수 있다.

레이저 기기의 출력이 충분하다면 조사점을 더 크게 하여 더 넓은 범위의 조직을 한번에 치료할 수 있다. 조사점 크기(spot size)란 레이저 광이 집중되는 표면적을 측정하는 기준이다. 조사점의 크기는 인접 조직에 영향을 주지 않고 치료하려는 부위로 레이저 에너지를 국소화시키는 것을 일부 결정하므로 정밀도(precision)에 영향을 미친다. 또한 조사점 크기는 방사 레이저 에너지와 조직의 상호작용에 대한 효율과 속도에 직접 관련이 있다.

조사점이 커지면 치료시간은 줄어들 수 있는데, 왜냐하면 치료할 면적 전체를 조사하기 위해 광선을 재위치시킬 필요가 줄어들기 때문이다(조사점 크기를 증가시켜 전체 목표 부위를 한번에 치료하는 것은 가능하지도 바람직하지도 않다).

치과의사에게 특히 중요한 것은 인접 조직에 손상을 주지 않고 아주 작은 부위를 정확하게 제거하기 위해 레이저 조사점의 직경이 작은 것이 이상적이라는 사실이다.

■ **Stimulated emission(유도 방출)**

활성 상태 또는 고에너지 상태에 있는 한 입자가 동일 진동수의 발광 에너지 또는 광자들과 상호작용을 함으로써 일어나는 방사 에너지의 방출. 유도방출은 레이저 작동을 위한 기초이다.

■ **Subgingival curettage**

얇은 광섬유를 치주낭 속에 삽입한 후 염증조직 및 상피조직을 제거한다. 일반적으로 마취없이 시행할 수 있으며 치주낭 내 세균 감소 및 치유 촉진, 치주낭 감소를 기대할 수 있다. 이 때 광섬유 선단이 치주낭 바닥에서부터 일정 거리를 유지해야 주변조직의 열손상을 방지할 수 있다. 펄스형 엔디야그 레이저 및 다이오드 레이저 모두 sulcular debridement에 대해 FDA 승인을 얻었다.

■ **Superpulsed(수퍼펄스, 과진동)**

초단 펄스폭(펄스 지속시간)과 고 펄스 에너지를 갖는 레이저의 방출. 슈퍼펄스 모드에서의 최고에너지(최대 출력)는 지속모드(연속형) 에너지에 비해 그 세기가 몇 배가 될 수도 있다.

■ **Transmission(투과)**

방사선이 상호작용없이 어떤 물체를 통과하는 것

■ **Tunable laser(조절성 레이저)**

일정한 주파수 영역 내에서 방사선을 방출할 수 있도록 조절이 가능한 레이저

■ **Visible light(가시광선)**

전자기파(電磁氣波) 중에서 사람의 눈에 보이는 범위의 파장을 가지고 있는 것으로, 파장의 범위는 사람에 따라 다소 차이가 있으나, 대체로 380~770nm(0.4~0.7㎛)의 파장을 가지며, 초당 600조의 아주 높은 진동수를 가진다. 그것은 상당히 빠른 속도인 초당 30만 킬로미터로 이동한다. 가시광선 내에서는 파장에 따른 성질의 변화가 각각의 색깔로 나타나며, 빨강색으로부터 보라색으로 갈수록 파장이 짧아진다. 단색광인 경우 700~610nm는 빨강, 610~590nm는 주황, 590~570nm는 노랑, 570~500nm는 초록, 500~450nm는 파랑, 450~400nm는 보라로 보인다.

빨강보다 파장이 긴 빛을 적외선, 보라보다 파장이 짧은 빛을 자외선이라고 한다. 대기를 통해서 지상에 도달하는 태양복사의 광량은 가시광선 영역이 가장 많다. 사람의 눈의 감도(感度)가 이 부분에서 가장 높은 것은 그 때문이라고 한다.

일곱가지 색으로 나타나는 광을 모두 합치면 흰색으로 보이는데, 이러한 이유 때문에 태양이 희게[白光] 보이는 것이다. 태양광선 아래에서 하얀 색깔의 종이가 하얗게 보이는 이유는 일곱가지 색을 모두 반사하기 때문이고 파란색의 종이가 파란 것은 가시광선 중에서 파란색만을 반사하여 그 색깔만 눈에 감지되기 때문이다.

■ **Watt(와트)**

힘의 단위. 1초 동안 적용되는 1 Watt의 힘은 1 J의 에너지를 발생시킨다.

■ **Wave(파)**

방사 에너지가 정현(正弦) 곡선(시누소이드 곡선; sinusoidal curve)에서와 같이 방향과 진폭을 가지고 공간을 통해 이동하는 경로

■ **Waveguide[도파관(導波管)]**

레이저광의 방향을 유도하는 데 사용되는 원통형의 빈 튜브나 액체로 세워진 장치

■ **Wavelength(파장)**

전자파내에서 한 주기를 이루는(상대적으로 동일한 위치에 있는) 두 점간의 최단거리

■ **Xenon flash-lamp(크세논 섬광 램프)**

고체 레이저를 펌핑(발진)하기 위해 사용되는 고강도의 광원

■ **X-ray diffraction(X-선 회절)**

X선을 사용하여 물질의 결정 구조를 판별하는 분석 방법

■ **X-ray microprobe analysis (X-선 미세 탐침 분석)**

주사전자현미경법(scanning electron microscopy)과 분광학(spectroscopy)을 이용한 분석방법

■ **YAG laser(야그 레이저)**

yttrium-aluminum-garnet으로 구성된 결정 막대를 가진 고체 레이저로, 활성 매질로 erbium, holmium 또는 neodynium과 같은 다른 원소들을 도포한다(Nd: YAG, Ho:YAG, 그리고 Er:YAG 레이저를 참고한다).

측정 단위, 등량, 공식과 상수

■ 시간

밀리세컨드(millisecond; ms, msec)
= 10^{-3}sec
마이크로세컨드(microsecond; μs)
=10^{-6}sec
나노세컨드(nanosecond; ns) = 10^{-9}sec
피코세컨드(picosecond; ps) = 10^{-12}sec
펨토세컨드(femtosecond; fs) = 10^{-15}sec
아토세컨드(attosecond; as) = 10^{-18}sec

■ 길이

미터(meter; m) = 1m
데시미터(decimeter) = 10^{-1}m
센티미터(centimeter; cm) = 10^{-2}m
밀리미터(millimeter; mm) = 10^{-3}m
마이크로미터(micrometer; μm) = 10^{-6}m
나노미터(nanometer; nm) = 10^{-9}m
피코미터(picometer; pm) = 10^{-12}m
펨토미터(femtometer; fm) = 10^{-15}m
아토미터(attometer; am) = 10^{-18}m
데카미터(decameter) = 10m
헥토미터(hectometer) = 10^{2}m
킬로미터(kilometer; km) = 10^{3}m
메가미터(megameter; Mm) = 10^{6}m
기가미터(gigameter; Gm) = 10^{9}m
AU(천문단위) = 1 AU
= 지구와 태양과의 거리
= 약 1억 5000만 Km
= 0.15 Tm
테라미터(Terameter; Tm) = 10^{12}m
페타미터(petameter; Pm) = 10^{15}m
LY(light year) = 1 광년= 9.4608 Pm
파섹(Parsec) = 1 파섹= 3.258 광년
= 약 30.823 Pm
= 0.030823 Em
엑싸미터(exameter; Em) = 10^{18}m

■ 측량 단위

에너지(J) = 10^{7}ergs (W × sec)
에너지 밀도 = J/cm^2
힘(W) = 에너지/시간 (J/sec)
힘의 밀도 (PD) = W/cm^2
펄스 반복율 (PRR) = 펄스 횟수/sec
빛의 속도 (c) = 2.997925×10^{10}cm/sec
입자의 속도 (v) = m/sec
파장 (λ) = 단위 거리
유동율 (E) = Joules (W×sec)
주파수 (v. Hz) = cycles/sec
파이 (π) = 3.1415925
플랑크 상수(Planck' s constant; h)
= 6.6256 ×10^{-27}erg sec

※ 1900년 플랑크가 고온 물체로부터 방출되는 열 복사의 세기 분포를 설명하기 위해 도입한 상수이다. 그 후 양자 역학의 확립과 함께 불확정성 원리에 의한 서로 상보적인 양은 각 불확정성의 곱이 h보다 커지도록 하는 것 외에는 동시에 측정되지 않는다는 점에 그 기본적 의미가 있으며, 물질 입자의 입자성과 파동성의 이중성을 보증하는 상수로서, 미시적인 세계의 본질에 관계하는 중요한 양으로서 간주되었다. 일반적으로 작용량의 크기가 이 상수에 비해 매우 큰 역학 현상에 대해서는 양자역학의 하나의 극한으로서(h → 0) 고전 역학의 제법칙이 성립한다.

■ 공식

에너지 밀도 = W×seconds/넓이(cm^2)

= J/cm

힘의 밀도 (PD) = W/넓이 (cm^2) = W/cm^2

원의 면적 (A) = r^2 = $(d/2)^2$

광자 에너지 (p) = hv or p = h1/

방출 빈도 (v) = E_1-E_2/h

파장 (λ) = vc

참고문헌

1. Miserendino LJ, Pick RM. Lasers in Dentistry. Quintessence Publishing Co., Tokyo, 2004.
2. Kato J, Awazu K, Shinoki T, Moriya K. A to Z Guide to Dental Laser Treatment. Ishiyaku Publishers Inc., Tokyo, 2003.
3. 김수관 역. 치과용 CO2 레이저의 활용. 군자출판사, 2003.
4. 김수관 역. 치과용 Nd:YAG 레이저의 활용. 군자출판사, 2003.
5. Park CY, Kim SG, Kim MD, Eom TG, Yoon JH, Ahn SG. Surface Properties of Endosseous Dental Implants after NdYAG and CO2 Laser Irradiation at Various Energies. J Oral Maxillofac Surg 2005;63:1522-1527.
6. 김수관, 조세인, 이상호. 레이저 치의학의 최근 연구동향. 대한악안면성형재건외과학회지 2002;24:40-45.
7. 김종운, 김수관, 조세인, 김현호, 김미성, 이상호, 임성철. 가토 경골에 어비윰-야그 레이저 조사후 조직학적 연구. 대한악안면성형재건외과학회지 2002;24:202-210.
8. 이주영, 김수관, 김문수, 윤정훈. Nd:YAG 레이저를 이용한 섬유종의 치료 : 증례보고. 대한구강내과학회지 2003;28:295-300.
9. 김용민, 김수관, 하정완, 윤창륙. Nd:YAG 레이저를 이용한 설유착증의 치료 : 증례보고. 대한구강내과학회지 2003;28:301-306.
10. 김수관. 구강악안면외과에서의 레이저의 활용. 대한레이저치의학회지, 2006;10:66-70.
11. 김수관. 구강악안면 소수술 영역에서의 레이저 응용. 대한레이저치의학회지 2006;10:54-57.
12. 김수관 외 : 최신레이저치의학. 지성출판사, 2008.

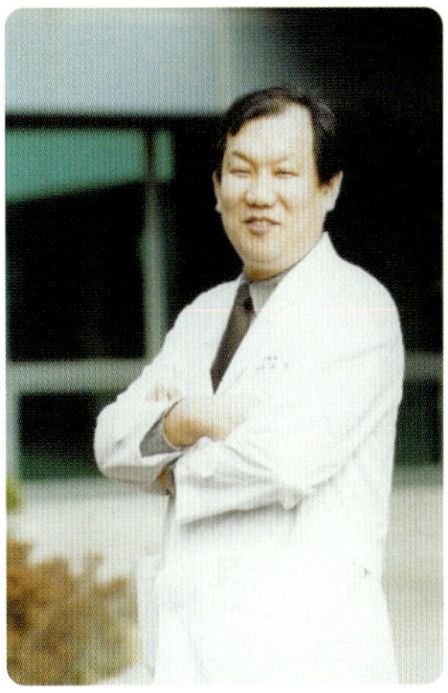

김수관 교수

조선대학교 치과대학 교수

조선대학교 치과병원 구강악안면외과장

세계3대 인명사전(마르퀴즈 후즈 후, 미국인명연구소, 영국 국제인명센터) 등재

마르퀴스 후스 후(Marquis Who's Who), 미국인명정보기관 ABI(American Biographical Institute),
영국 케임브리지의 IBC
국제 인명센터 등 세계 3대 인명 센터 추천인(Publication Board)

Academy of Osseointegration, William R. Laney Award Committee

SCI 등재 저널인 Biomaterials지 논문 심사위원

World Journal of Surgical Oncology 논문 심사위원

Oral Oncology 논문 심사위원(reviewer)

Computer Methods and Programs in Biomedicine 논문 심사위원(reviewer)

Editorial Board Member of Asian Journal of Oral and Maxillofacial Surgery

SCI 등재 저널인 Journal of Nanoscience and Nanotechnology 논문 심사위원

MATERIAlS 2007 논문 심사위원

SCI 등재 저널인 The International Journal of Oral & Maxillofacial Implants 논문 심사위원

SCI 등재 저널인 Journal of Biomedical Materials Research: Part B - Applied Biomaterials
논문 심사위원

European Journal of Dentistry 논문 심사위원

대한악안면성형재건외과학회 2004년도 학술대회장

대한구강악안면임프란트학회 2006년 추계학술대회 학술대회장

ICOI KOREA 2007년 제3회 학술대회장

대한치과마취과학회 전남지부장

조선대학교 치과병원 구강악안면외과장

조선대학교 치과병원 진료부장

세계3대 인명사전(마르퀴즈 후즈 후, 미국인명연구소, 영국 국제인명센터) 등재

SCI 등재 저널인 Biomaterials지 논문 심사위원

World Journal of Surgical Oncology 논문 심사위원

Oral Oncology 논문 심사위원

Asian Journal of Oral and Maixllofacial Surgery 논문 심사위원

SCI 등재 저널인 Journal of Nanoscience and Nanotechnology 논문 심사위원

Computer Methods and Programs in Biomedicine 논문 심사위원

MATERIAlS 2007 논문 심사위원

Academy of Osseointegration, William R. Laney Award Committee

대한악안면성형재건외과학회 2004년도 학술대회장

대한구강악안면임프란트학회 2006년 추계학술대회 학술대회장

ICOI KOREA 2007년 제3회 학술대회장

저역서 약력

1. 여환호, 김영균, 김수관 : 치과환자의 응급처치 및 의과적 고려사항. 나래출판사, 1996.
2. 김명래, 최장우, 여환호, 김수관 : 임상의를 위한 치과소수술(상,하). 지성출판사, 1998.
3. 김수관 : 발치를 쉽게 하는 방법. 조선대학교 출판국, 1998.
4. 김수관 외 : 치과국소마취학. 지성출판사, 1998.
5. 강동완, 김수관, 정승미 : 임상 악기능 교합학. 도서출판 종이, 1999.
6. 김수관 : 악골에 발생하는 낭종. 조선대학교 출판국, 1999.
7. 여환호, 김수관 : 구강악안면 영역의 외과적 술식. 한서의학사, 1999.
8. 김선미, 김수관 외 : 치과위생사를 위한 치과응급처치. 고문사, 2001.
9. 김수관, 김영균 : 악안면 골절학. 조선대학교 출판국, 2001.
10. 김수관, 김영균 : 악안면 기형학. 조선대학교 출판국, 2001.
11. 강현숙, 김선미, 김수관 외 : 치과위생사를 위한 구강악안면외과학. 고문사, 2001.
12. 김영균, 김수관 : 치과소수술 아트라스. 나래출판사, 2001.
13. 김수관 : 개원의를 위한 구강악안면외과학. 지성출판사, 2001.
14. 김병옥, 김수관 외 : 임상가를 위한 외과적 근관치료학. 나래출판사, 2002.
15. 김수관, 양인석 : 구강악안면 손상과 입원환자 관리. 조선대학교 출판국, 2002.
16. 김수관 외 : 치과 총론. 조선대학교 출판국, 2002.
17. 김수관 : 임프란트 수술학. 조선대학교 출판국, 2003.
18. 김영균, 김수관 : 치과 임프란트 수술 칼라아트라스. 지성출판사, 2003.
19. 김수관 : 악안면 성형외과학. 조선대학교 출판국, 2003.
20. 김수관 : 치과용 CO_2 레이저의 활용. 군자출판사, 2003.
21. 김수관 외 : 구강악안면외과학 실습. 조선대학교 출판국, 2003.
22. 김영균, 김수관 : 임프란트 문제점의 해결. 나래출판사, 2003.
23. 김수관 : 치과용 Nd:YAG 레이저의 활용. 군자출판사, 2003.
24. 김수관, 김영균 : 치아회분말을 이용한 골이식재. 나래출판사, 2003.
25. 김수관 외 : 임프란트 용어 도해집. 대한나래출판사, 2003.
26. 김수관 : 임상 치과 소수술. 대한나래출판사, 2003.
27. 김수관 : 임프란트 합병증 및 처치, 치조골 신장술. 지성출판사, 2003.
28. 김진, 김수관, 임헌송 : Implant 임상 매뉴얼. 한국퀸테센스출판(주), 2003.
29. 김수관 : 골유도 재생술. 대한나래출판사, 2003.
30. 김명진, 김영균, 김수관 : 치과 수술에서 사용되는 다양한 이식 생체재료, 나래출판사, 2004.
31. 김수관, 김운규 : 치과마취학. 조선대학교 출판국, 2004.
32. 김수관 : 전신평가. 조선대학교 출판국, 2004.

33. 김수관 외 : 악안면성형재건외과학. 의치학사, 2004.
34. 김수관 외 : 구강악안면 임프란트학. 대한나래출판사, 2004.
35. 김수관 외 : Mosby 영영한 치의학 사전. 군자출판사, 2004.
36. 계기성, 정재헌 김수관 외 : 임프란트 문제점의 해결 3. 나래출판사, 2004.
37. 김수관 : 상악동 골이식술. 대한나래출판사, 2004.
38. 김수관 외 : 재생의학과 조직공학. 조선대학교 출판국, 2004.
39. 김수관 외 : 진단학. 군자출판사, 2004.
40. 김수관 : 재생의료란 무엇인가. 조선대학교 출판국, 2005.
41. 김수관 외 : 구강악안면외과학교과서 (제2판). 의치학사, 2005.
42. 김수관 외 : 치과마취학. 군자출판사, 2005.
43. 김수관 : 즉시 식립 및 즉시 부하 임플란트. 대한나래출판사, 2005.
44. 김수관 외 : 2005 Osstem Implant System. Osstem Implant R & D Center, 2005.
45. 김수관 외 : 요람에서 무덤까지. 나래출판사, 2005.
46. 김수관, 김영균 : 진보된 골유착 임플란트. 대한나래출판사, 2005.
47. 김수관 외 : 치과국소마취학. 대한나래출판사, 2005.
48. 김수관 : 쉽고 안전한 Implant Surgery. 의치학사, 2005.
49. 김수관 외 : 조직-생체재료 상호작용개론. 조선대학교 출판국, 2005.
50. 김수관 : 프랙티컬 임플란트 -구강 임플란트 실전 임상-. 군자출판사, 2005.
51. 김수관, 이승권 : 치과 임상 해부학, 군자출판사, 2005.
52. 김수관, 김영균 : 접근이 용이한 외과적 술식. 지성출판사, 2006.
53. 김수관 : 첫 국제학회 발표 준비에서 여행계획까지. 조선대학교 출판국, 2006.
54. 김수관 : 의학 구두 발표의 에센스. 조선대학교 출판국, 2006.
55. 김수관 외 : 골질 골량을 고려한 임플란트 성공률 높이기. 대한나래출판사, 2006.
56. 김수관 외 : 구강악안면 임프란트학 II. 대한나래출판사, 2006.
57. 김수관 외 : 도해로 보는 치조골 연장술의 이론과 실제. 나래출판사, 2006.
58. 김수관 외 : 소아구강악안면외과. 군자출판사, 2006.
59. 정재헌, 김수관, 오상호 : 안전한 시술을 위한 성공 임플란트학. 군자출판사, 2006.
60. 김수관 외 : 치과 임프란트학. 대한나래출판사, 2006.
61. 김수관 외 : 임상 치의학. 조선대학교 출판국, 2006.
62. 김수관 : 구두발표 및 논문작성의 필수. 지성출판사, 2006.
63. 김수관 외 : 측두하악관절 장애 매뉴얼. 군자출판사, 2007.
64. 김수관, 김영균 : 발치의 원리와 이해를 위한 임상가이드. 쉬운 발치. 참윤, 2007.

65. 김수관 외 : 임프란트 성공률을 높이기 위한 경조직 처치와 보철 교합. 참윤, 2007.
66. 김수관, 김영균 : 악안면 외상학. 군자출판사, 2007.
67. 김수관 외 : 최신 구강악안면외과학. KIMS, 2007.
68. 김수관 외 : 구강악안면 임프란트학 III. 대한나래출판사, 2007.
69. 김수관, 김영균 : 쉽게 접근하는 악교정 수술. 군자출판사, 2007.
70. 김영균, 김수관, 이부규 : 골이식과 임프란트. 나래출판사, 2007.
71. 김수관 외 : 최신 치과 치료의 응급처치. 지성출판사, 2007.
72. 김수관 : Mastery of OSSTEM implant. 군자출판사, 2007.
73. 김수관 외 : 구강 악안면 감염학. 지성출판사, 2007.
74. 김수관 외 : 턱관절 세정술의 모든 것. 나래출판사, 2007.
75. 김수관, 김영균, 김진수 : 임프란트 치료계획 및 합병증 처치. 지성출판사, 2007.
76. 김수관 외 : 최신레이저치의학. 지성출판사, 2008.

판 권
소 유

김수관 교수의 효과적인 레이저 선택과 임상 적용

LASER

인 쇄 일 2008년 4월 1일
발 행 일 2008년 4월 15일

저 자 김수관
발 행 인 윤미용
발 행 처 참윤퍼블리싱
등록번호 제302-2005-00002호
ISBN No. 978-89-91668-14-0 93510

서울시 용산구 후암동 123-1 (우)140-900
전화 (02) 3789-3670, 팩스(02) 3789-3671
홈페이지 http://www.charmyun.com
이메일 charmyun@charmyun.com

정가 65,000원